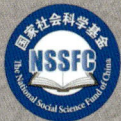

国家社会科学基金"中国古代社会背景下的中医脉学文化研究"项目成果（项目批准号：18XZS053）

云南中医药大学"固本培元"学科学位点内涵建设项目（项目编号：20270101859）

云南中医药大学"中医药文献整理与研究"研究生导师团队项目（项目编号：30170106869）

中医脉学文化史

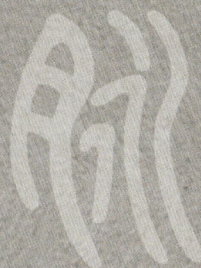

主　编｜汪　剑

副主编｜宋一男　徐　梅　谢　洲
　　　　孙雪萍　谢　薇

编　委｜连　莹　谢秋艳　赵云川
　　　　陈塑宇　沈祝懿　曾宪彪
　　　　陆玙菲　郭姝钰　靳　霞
　　　　曹凡洲　张　霞

人民卫生出版社
·北　京·

图书在版编目（CIP）数据

中医脉学文化史 / 汪剑主编. -- 北京：人民卫生
出版社，2025. 6. -- ISBN 978-7-117-38166-6

I. R241. 1

中国国家版本馆 CIP 数据核字第 2025ND4289 号

人卫智网	**www.ipmph.com**	医学教育、学术、考试、健康，
		购书智慧智能综合服务平台
人卫官网	**www.pmph.com**	人卫官方资讯发布平台

中医脉学文化史
Zhongyi Maixue Wenhuashi

主　　编：汪　剑
出版发行：人民卫生出版社（中继线 010-59780011）
地　　址：北京市朝阳区潘家园南里 19 号
邮　　编：100021
E - mail：pmph @ pmph.com
购书热线：010-59787592　010-59787584　010-65264830
印　　刷：三河市宏达印刷有限公司
经　　销：新华书店
开　　本：787×1092　1/16　　印张：15　　插页：2
字　　数：259 千字
版　　次：2025 年 6 月第 1 版
印　　次：2025 年 6 月第 1 次印刷
标准书号：ISBN 978-7-117-38166-6
定　　价：79.00 元

打击盗版举报电话：010-59787491　E-mail：WQ @ pmph.com
质量问题联系电话：010-59787234　E-mail：zhiliang @ pmph.com
数字融合服务电话：4001118166　E-mail：zengzhi @ pmph.com

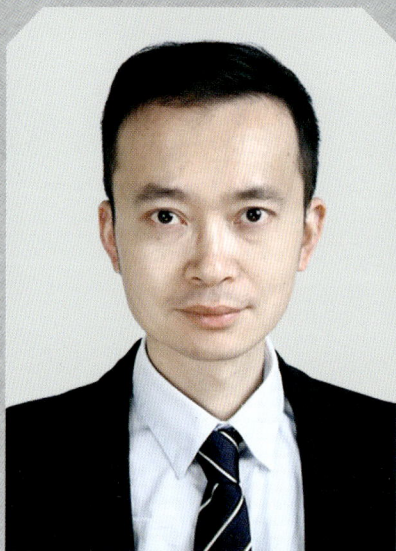

主编简介 ｜ **汪 剑**

男，1979年4月生，四川峨眉人。博士，云南中医药大学教授，硕士研究生导师，中国中医科学院出站博士后。第九届全国高等中医药院校优秀青年，第六届云南省优秀青年中医。兼任中国中医药研究促进会各家学说与临床研究分会副主任委员，中华中医药学会医古文分会常务委员，云南省中医药学会中医基础专业委员会常务副主任委员，云南省医学会医史学分会副主任委员，云南省医师协会医学科普分会副主任委员。主持国家社会科学基金资助项目、中华医藏专项课题等各级科研项目共12项，发表学术论义70余篇，出版学术专著及教材38部，如《蜀山医案——经方临证知行录》《脉诀汇辨校释》《中医历代名家学术研究丛书·郑钦安》等。

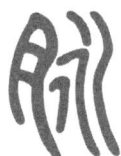

脉

和 序

　　汪剑教授主编的《中医脉学文化史》是继其《脉诀汇辨校释》之后关于中医脉学的又一部力作。本书不仅将脉学作为中医的一种主要诊断方法加以研究，更将其视作中国社会独特的历史文化现象进行解读，展现出开阔的学术视野与独到的研究视角。或许这就是其获批国家社会科学基金项目，并于结项后迅速出版的重要原因吧。

　　中医的专科史研究以针灸史、本草史较为活跃，水平较高，成果卓著，其他专科史研究有影响者不多。中医脉学史迄今尚付阙如，本书实为脉学史研究的开篇之作。全书共20余万字，从先秦两汉脉学起源论起，历两晋南北朝隋唐五代，及宋辽金元，至于明清，俨然一部完整的中国古代脉学学术史，同时也是一部有关脉学的中国社会文化史。学术与文化两条主线贯穿全书，层层推进。其中历代名医脉诊之逸闻趣事亦为本书一大亮点。如盛寅诊朱高炽妃闭经一案，过程惊心动魄、跌宕起伏，其情节引人入胜，且不失学术严谨，使读者深切体会到中医脉学深厚的学术底蕴与显著的临床疗效。中医凭脉辨证处方，借脉诊判断生死吉凶，医案以"脉案"为代称，脉学拥有大量名家著作，中医诊断学以脉学为要点，乃至每用诊脉的形象作为中医的代表性特征等，均在本书得以系统展示。一种中医学的诊断方法，在历史的流传过程中，不断地被赋予各种神奇玄妙的文化色彩，在中国社会广为传颂，早已超出中医学本身，成为一种中国特有的文化现象。诸如通过脉诊预判生死吉凶、以脉诊喻政等，与中国文化有着千丝万缕的联系，说明其早已深入人心，为大众认可，与人民群众的生活息息相关，成为了人民群众生活的一部分。

本书资料丰富，收罗广泛，从中医典籍到众多脉学专著，从史家名著《史记》《后汉书》到笔记小说《世说新语》《酉阳杂俎》等，皆有所涉猎。除有人们熟知的扁鹊、华佗等名医的诊脉故事外，还有王符《潜夫论》以脉诊喻政等精彩事例。故《中医脉学文化史》不仅是一部中医学术著作，同时也是一部中医文化的科普著作。同时，本书对脉学的"考脉"陋习和多种荒诞不经的看法进行了拨乱反正，强调脉证合参的正确态度，这正是我们今天应有的对脉学的正确认识，也是本书出版的目的之一。

是为序。

成都中医药大学　和中浚

2023 年 10 月 31 日　于成都西郊补拙斋

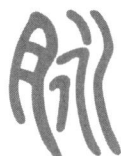

王 序

10月丹桂飘香之际，云南中医药大学汪剑教授寄来《中医脉学文化史》书稿请我作序，我愉快答应。翻阅近300页的书稿，看着作者倾注多年心血写成的大作，我感慨万分。犹记起2006年秋季在北京参加"十五"国家科技攻关计划"名老中医学术思想、经验传承研究"课题的时光，那年他还是成都中医药大学和中浚教授的硕士研究生，辅助和老师做整理工作。当时他颇有"翩翩少年"之风，但学术见解却已显成熟，很有见地。每每于晚饭后散步，常持高论，令我不由敬佩。17年转瞬即逝，汪剑已成长为国内中医医史文献界的翘楚、青年人中的领军人才、学术界颇为关注的学者，这也是汪剑多年学术积累的必然之势，真为他感到高兴！

脉诊是中医临证诊断施治的灵魂所在。教科书上讲得头头是道，所列的条条框框似乎很清晰，但学起来总是只见皮毛，难得精髓。原因何在？我认为关键在于缺少了最重要的一环——从文化史的视角去研究。汪剑几年前就看到了这一点，于是申报了国家社会科学基金项目，一举成功，现在便是集中展现其研究成果的时候。

我认为《中医脉学文化史》一书最突出的亮点有以下几个方面：首先是选择了中国医学史上最有代表性的脉学专书，如《脉经》《玉函经》《濒湖脉学》《脉诀汇辨》等；以及《难经》《备急千金要方》《太平圣惠方》《证治准绳》《景岳全书》等著名的综合性医书中的脉学部分；还有

《史记》《汉书》《后汉书》乃至《清史稿》等历代史书记载的有关脉学的内容；以及中医历代医案脉案，如《名医类案》《续名医类案》《女医杂言》《寓意草》《临证指南医案》的相关内容；甚至古代文艺作品（如《水浒传》《西游记》《三国演义》《红楼梦》《镜花缘》）中的诊脉内容，真可谓材料全面，内外史兼具，年代有序。其传承研究之广之深，是中医脉学文化史研究中从未有过的创新。其次是年代跨度大，从先秦至晚清各时期脉学文化的源流，均分析梳理到位，对全方位研究中医脉学具有重要价值。最值得宣传的是该书引导大众正确看待中医脉诊，用大量历史社会层面的事实解开了人们争议不断的中医脉诊困惑。

该书以古鉴今，剖析脉学历史文化现象。对于有些民众神化中医脉诊，如认为"中医不需要问诊与现代医学检查，仅凭脉诊就能准确诊断疾病""诊脉即可判断是否怀孕与胎儿性别""以考脉来判断中医水平高低"等认知误区；以及另一些人全盘否定中医脉诊的观念，本书均有剖析与**科学评判，旨在引导公众建立对中医脉诊的客观认知**。更重要的是，《中医脉学文化史》对促进中医诊疗水平的提高有着不可替代的价值，它提供了掌握脉诊所需的珍贵历史文献资料，展现了中医脉学的发展源流，深入探讨了中医脉学的文化内涵。

汪剑教授专注研究中医脉学文化史多年，撰为此著。该著必将在学术界产生较大影响，推动中医药事业的发展。

最后，一言以蔽之，专著乃优秀，就等君来读。

上海中医药大学　王兴伊

2023 年 10 月 30 日　草于一宁斋

前　言

揭开中医脉诊神秘的面纱，这是一个光怪陆离的世界！两千多年来，中医脉诊随着中华民族的繁衍生息不断发展，衍生出不少传奇故事，涉及医疗、经济、社会文化生活，还衍生出一些神化中医脉诊的文学桥段，如悬丝诊脉、诊脉辨孕、隔帘诊脉、诊脉断生死等，常为人们所津津乐道。脉诊早已经融入中国社会文化当中，社会民众对脉诊有各种各样的看法，其中存在不少误解，所以有必要从历史文化的角度来全面审视中医脉诊。

一

脉诊为中医望、闻、问、切四诊之一，自先秦以来，传诸后世，长盛不衰，为中医断病识证之重要手段。在中国古代，脉诊有巨大的社会影响力，不仅史籍多有记载，历代有脉学名著、脉案医话问世，更为社会民众所喜闻乐见，广泛见于众多文学艺术作品，乃至成为社会民众心目中中医之象征。但历经数千年，脉学传承至今，虽为宝贵的文化遗产，却面临着不少困境。主要表现在中医学界虽然重视脉诊传承，但能掌握脉诊的中医却越来越少；社会民众受文学艺术作品的影响，将中医凭脉识病、断生死、断吉凶、断胎儿性别等神秘化，甚至曲解、误解。因此，从社会文化的角度研究中医脉学的传承发展及其与古代社会文化之间的关系，对于澄清中医脉学的本来面貌具有重要意义。

脉诊与民众的生活息息相关，两千多年来，这种中医最具有代表性的诊断方式甚至成为民众生活中不可或缺的一环，诊脉识证、按脉处方、凭脉用药，"把脉"等中医术语也被口头和书面语言广泛运用。但随着近两百年来的西学东渐，以及一百年前新文化运动对中国传统文化（包括中医学）的冲击，中国人对中医脉诊的看法产生了一定程度的分歧，这种分歧源于近代文化的裂变。面对数千年传承下来的中医脉诊，社会民众产生了两种截然相反的态度，一种是相信，另一种是不相信，姑且称为"相信派"和"不相信派"。

"相信派"和"不相信派"，前者是占绝大多数的，这与中医脉诊数千年的文化传承有关——一是脉诊真实有用，二是脉诊在中医辨证论治中必不可少，三是中医脉诊早已融入了中国社会文化当中。所以中医脉诊有很好的民众基础，很多民众已经把看病时诊脉当作自然而然的事。然而，相信中医脉诊的民众中，神化脉诊者不少，将脉诊的功能无限放大，神秘化或者直接神化脉诊，认为中医不需要问诊和现代医学检查，仅凭诊脉便能准确诊断病情，诊脉即可判断是否怀孕与胎儿性别，以"考脉"来判断中医水平的高低，错误地将神化了的脉诊故事桥段作为衡量神医的标准之一。

比如有的患者就诊于中医，闭口不说病情，双手一伸，便让中医摸脉猜病，无论医生如何问诊，就是坚决不开口，以此检验中医的水平高低，还自以为得计；还有患者要求中医诊脉后告诉其血糖值是多少、血压值是多少、尿酸值有多高，把中医诊脉当成了西医体检；还有患者让中医通过诊脉判断其肺结节、甲状腺结节是良性还是恶性，把中医诊脉当成了西医病理检查；还有患者要求中医诊脉判断其是浅表性胃炎还是糜烂性胃炎，把中医诊脉当作了胃镜；还有把中医脉诊当作CT检查和超声检查者……如果中医诊脉后告之口肝郁、脾虚、肾虚等，患者则一脸迷惑，表示对这些辨证术语不懂也不满意，执意要求中医告诉其到底是什么"炎"这种西医病名；还有就诊于西医院，要求西医也为其诊脉者。如此种种，千奇百怪！归结原因，根本在于普罗大众对中医脉诊误解颇深，甚至已经到了分不清中医与西医的地步。很多人并没有搞清楚，脉诊是中医的诊断技术，脉诊诊出的是中医病证或者中医的病因病机，而不是西医的病名与生化指标，诊脉的根本目的在于为辨证论治提供依据和精准指导处方用药以取得疗效，而不是诊出一张CT、超声、胃镜检查报告，更不是诊出一个西医检验科来。

除在看待诊脉时混淆中医西医外，对于中医诊脉预测患者生死、诊脉辨孕、诊脉判断胎儿性别，普通民众更是或相信、或怀疑、或好奇，部分原因源于一些文学作品和影视剧中艺术夸张的误导。而那些深受西化思想影响者，对这些内容持绝不相信的态度，甚至全盘否定中医脉诊，以致闹出"诊脉验孕"等轰动一时的新闻事件。中医脉诊历经两千余年，至今仍被社会广泛关注，常常争议不断，究其缘由，在于民众难以正确客观地看待中医脉诊，往往不是全面神化脉诊，就是全盘否定脉诊。

而从中医界自身来看，对于脉诊，也可分出两类人。一类是完全不会脉诊，或者自己都不相信脉诊的"中医"，摸脉只是摆个样子，甚至直接放弃脉诊，依照西医辅助检查结果开中药处方。另一类是诊脉猜病，或以"唬"住患者、"镇"住患者、吸引患者为目的，或以脉诊辨西医病种为目的，这一类做法割裂了脉诊与辨证，即使诊出了西医病名，也无法指导辨证处方，从而导致疗效跟不上脉诊的结论，最终会失去患者的信任，无益于提高临床疗效。医疗的根本目的在于取得临床效果，从历史的长河来看，中医的脉诊与辨证息息相关、不可割裂，脉证一体，平脉辨证才是提高中医疗效的正确道路。

在诊脉辨孕方面，从历史与临床来看，实际是完全可行的，但现代中医几乎完全丢失了产科阵地，医院里的产科基本西化，现代中医已失去了可供积累诊脉辨孕经验的平台，诊脉辨孕的能力较古代大幅退化已成为不争的现实，所以才会遭遇到"诊脉验孕"的挑战。

如上文所列种种，围绕脉诊出现的千奇百怪的问题，相信不少同行都深有感触！

二

笔者从事中医临床工作已有20多年，早在行医之初，就遇到过不少对中医脉诊误解颇深的患者，近些年来更是目睹了"诊脉验孕"等各种关于脉诊的新闻事件，深感中医科普任重道远，中医人有必要向民众传递正确的观念，引导民众客观正确地看待中医脉诊。

历史研究的目的是以古鉴今。中医脉诊有两千多年的历史，在中国古代社会影响深远。我们今天遇到的绝大多数问题，古人也遇到过。比如将脉诊神秘化、将脉诊视为评判医生水平高低的标准，向上可追溯到《后汉书·方术列传》汉和帝试验名医郭玉断男女脉之事，后世则纷然效仿，以脉考医，衍生出隔帘诊脉、悬丝诊脉等传奇故事。对于这种奇怪的考脉现象，宋代文学家苏轼曾撰《脉说》一文驳斥"考脉困医"的愚蠢行为。

明代名医李中梓在《诊家正眼·必先问明然后诊脉》中详细论说："古之神圣未尝不以望、闻、问、切四者互相参考，审察病情，然必先望其气色，次则闻其音声，次则问其病源，次则诊其脉状，此先后之次第也。近世医者既自附于知脉，而病家亦欲试其本领，遂绝口不言，惟伸手就诊，而医者即强为揣摩；若揣摩偶合，则信为神手，而揣摩不合，则薄为愚昧。"李中梓先生生动地描述了当时社会上荒唐的考脉习气，强调四诊合参的原则，认为诊脉之前必须问诊。

清代名医徐大椿在《医学源流论·诊脉决死生论》中说："至云：诊脉即可以知何病。又云：人之死生，无不能先知，则又非也。盖脉之变迁无定，或有卒中之邪，未即通于经络，而脉一时未变者；或病轻而不能现于脉者；或有沉痼之疾，久而与气血相并，一时难辨其轻重者；或有依经传变，流动无常，不可执一时之脉，而定其是非者。况病之名有万，而脉之象不过数十种，且一病而数十种之脉无不可见，何能诊脉而即知其何病？此皆推测偶中，以此欺人也。若夫真脏之脉，临死而终不现者，则何以决之？是必以望闻问三者合而参观之，亦百不失一矣。故以脉为可凭，而脉亦有时不足凭；以脉为不可凭，而又凿凿乎其可凭。总在医者熟通经学，更深思自得，则无所不验矣。若世俗无稽之说，皆不足听也。"名医徐大椿也主张四诊合参，认为仅靠诊脉猜测患者病情或预测患者生死，大多是推测偶中，乃世俗无稽之谈。

其实，早在《黄帝内经》就已确立了"四诊合参"的原则，《素问·疏五过论》说："凡欲诊病者，必问饮食居处，暴乐暴苦，始乐后苦，皆伤精气，精气竭绝，形体毁沮。"《素问·征四失论》说："诊病不问其始，忧患饮食之失节，起居之过度，或伤于毒，不先言此，卒持寸口，何病能中，妄言作名，为粗所穷，此治之四失也。"都指出诊脉之前要问诊。然虽有经典"四诊合参"的谆谆嘱咐在前，又有历代中医名家、文化巨擘驳斥考脉的文论在后，古代社会大众仍将中医脉诊视为神奇秘技，将"悬丝诊脉"等神奇传说与现实混为一谈，并影响至今。

由此可见，中医诊疗与社会民众生活息息相关，从人文的角度研究中医脉学，也有助于了解古代社会。而了解古代社会对中医脉诊的认识，对解决现实问题也有借鉴作用，且能厘清现实问题的历史根源。有鉴于此，笔者2018年以"中国古代社会背景下的中医脉学文化研究"为题申报了国家社会科学基金项目，并幸运地获得了立项。申报课题的初衷是紧扣社会现实问题，期望以史为鉴解决现代中医脉学发展过程中面临的一些问题，引导社会民众正确看待中医脉诊，解决现实社会中关于中医脉诊的一些争议，推动中医脉学研究的发展。课题立项后的数年里，项目组成员协力合作，终于在2023年6月底形成了项目成果《中医脉学文化史》一书。

三

在既往的史学研究中，医学史方面的成果十分丰富，中国医学史研究、中外医学史研究、世界医学史研究方面的著作可谓汗牛充栋。专科史方面，本草史研究、针灸史研究的成果也十分丰硕，其余如中医内科史、中医妇科史、中医儿科史、眼科史也有专著面世。而作为中医学最重要的学科门类之一的中医脉学方面，迄今尚无脉学史专著问世。《中医脉学文化史》姑且算是填补了脉学史专著编撰的缺漏，是学界首部脉学专科史著作。

《中医脉学文化史》较为系统地梳理了历代中医脉学成就与脉学古籍，尝试从历史学、社会学的角度，结合中医药文化传承脉络来厘清脉学发展源流。本书在撰写过程中，查考了大量古籍文献，部分古籍文献整理本由于出版年代久远，因此还结合了现代研究成果，在引用时进行了系统整理。通过系统整理历史典籍、文人笔记、古典小说、脉案、医话中与脉学相关的史实、典故、医案等，一是阐述古代社会文化对中医脉学发展的影响，二是从中医脉学历史的角度解析古代社会文化。具体内容包括：

第一，中国古代文化对中医脉学发展的影响。从政治、哲学、宗教、伦理道德等方面研究历代文化对中医脉学发展的影响，包括历史史实与脉学、太素脉法、古代伦理等内容。

第二，中医脉学在古代的社会影响力。从二十六史中脉诊相关史料与历代小说、笔记等文学作品的视角，探讨中医脉学在中国古代的社会影响力。本书系统编撰了从《史记》到《清史稿》二十六史中的脉诊史料，包括二十六史帝王本纪、名臣列传、医家传记、经籍志、艺文志等史料中与脉诊相关的内容，并对这些脉诊史料进行评述与阐析，是首次对二十六史脉学内容的系统梳理。

第三，古代社会民众对中医脉诊的需求、认知与评判。从社会心理学、社会伦理学等角度，解析诊脉辨生死、诊脉辨孕、独取寸口、诊脉辨胎儿性别、考脉、隔衣诊脉、隔帘诊脉、悬丝诊脉等颇具特色的中医脉学文化现象。脉学在中国古代有较为深远的社会影响力，与社会民众医疗、生活密切相关，因此，古代文学作品中多见对脉诊的描述，不少文学典故与故事情节常为民众喜闻乐见。本书系统整理了唐宋传奇小说、文人笔记、明清小说中的脉学内容，并对这些脉学典故与小说故事进行了评述，特别是结合社会心理、社会认知进行了剖析。

第四，中医脉案中的中国古代社会文化概况。中医学有丰富的医案著作，因脉诊为诊疗的重要手段，故医案又称脉案。在这些脉案中，患病原因与诊疗结果多与患者的人生经历有密切联系，能在一定程度上反映当时的社会风貌。本书从历代名医医案、宫廷医案、女医医案等脉诊相关内容的角度，探讨了古代医患关系、宫廷御医生存状态、女性社会地位等社会文化内容。

过去的中医脉学研究多集中在脉诊方法与脉诊理论，以及历代脉学成就与脉学古籍文献整理等方面，很少有系统的脉学史研究成果。《中医脉学文化史》是第一部中医脉学专科史著作，从历史社会文化的角度来研究中医脉学，厘清脉学发展源流及其社会影响，时间主线从先秦至清末，跨越两千余年，是以新视角研究脉诊的一次尝试，其中错漏必然不少，敬请读者予以指正。

云南中医药大学　**汪剑**

2023 年 11 月 5 日　于昆明洛龙湖畔小松山

第二章

两晋南北朝
隋唐五代
脉学史

第三章

宋辽金元脉学史

第四章

明清脉学史

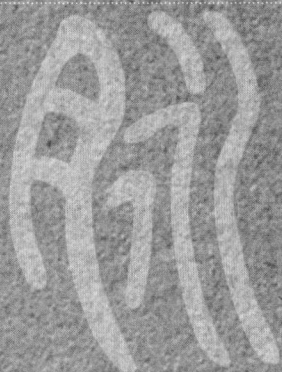

第一章

先秦两汉
脉学史

先秦两汉是中医脉学从起源到初步发展的时期。司马迁《史记·扁鹊仓公列传》说："至今天下言脉者，由扁鹊也。"故有不少学者认为春秋战国时期名医扁鹊是中医脉诊的创始人。但实际上脉诊的起源可能更早，因为从《史记·扁鹊仓公列传》原文来看，扁鹊的脉诊水平已经达到了相当成熟的高度，说明脉诊的发源应该远在扁鹊之前。这一时期，史籍除对扁鹊脉诊有记载外，还对汉初名医淳于意、东汉名医郭玉、汉末名医华佗的脉诊进行了详细的记载，并有不少精彩的脉案。如《史记·扁鹊仓公列传》记载的仓公25则医案中，有22则提到了脉诊。《后汉书·方术列传》则记载了汉和帝考校郭玉脉诊之术，令郭玉"隔帷诊脉"，是历史上有记载的最早的"考脉"。《三国志·魏书·方技传》记载了华佗诊脉验孕、诊脉断胎儿性别、诊脉预测患者生死等医案，对后世脉诊的发展产生了深远的影响，诊脉验孕、断胎儿性别、断生死在古文献中往往成为令人津津乐道的传奇故事。中医经典《黄帝内经》《难经》《伤寒杂病论》中记载了非常丰富的脉学内容，以及20世纪出土的长沙马王堆汉墓医书、近年来出土的成都老官山汉墓天回医简中的脉诊文献，都标志着中医脉诊已经发展成一项独立的医学诊断技术。《黄帝内经》《难经》《伤寒杂病论》为后世脉学奠定了坚实的基础，后世脉学著作几乎言必称经典，对三部经典著作的脉学内容多有引述。

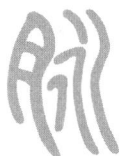

第一节
脉诊的起源

望、闻、问、切是为人们所熟知的中医四诊，而脉诊属于其中切诊的范畴。中医现存较早的经典《难经》指出了脉诊的重要性，《难经·六十一难》说："望而知之谓之神，闻而知之谓之圣，问而知之谓之工，切脉而知之谓之巧。"脉诊是中医诊断疾病最为重要的手段之一。

何谓脉诊？脉诊是医者用手指按压患者动脉，通过动脉的浮、沉、迟、数、大、小、长、短及医者所感知的脉搏形象，了解病因病机和患者身体状况、判断病情轻重缓急及预后的方法。这一诊断方法是先民在对人体脉搏认识的基础上创立的。因此，脉诊的起源很早，早在人们发现了脉搏跳动后，脉诊便逐渐形成了。要了解脉诊的起源，便要先了解先秦两汉时期中国古代医学对"脉"的认识。

"脉"字最早见于商代晚期的金文，写作"𧖠"。从此字结构来看，左为"永"，右为"𠂢"。《说文解字》云："永，水长也。""永"即水长流的样子。《说文解字》云："𠂢，剥取兽革者谓之皮。""皮"即剥取动物的兽皮，引申为人或动植物表皮的组织。"永"和"皮"合起来即指皮肤下如同水流一般的组织结构，形状很长，其中还有液体流动，之于人体，便是指血管。可见，最晚在商代，我国先民就对脉管、脉搏、血流有了直观的认识。

小篆中，《说文解字》记载"脉"有两种字形，一种写作"𧖨"，一种写作"𧖠"。写作"𧖨"，左边为"派"的古字，代表水的直流，这里指血液的直流，右边为"血"，代表脉管中的血液。因此，"𧖨"指血液的流动及分流。写作"𧖠"，左边为"肉"，右边为"派"，即指肉的血流，用以指脉中血液的流动。

有了对脉的认识基础，脉诊便逐步形成了。早在《周礼》中就有了"以五气（闻）、五声（问）、五色（望），视其死生，两之以九窍之变，参（切）之以九藏之动"的脉诊法记载①。根据《史记》等历史文献记载，春秋战国时期名医扁鹊擅长脉诊，《史记·扁鹊仓公列传》记载了扁鹊3个医案，其中扁鹊为赵简子诊病，明确记载扁鹊运用了脉诊；扁鹊为虢国太子诊病，在与中庶子交谈时也谈到了脉诊。司马迁在《史记·扁鹊仓公列传》中还指出扁鹊医术的特点是擅长脉诊，说扁鹊"特以诊脉为名耳"，认为"至今天下言脉者，由扁鹊也"。

至汉代，脉诊技术更加成熟，成为医者诊病时普遍采用的诊断方法。汉初名医淳于意得乃师公乘阳庆《脉书》等真传，精于脉诊。《史记·扁鹊仓公列传》记载了淳于意25则医案，其中22则用到了脉诊或探讨了脉理。东汉名医郭玉得民间医者涪翁、程高诊脉法真传，亦精通脉诊，汉和帝曾考校郭玉诊脉，郭玉高超的脉诊技术令汉和帝心悦诚服。

汉代医学典籍也记载了十分丰富的脉诊内容。《黄帝内经》奠定了后世脉诊的基础；在《难经》中，脉诊更是书中的重点内容，八十一难中的前二十二难都专论脉诊，为后世脉诊医籍所尊崇。《后汉书》《三国志》等史籍记载了华佗的15则医案轶事，其中有4则明确记载了脉诊。张仲景《伤寒杂病论》以"脉证"为纲，将脉诊与疾病证治结合起来，为西晋王叔和撰著《脉经》奠定了基础。

综上而言，至迟在商代，中医对脉便有了初步的认识，脉诊由此发源，春秋战国时期，出现了扁鹊等精通脉诊的名医，至汉代，脉诊理论与实践体系已然成形。

---

① 刘璐，陈聪，郭平，等.寸口脉的理论源流及其现代研究综述［J］.中华中医药杂志，2019，34（9）：
　4201-4203.

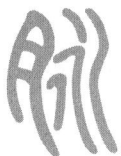

第二节
史籍中的
脉学记载

先秦时期，关于脉诊的记载尚不为多，《左传》《国语》《吕氏春秋》中对医家诊病的记载多见望诊，甚至用"卜"。随着医学的发展，对脉理认识逐渐深入，脉诊逐渐成熟，这一相对客观的诊断方法逐渐取代了占卜等迷信方法，与望诊等诊法并驾齐驱。至《史记》《汉书》《后汉书》《三国志》，脉诊的记载逐渐丰富起来，反映了春秋战国至秦汉脉诊逐渐成熟的过程。《史记》《后汉书》《三国志》在扁鹊、仓公、郭玉、华佗等医家列传中记载了脉诊的内容。《汉书》则记载了脉学的解剖思想。《后汉书》还有"脉诊喻政"的记载。

一、扁鹊脉诊

《史记·扁鹊仓公列传》详细记载了扁鹊的生平，从传记来看，扁鹊是最早精通脉诊的医家。扁鹊本名秦越人，少时为舍长，后遇异人长桑君，授以"怀中药"及"禁方书"。所谓"禁方书"，即是医书，而"怀中药"则是让扁鹊产生透视人体五脏功能的灵药。扁鹊按长桑君所言，用"上池之水"送服其"怀中药"三十天，三十天后果真产生了奇异的透视功能，可透视墙另一边的人，扁鹊用这种"透视功能"诊病，可以清晰地看到人体五脏的病灶所在。

这一记载近似神话传说。可能由于扁鹊诊断技术高超，望、闻、问、切等诊法达到了相当高的水平，因此对人体病变往往可以达到"望而知之""闻而知之""问而知之""切脉而知之"，一见患者便能说出病灶所在，所以令观者惊叹，遂以讹传讹，传言扁鹊的眼睛有透视人体的功能，才有了这一段近似神话的记载。而司马迁在《史记·扁鹊仓公列传》也提到，言扁鹊的眼睛可以透视人体五脏癥结病灶，但扁鹊却以脉诊为名义，刻意掩盖他可以透视人体特异功能的真相，所谓"特以诊脉为名耳"。实际上，扁鹊诊断病情，真实的情况应该就是以高超的脉诊为凭据，但由于时人惊叹于其高超的诊断水平，不相信扁鹊仅仅凭借脉诊就能判断病情，反而认为脉诊不过是扁鹊掩盖其神奇特异功能的幌子。《史记·扁鹊仓公列传》这一记载从侧面说明了脉诊是扁鹊医术最重要的特点之一，扁鹊的脉诊水平达到了惊世骇俗的地步，以至于产生了神话般的传闻。

《史记·扁鹊仓公列传》为了说明扁鹊高超的医术，一连列举了三则医案轶事，其中两则都与脉诊有关。

第一则医案是扁鹊为晋国大夫赵简子诊病。春秋晋昭公时期，国君大权旁落，赵简子为晋国实际掌权者，晋国不少大臣追随赵简子，有反叛及铲除其他几家之野心。但是此时国君势力尚存，赵简子或出于观望自己与国君及其他几家力量对比的考量，或出于造谣自身"权力神授"的目的，精心策划了一场"政治阴谋"——"装病"，"昏迷"了整整五天，"不省人事"。为了让这场阴谋表演更加天衣无缝令人信服，赵简子让人请来了名医扁鹊。

《国语·晋语八》说："文子曰：'医及国家乎？'对曰：'上医医国，其次疾人，固医官也。'"古代一个优秀的医者由于接触的患者多，甚至出入宫廷，故而对国家政事多有了解。扁鹊虽为医者，但对赵简子的阴谋目的心知肚明，受邀前来，进入赵简子寝室后，很快就完成了诊断而出。赵简子家臣董安于急忙向扁鹊询问赵简子病情。扁鹊告诉董安于说赵简子"血脉治"，即血脉完全正常，让其不必惊慌。扁鹊所说的"血脉治"，是对脉象的描述，相当于后世所说的"平脉"，即正常的脉象。对脉象进行了描述，说明扁鹊已经为赵简子诊过脉，并且根据脉诊判断赵简子是无病装病。可见在春秋时期，脉诊就已是用于判断病情轻重的重要诊断依据。也说明了扁鹊脉诊水平之高，不仅能准确诊断病情，还能识破无病装病之人。

扁鹊以脉诊为依据说服董安于后，接着向董安于讲述当年秦穆公也曾得过赵简子这种"病"。扁鹊说秦穆公也曾经昏迷过七天，醒来后告诉公孙支和子舆说他在梦里到了天帝那里，天帝告诉他晋国将乱，将五代不安宁，其后会出现霸主，霸主之子会淫乱国家云云，而赵简子的病与当年昏迷了七天的秦穆公之病如出一辙。因此，扁鹊说赵简子已经昏迷了五天，不出三天便会醒，醒来后也会说出与当年秦穆公相似的话。扁鹊所说的秦穆公之事，实际上也是秦穆公无病装病的一场政治阴谋。这就是扁鹊的高明之处，明知赵简子是玩弄阴谋、无病装病，却并不点破，只说赵简子之病与秦穆公之病同，这样一来，既说明了自己脉诊无误，又不直接揭穿赵简子的阴谋，成功地避免了让自己陷入政治旋涡当中的风险。

后来，正如扁鹊所言，过了两日半，赵简子便苏醒过来。醒来的赵简子果然如同当年的秦穆公一样，告诉周围的人说他在梦中到了天帝之所，梦中天帝赐给赵简子许多首饰和一只翟犬，并要求将来再把翟犬赐给赵简子的儿子，同时预言晋国七代后将灭亡。这样一来，赵简子成功地制造了政治谣言和舆论。

由于扁鹊虽识得赵简子无病，却没有揭穿其阴谋，算是间接帮助了赵简子，赵简子内心既佩服扁鹊高超的医技，也赏识扁鹊见得了势头，所以后来赏赐扁鹊四万亩田地。在这样一场政治闹剧当中，扁鹊能全身而退，既展示了医技又不直接点破，全有赖于其高超的脉诊技术。而扁鹊能以脉诊为据，判断赵简子无病，且令董安于信服，说明早在春秋时期，以脉诊判断患者病情的轻重程度已被当时之人广为接受。

扁鹊为虢国太子诊病一案，也提到了脉诊。《史记·扁鹊仓公列传》记载扁鹊路过虢国，见国中人都忙着为太子祭祀祈祷，一打听方知虢国太子"病死"。扁鹊从传闻中判断太子并未真正死亡，于是准备进宫为太子诊治。来到虢国宫门前的时候，恰好遇到喜好且粗通医学的官员中庶子，便请中庶子代为禀告虢国国君，愿意入宫救治太子。但中庶子第一没有听过扁鹊的名声，第二并不相信扁鹊可以起死回生，于是为难扁鹊说，上古有一位名医名叫俞跗，医术高超，能"割皮解肌，诀脉结筋，搦髓脑，揲荒爪幕，湔浣肠胃，漱涤五脏，练精易形"，如果扁鹊有俞跗这样的医术，便代为禀告。扁鹊见中庶子不相信自己可以救治太子，于是故意自夸，说自己诊病用不着"切脉、望色、听声、写形"，也就是不需要望、闻、问、切四诊，就可以诊断患者病情，甚至只要不超出千里之遥，都可"遥诊"，并列举了太子尚未死亡的诊断依据。扁鹊这番言论震惊了中庶子，急忙引荐扁鹊进宫，经过扁鹊的紧急救治，虢国太子苏醒病愈。此后，扁鹊名声大噪，时人都认为扁鹊可以起死回生。

扁鹊在与中庶子交谈、劝说中庶子时，谈到望、闻、问、切四诊，即所谓"切脉、望色、听声、写形"，将"切脉"放于四诊之首。扁鹊说自己不用诊脉便可以判断病情，主要目的是表明自己医术高超。《史记·扁鹊仓公列传》前文说扁鹊"特以诊脉为名耳",意味着扁鹊的诊断技术远远超过了普通脉诊,依据可能便出自此。但由此亦可见,脉诊在先秦时期已经十分普及,医者诊脉治病已为大众所熟知,脉诊已是最常用、最具有说服力的诊断方法之一。

两则医案都说明扁鹊的脉诊水平已经达到了相当高的境界,因此,司马迁在《史记·扁鹊仓公列传》后文中指出:"至今天下言脉者,由扁鹊也。"在司马迁所处的西汉时期,众多医家在脉诊方面已经皆以扁鹊为宗,扁鹊脉学由此流传后世。大约成书于汉代的著名医学经典《难经》,脉诊是该书最重要的内容,对后世脉诊的发展影响巨大,而该书常托名扁鹊所著,可见《难经》脉学与扁鹊脉诊之间的渊源,也印证了司马迁"至今天下言脉者,由扁鹊也"的论断。2012年,在成都出土的汉墓"天回医简",脉诊也是这批医简中的重要内容,而研究者多认为"天回医简"是扁鹊医学体系的医书,也印证了司马迁《史记》所记载的内容。

二、仓公诊籍

《史记·扁鹊仓公列传》主要记载了扁鹊、仓公两位名医的事迹,前半部分为扁鹊,后半部分为仓公。仓公为西汉初年名医,本名淳于意,因曾任齐太仓长,故被称为仓公。仓公是一位擅长脉诊的医家,《史记·扁鹊仓公列传》对其记载颇为详细,列举了其25则医案,被称为"诊籍",是我国最早的个人系统医案记录。

仓公年轻时便喜好医术,后拜公乘阳庆为师,公乘阳庆将黄帝、扁鹊等传承下来的脉书如《脉书》《上下经》《五色诊》《奇咳术》《揆度》《阴阳外变》《药论》《石神》《接阴阳禁书》等传予了仓公。《史记·扁鹊仓公列传》说公乘阳庆"传(仓公)黄帝、扁鹊之脉书,五色诊病,知人死生,决嫌疑,定可治,及药论,甚精"。仓公在公乘阳庆门下学医三年,脉诊水平达到了很高的程度,已达到了"决死生多验"的地步。《史记》的记载说明仓公脉诊来自先秦黄帝学派、扁鹊学派,与扁鹊有关,且传承有序;另外也说明在汉代,脉诊已成为以仓公为代表的医家最常用的诊断方法之一。

仓公本行医于齐地,因不为人治病,招致怨恨,被人上书言罪,押解长安。仓公小女淳于缇萦到长安上书汉文帝,汉文帝由此废除肉刑,缇萦救父成为千古佳话。汉文帝也因此发现了仓公这位医术精湛的医者,遂诏召仓公论治病死生验案。汉文帝问仓公淳于意说，为患者诊断疾病判断生死，能否避免误诊误治。仓公回答说："意治病人，必先切其脉，乃治之。败逆者不可治，其顺者乃治之。心不精脉，所期死生视可治，时时失之，臣意不能全也。"明确说明其治病之前先切脉，以脉诊判断患者是否可治，由此可见仓公临证诊病对脉诊的重视程度。仓公还向汉文帝报告了有代表性的25则医案，其中22则提到了脉诊，以脉诊为主要诊断依据，并探讨了脉理，一方面说明仓公擅长脉诊，另一方面说明脉诊在汉代初年已深入人心、普及大众。

如仓公为齐侍御史成诊治头痛，诊脉后发现患者病情严重，告诉患者弟弟说患者为"疽病"，八天后将吐脓血而亡，患者八天后果然死亡。仓公告诉汉文帝他之所以能预知患者死亡之时，乃是根据脉象预测，并向汉文帝阐述了脉理。仓公说："所以知成之病者，臣意切其脉，得肝气。肝气浊而静，此内关之病也。脉法曰'脉长而弦，不得代四时者，其病主在于肝。和即经主病也，代则络脉有过'。经主病和者，其病得之筋髓里。其代绝而脉贲者，病得之酒且内。所以知其后五日而痈肿，八日呕脓死者，切其脉时，少阳初代。代者经病，病去过人，人则去。络脉主病，当其时，少阳初关一分，故中热而脓未发也，及五分，则至少阳之界，及八日，则呕脓死，故上二分而脓发，至界而痈肿，尽泄而死。热上则熏阳明，烂流络，流络动则脉结发，脉结发则烂解，故络交。热气已上行，至头而动，故头痛。"从仓公的这段论述中可知，西汉时脉诊已有了脉象、脏腑定位。在脉象方面，本则医案已涉及长、弦、代三种脉象。

又如仓公为齐王中子诸婴儿小子诊病，患儿烦闷不食、时呕涎沫，仓公诊脉后，诊为"气膈病"，认为乃因心中忧郁而不思饮食所致，处以下气汤，一日患儿气下，二日患儿能食，三日患儿病愈。仓公说之所以诊断患儿为"气膈病"，是因诊脉诊到心有病气，脉象重浊急躁，并引用古医书脉法条文"脉来数疾去难而不一者，病主在心"加以说明。

又如为齐王太后诊病，齐太后病大小便困难、尿赤。仓公为其诊脉，发现其太阴寸口脉湿然有风气，所以认为是汗出后脱衣受风所致，予以火齐汤治疗，一服而大小便通利，再服而病愈。仓公说古医书脉法言"沉之而大坚，浮之而大紧者，病主在肾"，而自己在患者肾部脉切得大而躁的脉象，脉大为膀胱有邪气，脉躁是有热，故尿赤。

仓公的脉法虽继承扁鹊，但在具体诊治中并不盲从，而是遵循具体情况具体分析、从实际出发解决问题的原则。齐王有侍医名遂，得病后自炼五石散服用，但病不愈，于是请仓公为其诊治。仓公诊脉后，认为患者病"中热"，指出中热而小便不利者不可服五石散，石类药物性猛烈，患者服五石散后小便减少，再服可能将发痈疽。而侍医遂并不相信仓公所言，引用扁鹊言辩驳，认为阴石以治阴病，阳石以治阳病，中热可以用阴石柔剂治疗，中寒可以用阳石刚剂治疗。仓公说，扁鹊虽然这样说，但治病须具体区分情况，内有热而表见阴寒症状者，不能用药性猛烈的石药和砭石外治，因药性猛烈之药进入体内，热邪郁结愈深，便会激发为痈疽。百余日后，侍医遂果然乳上发疽，并蔓延到缺盆部位，其后不治而亡。

其余医案亦多以脉诊为主要诊断依据，并多引用古代脉法书详细剖析了脉理，可见西汉时期脉诊已经十分成熟。

汉文帝又询问仓公为何这25则医案多病名相同而诊断不同，有的患者会死，有的却可以治愈。仓公说从前病名大多相似，仅从病名难以了解病情的差异，所以古代圣贤传下脉诊，通过辨别患者脉象的不同，才能区别具体病情，才可以看出病名虽同而病因病机不同，从而依照脉诊辨证论治。在仓公时代，已经有了"同病异治"的思想，注重通过脉诊深入探究疾病表象背后的病因病机本质，"治病求本"，以辨别可治与不可治。

三、郭玉辨脉

郭玉是东汉汉和帝时著名医家，在《后汉书》中有传。《后汉书·方术列传》记载，郭玉之师乃程高，程高之师乃涪翁。东汉时，今四川广汉一带，有老者隐居于涪水畔，不知其姓名，因常于涪水垂钓，故号涪翁。涪翁在民间行医，治病起效立竿见影，著有《针经》《诊脉法》，可见其擅长针灸与脉诊。程高拜在涪翁门下学医，而郭玉则拜在程高门下学医，涪翁、程高、郭玉乃一脉相传之医派。《后汉书·方术列传》说郭玉在程高门下习得方诊六微之技和阴阳隐侧之术。所谓"六微"，《黄帝内经素问》有《六微旨大论》一篇，内容主要讨论天道六六之节，包括太阳寒气、少阳火气、阳明燥气、太阴湿气、少阴热气、厥阴风气等三阴三阳六气。六微，前人认为即三阴三阳之脉候，郭玉所习"方诊六微之技"即诊察三阴三阳的脉诊之法。擅长脉诊是涪翁、程高、郭玉这一医派的特点。

涪翁、程高都隐于民间行医，而郭玉则于汉和帝时出仕为医官，任太医丞一职。因郭玉治病多有效验，故受到汉和帝的关注。《后汉书·方术列传》记载汉和帝曾考验郭玉诊脉水平，让一名手腕秀美、形似女子的宠臣与女子躲在帐中，宠臣伸出左手，女子伸出右手，伪装作一人，让郭玉诊脉，问郭玉"此人"是何病情。郭玉诊脉后，大惑不解道："此人脉象左阳右阴，左手为男脉，右手为女脉，同一个人同时兼具男女脉，状若异人，我怀疑其中必有缘故。"汉和帝闻言大为叹服。

郭玉诊脉辨男女脉是历史上最早记载的"考脉"之事，这一神奇的脉诊事迹对后世影响深远，以致后来民众多以"考脉"来验证医生水平的高低，也衍生出了"悬丝诊脉""隔帘诊脉"等文学故事。所谓"考脉"，即患者不言症状，医者不问病情，直接诊脉后说出具体病证，或医者不直接接触患者诊脉，或隔帘、隔帐诊脉。后世虚构的"考脉"故事常令人津津乐道，这一类传奇故事往往能广为流传，但这类故事常误导民众，患者"考脉"自以为得计，乐此不疲，医者也以"考脉"炫耀声名。实际上，脉诊是中医望、闻、问、切四诊之一，中医辨证论治向来主张四诊合参，综合考量四诊资料再处方。四诊合参是认真负责的客观审慎态度，而"考脉"废望、闻、问三诊，偏离了医学以治病为核心的本意，误导了不少患者，这种不良影响延续至今。

四、华佗脉诊

《三国志》《后汉书》都有华佗的传记，内容相近，《三国志》比《后汉书》记载稍详尽。华佗也擅长脉诊，《三国志·魏书·方技传》评述说："华佗之医诊，杜夔之声乐，朱建平之相术，周宣之相梦，管辂之术筮，诚皆玄妙之殊巧，非常之绝技矣。"华佗诊断水平之玄妙是受到时人公认的。《三国志》中记载了华佗15则医案，其中有4则谈到了脉诊，涉及诊脉验孕、判断胎儿性别、脉诊预言死期。

诊脉验孕及判断胎儿性别医案有两则，分别为华佗为甘陵相夫人诊病和为李将军妻诊病。

甘陵相夫人怀孕6个月，自感腹痛不安，于是请华佗前来诊视。华佗诊脉后说胎儿已死于腹中，并让人摸胎儿位置，说胎位若在左便为男胎，在右便为女胎。摸胎位的人说在左边，于是华佗给患者服用打胎的汤药，患者服汤药后果然流下一男形死胎，甘陵相夫人遂病愈。

李将军妻流产后腰脊疼痛，病情不缓解，日渐加重，请华佗前来诊治。华佗为患者诊脉后说患者是伤娠后胎儿没有流出所致。李将军说其妻之前确有流产，但是死胎已经流出。华佗坚持说根据他的脉诊经验，死胎还没有流出。李将军自然不信，不以为然，华佗见病家不相信自己的诊断，便自行离去。华佗离开后，李将军妻病情稍有缓解，但一百多天后病情再次加重，于是再次延请华佗前来诊治。华佗坚持说自己之前的脉诊结论没有问题，依照其脉诊经验，患者确实有死胎没有流出。之所以出现这种情况，华佗判断患者应该怀的是双胞胎，之前流产，一胎先流出，出血较多，另一胎来不及流出，产妇与接生者都没有弄清楚有两胎，于是第二胎便未流出。胎死腹中后，干枯坏死，附着在产妇腰脊附近，故引起腰脊疼痛，如果予以方药及针刺穴位下胎，死胎必定流出。华佗为其使用下胎方药及针刺穴位下胎后，李将军妻腹痛如临产，但死胎仍未流出。华佗认为这是因为死胎干枯日久，难以流出，应该让人以手从宫口掏出来，后来果然引下一枯死色黑、长约一尺的男形死胎。

以上两则医案涉及诊脉验孕、诊脉判断胎儿性别，可谓影响深远，以致后世对中医脉诊可验孕、判断胎儿性别都坚信不疑，后世脉学著作中也出现了不少诊脉验孕、判断胎儿性别的内容。

另外两则医案则涉及脉诊预测患者生死。

华佗曾遇督邮顿子献，患者之前得病，但遇到华佗时已自觉痊愈。但华佗为其诊脉后说患者身体尚为虚弱，没有完全康复，近期应该禁忌房室，若犯房室必死，且死时会吐舌数寸。患者显然并不尽信。正在此时，患者妻从百里之外前来探视，患者当夜犯了房室之忌，三天之后果然病情发动，临死时果然如华佗所言。

广陵太守陈登平素喜欢食用生鱼脍，一日忽病倒，胸中烦躁满闷不舒，面色发红，饮食不下。华佗为其诊脉后认为这是陈登平素喜食用生鱼脍导致寄生虫感染所致，判断其腹中有寄生虫数升之多，于是以汤药治之。陈登服药后吐出寄生虫三升多，所吐出的寄生虫半身看起来正如生鱼脍。吐出寄生虫，陈登病痛即愈。但华佗此时预言说，陈登三年后病情还会发作，如果发作时得遇良医，则能救治。三年后，陈登病情复发，却没能及时找到华佗，最后果然如华佗预言那样病死。

以上两则医案均涉及脉诊预测生死。华佗可凭脉诊预测患者数日之后，甚至三年之后的死期，其脉诊水平不可不谓神奇。此两则医案带有传奇色彩，其间细节如小说家言。如陈登喜食生腥，而服药吐出的寄生虫恰好半身便如生鱼脍，显然受到古代为物所感、随气而化哲学思想的影响。

五、脉学解剖思想

《汉书·王莽传》中记载王莽时期"翟义党王孙庆捕得，莽使太医尚方与巧屠共刳剥之，量度五脏，以竹筳导其脉，知所终始，云可以治病"，这是早期运用解剖学对脉诊理论基础进行的实验研究。太医与巧屠解剖王孙庆，用竹筳贯通被解剖者的脉管，以了解人体血脉的部位及走向，实际是对脉诊理论的验证和研究，说明当时已经有了医学解剖思想，脉诊原理中包含了解剖学的内容，诊脉的原理是建立在对血脉解剖的认识基础之上的。

传统研究认为中医重气化而忽略器质，重功能而忽略解剖，但其实早期中医学是走过解剖认识人体这条路的，如《灵枢·骨度》《灵枢·肠胃》等篇就有关于人体解剖内容的记载。《灵枢·肠胃》说："唇至齿长九分，口广二寸半；齿以后至会厌，深三寸半，大容五合；舌重十两，长七寸，广二寸半；咽门重十两，广一寸半，至胃长一尺六寸。胃纡曲屈，伸之，长二尺六寸，大一尺五寸，径五寸，大容三斗五升。小肠后附脊，左环回周叠积，其注于回肠者，外附于脐上。回运环十六曲，大二寸半，径八分分之少半，长三丈二尺。回肠当脐左环，回周叶积而下，回运环反十六曲，大四寸，径一寸寸之少半，长二丈一尺。广肠传脊，以受回肠，左环叶脊上下，辟大八寸，径二寸寸之大半，长二尺八寸。肠胃所入至所出，长六丈四寸四分，回曲环反，三十二曲也。"

《难经》中也有人体解剖内容的记载。《难经》四十二难说："胃大一尺五寸，径五寸，长二尺六寸，横屈，受水谷三斗五升，其中常留谷二斗，水一斗五升。小肠大二寸半，径八分、分之少半，长三丈二尺，受谷二斗四升，水六升三合、合之大半。回肠大四寸，径一寸半，长二丈一尺，受谷一斗，水七升半。广肠大八寸，径二寸半，长二尺八寸，受谷九升三合、八分合之一。故肠胃凡长五丈八尺四寸，合受水谷八斗七升六合、八分合之一。此肠胃长短，受水谷之数也。肝重四斤四两，左三叶，右四叶，凡七叶，主藏魂。心重十二两，中有七孔三毛，盛精汁三合，主藏神。脾重二斤三两，扁广三寸，长五寸，有散膏半斤，主裹血，温五脏，主藏意。肺重三斤三两，六叶两耳，凡八叶，主藏魄。肾有两枚，重一斤一两，主藏志。胆在肝之短叶间，重三两三铢，盛精汁三合，胃重二斤一两，纡曲屈伸，长二尺六寸，大一尺五寸，径五寸，盛谷二斗，水一斗五升。"对人体胃、小肠、回肠、广肠、肝、心、脾、肺、肾、胆等器官的大小、长度、重量、容量都做了详细的记载。

《内经》《难经》中的这些记载，很显然是运用实际解剖对人体的观察、测量。但后世囿于手术技术、麻醉技术等方面的限制，这种解剖很难有效指导临床，又因于封建礼制思想的影响，后世解剖学并未发展起来。但中医学早期在解剖学方面认识的积累，成为了中医理论的基础，比如脉诊。脉诊是通过局部认识整体的，通过对寸口脉的详细诊察，了解全身状态。寸口脉诊法以"肺朝百脉"及脾胃化生气血为理论依据。而早期的三部九候诊法诊全身脉动之处，也反映了早期中医学对人体全身脉搏的观察。因此，脉诊的原理是建立在对人体解剖的认识基础之上的。

六、脉诊喻政

东汉思想家王符撰政治论著《潜夫论》，探讨治国安民之术，其中卷四《述赦》开篇便以脉诊作为比喻。《潜夫论·述赦》云："凡疗病者，必知脉之虚实，气之所结，然后为之方，故疾可愈而寿可长也。为国者，必先知民之所苦，祸之所起，然后为之禁，故奸可塞而国可安也。"提出为政者要如同医者诊脉了解病因病机一样，先知民之疾苦，只有了解民众所苦及问题所在，才能有的放矢颁布相关政令，解决问题，这样国家才能长治久安。

王符以诊脉为比喻，说明为政治国的道理跟医者诊病是一样的，如同先通过诊脉找到根本的病因病机，才能有针对性地进行医治。《国语·晋语八》说："文子曰：'医及国家乎？'对曰：'上医医国，其次疾人，固医官也。'"医者诊治疾病的道理与为政者治国的道理有相通之处，故古有"上医医国"之喻。王符《潜夫论·述赦》是最早以脉诊喻治国之理的，说明治国同诊脉一样，要调查研究、分析判断，找到症结所在。后世受此影响颇深，在探讨为政治国时，常以"把脉"作为比喻，逐渐形成了"把脉"这一政治俗语。

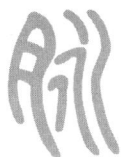

第三节
医学经典中的
脉学知识

先秦两汉时期，便已涌现出不少医学典籍，如现存《黄帝内经》原文便引证过先秦已佚医籍《上经》《下经》《脉法》《脉要》《诊经》《脉度》等，从书名与引证内容来看，《脉法》《脉要》《诊经》等可能为脉诊著作。张仲景在撰著《伤寒杂病论》时也参考选录了《素问》《九卷》《八十一难》《阴阳大论》《胎胪药录》《平脉辨证》等汉及汉以前经典。《汉书·艺文志》记载当时有《黄帝内经》《黄帝外经》《扁鹊内经》《扁鹊外经》《白氏内经》《白氏外经》《白氏旁篇》七部医经。然而随着年移代革，上述不少医学典籍已经亡佚。现存较早的医学经典中具有代表性的有《黄帝内经》《难经》《神农本草经》《伤寒杂病论》，现代研究者多认为这四部经典当成书于汉代。此四部经典中，《黄帝内经》《难经》《伤寒杂病论》都包含了丰富的脉诊内容，为后世脉学的发展奠定了坚实的基础。

一、《内经》脉学

《黄帝内经》包括《素问》与《灵枢》两个部分。《内经》中脉诊内容主要见于《素问·脉要精微论》《素问·平人气象论》《素问·三部九候论》《素问·玉机真脏论》《素问·五脏别论》诸篇，包括脉诊部位、脉法、四时五脏脉、真脏脉、脉证、孕脉等内容。

（一）脉诊部位

脉诊的部位，《内经》记载主要包括寸口、人迎、三部九候三种。

寸口即双手桡动脉应指处，因其脉出于太渊，长一寸九分，故称此部为"寸口"。《素问·五脏别论》说："帝曰：气口何以独为五脏主？岐伯曰：胃者，水谷之海，六腑之大源也。五味入口，藏于胃以养五脏气，气口亦太阴也。是以五脏六腑之气味，皆出于胃，变见于气口。"指出气口属太阴，一方面与太阴脾输布水谷精微以养五脏有关，另一方面与肺朝百脉有关。

人迎即颈部两侧动脉，也是脉诊常诊之部位。人迎为足阳明胃经所过之处，切人迎脉也可以了解全身脏腑经脉气血之盛衰。《灵枢·禁服》说："寸口主中，人迎主外，两者相应，俱往俱来，若引绳大小齐等。春夏人迎微大，秋冬寸口微大，如是者名曰平人。"诊脉时常将寸口脉与人迎脉相配合，对比两处脉象以判断病情，如《灵枢·禁服》说："人迎大一倍于寸口，病在足少阳，一倍而躁，在手少阳。人迎二倍，病在足太阳，二倍而躁，病在手太阳。人迎三倍，病在足阳明，三倍而躁，病在手阳明。"又说："寸口大于人迎一倍，病在足厥阴，一倍而躁，在手心主。寸口二倍，病在足少阴，二倍而躁，在手少阴。寸口三倍，病在足太阴，三倍而躁，在手太阴。"

三部九候是《内经》中常用的脉诊部位。《素问·三部九候论》说："帝曰：何谓三部？岐伯曰：有下部，有中部，有上部，部各有三候，三候者，有天有地有人也，必指而导之，乃以为真。上部天，两额之动脉；上部地，两颊之动脉；上部人，耳前之动脉。中部天，手太阴也；中部地，手阳明也；中部人，手少阴也。下部天，足厥阴也；下部地，足少阴也；下部人，足太阴也。故下部之天以候肝，地以候肾，人以候脾胃之气。帝曰：中部之候奈何？岐伯曰：亦有天，亦有地，亦有人。天以候肺，地以候胸中之气，人以候心。帝曰：上部以何候之？岐伯曰：亦有天，亦有地，亦有人。天以候头角之气，地以候口齿之气，人以候耳目之气。三部者，各有天，各有地，各有人。三而成天，三而成地，三而成人。三而三之，合则为九。"三部九候论诊脉法曾盛行于汉代及汉代以前，汉以后渐被寸口诊脉法所代替。

（二）脉法

脉法即切脉的方法。

首先，《内经》提出切脉时要平心静气，如《素问·脉要精微论》说："持脉有道，虚静为保。"患者应在安静、舒适的环境中接受脉诊。《素问·脉要精微论》说：

"黄帝问曰：诊法何如？岐伯对曰：诊法常以平旦，阴气未动，阳气未散，饮食未进，经脉未盛，络脉调匀，气血未乱，故乃可诊有过之脉。"主张诊脉在早晨进行最佳，但现实中只要外界环境安静、患者内心平静即可。

其次，《内经》提出判断脉率的方法，即借助医者的呼吸频率判断患者的脉搏快慢。《素问·平人气象论》说："人一呼脉再动，一吸脉亦再动，呼吸定息脉五动，闰以太息，命曰平人。平人者不病也。常以不病调病人，医不病，故为病人平息以调之为法。"这是正常的呼吸频率与脉率的关系，由此可以通过正常的呼吸频率计算异常的脉率。《素问·平人气象论》说："人一呼脉一动，一吸脉一动，曰少气。人一呼脉三动，一吸脉三动而躁，尺热曰病温，尺不热脉滑曰病风，脉涩曰痹。人一呼脉四动以上曰死，脉绝不至曰死，乍疏乍数曰死。"用呼吸判断脉率以评估病情轻重。

（三）四时脉

《内经》记载，脉象与四时、五脏关系密切。不同的季节会出现不同的脉象，五脏也对应着不同的脉象。

《素问·脉要精微论》说："春日浮，如鱼之游在波；夏日在肤，泛泛乎万物有余；秋日下肤，蛰虫将去；冬日在骨，蛰虫周密，君子居室。"说明了四时脉象的差异。

《素问·平人气象论》指出四时正常脉象的特征分别是"春微弦""夏微钩""长夏微软弱""秋微毛""冬微石"。

《素问·玉机真脏论》指出四时正常脉象的特征分别是"春弦""夏钩""秋浮""冬营"，并分别阐述了四时脉象形成的原理。

"春弦"脉象形成原理："春脉者，肝也，东方木也，万物之所以始生也。故其气来，软弱轻虚而滑，端直以长，故曰弦。"

"夏钩"脉象形成原理："夏脉者，心也，南方火也，万物之所以盛长也。故其气来盛去衰，故曰钩。"

"秋浮"脉象形成原理："秋脉者，肺也，西方金也，万物之所以收成也。故其气来轻虚以浮，来急去散，故曰浮。"

"冬营"脉象形成原理："冬脉者，肾也，北方水也，万物之所以合藏也。故其气来沉以搏，故曰营。反此者病。"

如果"春弦""夏钩""秋浮""冬营"四时脉失常，出现太过或不及，则为病脉。如：

春脉当弦，但若脉来实而强，此为太过，则主病在外；若脉来不实而微细，此为不及，则主病在里。太过则容易生气发怒，以致头昏眩晕，发生头部颠顶疾病；不及则使人胸痛牵扯背部，两胁肋部胀满不适。

夏脉当钩，但若脉来实而强，此为太过，则主病在外；若脉来不实而微，此为不及，则主病在里。太过则出现身体发热而皮肤疼痛，或出现疮疡；不及则让人感到心中虚烦，在上表现为咳嗽唾涎沫，在下表现为矢气腹泻。

秋脉当浮，但若脉来浮软中央坚硬而两旁虚，此为太过，则主病在外；若脉来浮软而微细，此为不及，则主病在里。太过则气逆，出现背部疼痛、郁闷不舒的症状；不及则喘息、短气、咳嗽、出血。

冬脉当营，但若脉来如弹石，此为太过，则主病在外；若脉去虚而数，此为不及，则主病在里。太过则精神不振而倦怠，背脊疼痛，少气懒言；不及则让人自觉心中空悬，如同腹中饥饿，季肋下感清冷，脊骨疼痛，少腹满胀，小便失常。

除四时病脉的太过、不及外，《素问·玉机真脏论》还讲到了"逆四时"之脉。所谓"逆四时"，即"春得肺脉，夏得肾脉，秋得心脉，冬得脾脉"。出现"逆四时"脉，为病不可治。

中医很早就认识到了四时气候变化对人体的影响，不仅影响到人体的生理变化，还影响到人体的发病。早在《周礼·天官》便记载了对不同季节发病特点的认识，指出："四时皆有疠疾，春时有痟首疾，夏时有痒疥疾，秋时有疟寒疾，冬时有嗽上气疾。"《内经》在季节气候对人体生理、发病的影响方面更为重视，贯穿于治病、养生等方方面面，如《素问·四气调神大论》强调要顺应四时气候以指导养生。

随着脉诊理论的发展，古代医家也认识到了季节变化对脉象的影响，发现了四季脉象变化的规律，并从此规律中总结出四时、五脏之间的关系，根据不同季节脉象太过与不及的失常变化指导对发病的认识。中国传统文化天人合一、天人相应的哲学思维影响了中国古代先民对人体脉搏认识的角度。西方医学在外在自然环境对人体脉搏的影响方面认识不足，往往孤立地认识人体脉搏。而中国传统脉学从人与自然界这一宏观角度开展对人体脉搏的研究，反映了中国古代人与自然相应的哲学思维。

（四）五脏脉

《内经》脉学对脉象的五脏属性进行了归类。《素问·平人气象论》不仅记录了正常人五脏分别对应的脉象，还记录了脉出现不同病变所代表的病证。如：

"夫平心脉来，累累如连珠，如循琅玕，曰心平，夏以胃气为本。病心脉来，喘喘连属，其中微曲，曰心病。死心脉来，前曲后居，如操带钩，曰心死。

平肺脉来，厌厌聂聂，如落榆荚，曰肺平，秋以胃气为本。病肺脉来，不上不下，如循鸡羽，曰肺病。死肺脉来，如物之浮，如风吹毛，曰肺死。

平肝脉来，耎弱招招，如揭长竿末梢，曰肝平，春以胃气为本。病肝脉来，盈实而滑，如循长竿，曰肝病。死肝脉来，急益劲，如新张弓弦，曰肝死。

平脾脉来，和柔相离，如鸡践地，曰脾平，长夏以胃气为本。病脾脉来，实而盈数，如鸡举足，曰脾病。死脾脉来，锐坚如鸟之喙，如鸟之距，如屋之漏，如水之流，曰脾死。

平肾脉来，喘喘累累如钩，按之而坚，曰肾平，冬以胃气为本。病肾脉来，如引葛，按之益坚，曰肾病。死肾脉来，发如夺索，辟辟如弹石，曰肾死。"

《内经》以取类比象的方法，用不同的自然物象描述脉象。如心的平脉（即正常脉象）累累如连珠，如同抚摸琅玕玉石珠子；肺的平脉轻而小、静而平和，如同榆荚飘落；肝的平脉如同长竿末梢一样长而软；脾的平脉和而柔、匀净分明，有如鸡爪落地一般从容而轻缓；肾的平脉连续不断如钩，按脉如坚石。

而对五脏之病脉、死脉，则有"如操带钩""如循鸡羽""如风吹毛""如循长竿""如新张弓弦""如鸡举足""如鸟之喙""如鸟之距""如屋之漏""如水之流""如引葛""发如夺索""辟辟如弹石"等比喻。《灵枢·邪气脏腑病形》也提到了各种脉象与五脏病证之间的关系，如缓、急、小、大、滑、涩等。

这些平脉、病脉、死脉的形象描述和生动比喻对后世影响很大，后世描述脉象都遵循《内经》的方法，常以生活中的物象作比喻，反映了中国传统文化中的"取象"思维。五脏死脉中"如鸟之喙""如鸟之距""如屋之漏""发如夺索""辟辟如弹石"等比喻，影响了后世对"七怪脉""十绝脉"等死脉的认识，如其中的"雀啄脉""屋漏脉""解索脉""弹石脉"。

《内经》中还出现了"真脏脉"的概念。真脏脉是患者到了病情危重地步时出现的脉象，是五脏元气将脱、脏气浮露的表现，也属于死脉范畴。真脏脉分为"真肝脉""真心脉""真肺脉""真肾脉""真脾脉"。

真肝脉的表现是"中外急，如循刀刃，责责然如按琴瑟弦"。真心脉的表现是"坚而搏，如循薏苡子，累累然"。真肺脉的表现是"大而虚，如以毛羽中人肤"。真肾脉的表现是"搏而绝，如指弹石，辟辟然"。真脾脉的表现是"弱而乍数乍疏，色黄青不泽"。出现真脏脉，若再加上患者面色不润泽、毫毛焦枯，则为不治之死证。《素问·玉机真脏论》说："诸真脏脉见者，皆死不治也。"《素问·阴阳别论》说："凡持真脉之脏脉者，肝至悬绝急，十八日死；心至悬绝，九日死；肺至悬绝，十二日死；肾至悬绝，七日死；脾至悬绝，四日死。"

真脏脉与平脉的区别：平脉多从容和缓、脉来有根、脉来有神，脉象平和；而真脏脉表现为无神、无根、无胃气，失去平和从容的征象。中国传统文化有贵"中和"的思想，中医脉学对平脉的描述恰恰符合"中和"思想。真脏脉为脏气浮露在外，脉象或过于坚硬，或过于外露，或过极。老子《道德经》说："坚强者死之徒，柔弱者生之徒。"《内经》对脉象的认识也受到了传统哲学思维的影响。

（五）孕脉

前文提到了《三国志》《后汉书》中的华佗传记，其中有关于诊脉验孕的医案记录。华佗之前，早在《内经》中，已经有关于孕脉的记载。《素问·阴阳别论》说：

"阴搏阳别，谓之有子。"所谓阴搏阳别，意为阴脉搏动有力，与阳脉有区别。阴脉即尺部之脉，阳脉即寸部之脉，尺部脉搏动有力，则为怀孕的脉象。《素问·平人气象论》说："妇人手少阴脉动甚者，妊子也。"少阴脉即肾脉，即尺部脉，尺部脉滑动有力，即为妊娠有子。《内经》中孕脉的记载，为后世脉学著作沿袭下来，后世辨孕脉多以《内经》为准。

因技术的限制，古代往往难以及早发现怀孕。而中国古代先贤很早便发现了妇人怀孕时脉象变化的规律，经验丰富的医生可凭脉辨孕，这一脉诊技术在普通人看来十分神奇，故诊脉验孕不仅在古代医学书籍中多有记载，文学作品中也屡见不鲜。时至今日，受诸多因素影响，中医能否凭脉验孕成为热议的话题。但孕脉是早已被发现的客观存在，只不过是对医者诊孕脉经验的巨大考验。

（六）四诊合参

四诊合参是中医诊断的基本原则，早在《内经》时代，四诊合参原则便已经确立。《素问·疏五过论》说："凡欲诊病者，必问饮食居处，暴乐暴苦，始乐后苦，皆伤精气，精气竭绝，形体毁沮。"《素问·徵四失论》说："诊病不问其始，忧患饮食之失节，起居之过度，或伤于毒，不先言此，卒持寸口，何病能中？妄言作名，为粗所穷，此治之四失也。"都明确指出为患者诊病之时要全面详细，不能仅凭脉诊臆断，应望、闻、问、切四诊结合，诊脉之前要首先问诊。

然而，虽有经典确立脉诊原则在前，但后世因于"猎奇"心理，追求诊脉猜病、诊脉断生死、悬丝诊脉、考脉等炫人耳目脉诊技术者大有人在，这种不良习气是将神话传说与现实混淆，一些负面影响一直遗存到现在。

后世一些名家在《内经》确立的"四诊合参"原则下对这些神化夸大脉诊的做法进行了批驳。如明代名医李中梓在《诊家正眼·必先问明然后诊脉》中说："古之神圣未尝不以望、闻、问、切四者互相参考，审察病情，然必先望其气色，次则闻其音声，次则问其病源，次则诊其脉状，此先后之次第也。近世医者既自附于知脉，而病家亦欲试其本领，遂绝口不言，惟伸手就诊，而医者即强为揣摩；若揣摩偶合，则信为神手，而揣摩不合，则薄为愚昧。"指出了四诊合参的原则，认为诊脉之前必须问诊。

二、《难经》脉学

《难经》又名《八十一难经》《黄帝八十一难经》《八十一难》，旧题扁鹊所撰。唐代医家杨玄操为《难经》作序云："《黄帝八十一难经》者，斯乃勃海秦越人之所作也……按黄帝有《内经》二帙，帙各九卷，而其义幽赜，殆难究览。越人乃采摘英华，抄撮精要，二部经内，凡八十一章，勒成卷轴，伸演其道，探微索隐，传示后昆，名为《八十一难》。"指出《难经》作者为秦越人（扁鹊），可见该书与先秦扁鹊医学有着密切的联系；同时指出该书是扁鹊采摘《内经》精华所著，故传统认为《难经》是发扬《内经》学术而成。《难经》在中国医学史上具有很高的学术地位，与《内经》《神农本草经》《伤寒杂病论》并列，并称为中医"四大经典"，《难经》与《内经》常合称为"内难"。现存版本《难经》，学界一般认为成书于汉代。

《难经》之所以又称《八十一难》，是因全书采用问答形式撰写，共计81则医学问题，故名"八十一难"。《难经》81题内容主要包括脉学、经络、脏腑、疾病、腧穴、针法等。《难经》第六十一难说："望而知之谓之神，闻而知之谓之圣，问而知之谓之工，切脉而知之谓之巧。"将脉诊列为中医"神""圣""工""巧"四诊之一，故把脉诊作为该书的重点内容放在全书开篇部分，从第一难到第二十二难集中论述脉学，学术成就颇高，对后世影响极大，后世脉诊专著言必称《难经》。因此，《难经》脉学具有承前启后的意义，前承扁鹊脉学、《内经》脉学，后启《脉经》等后世脉学专书。《难经》的学术成就主要包括以下几个方面：

（一）首创"独取寸口"诊法

如前所述，在《内经》时代，脉诊的部位尚不统一，有寸口、人迎脉诊法，有三部九候诊法，而《难经》将脉诊的部位确定到寸口，寸口即人体左、右桡动脉搏动处。

《难经》开篇第一难便指出："曰：十二经皆有动脉，独取寸口，以决五脏六腑死生吉凶之法，何谓也？然：寸口者，脉之大会，手太阴之脉动也。人一呼脉行三寸，一吸脉行三寸，呼吸定息，脉行六寸。人一日一夜，凡一万三千五百息，脉行五十度，周于身。漏水下百刻，荣卫行阳二十五度，行阴亦二十五度，为一周也，故五十度，复会于手太阴。寸口者，五脏六腑之所终始，故法取于寸口也。"认为寸口为脉之大会，是手太阴肺经之动脉搏动处，肺主呼吸、主气，推动周身营卫之气的循行，故寸口是五脏六腑之所终始，诊寸口部位之脉，便可以了解五脏六腑之阴阳虚实盛衰。《难经》"独取寸口"的诊法，是对《内经》的继承发挥。如前文所述，《素问·五脏别论》也论述了"气口何以为五脏主"，认为气口属太阴，同时与太阴脾运化水谷精微、太阴肺朝百脉有关。而《难经》将"独取寸口"的原理定位于手太阴肺司呼吸及营卫循行，且将诊脉部位明确定位在寸口，用"独取寸口"的说法。《难经》确立"独取寸口"诊法后，中医渐渐舍弃了《内经》时代的三部九候等遍身诊脉法，后世中医诊脉部位大多以寸口为主。

《难经》还将寸口脉进行了分部，分别对应人体不同的部位，以候各脏腑的阴阳虚实盛衰。《难经》第十八难说："三部者，寸关尺也；九候者，浮中沉也。上部法天，主胸以上至头之有疾也；中部法人，主膈以下至齐之有疾也；下部法地，主齐以下至足之有疾也。审而刺之者也。"这里的"三部"非《内经》所说的人体上、中、下三部之脉，而是指寸口脉的寸、关、尺三部之脉。寸部脉主从胸部上至头部的疾病，关部脉主胸膈下至肚脐的疾病，尺部脉主肚脐下至足部的疾病。《难经》寸、关、尺分部及所主人体部位疾病的划分，为后世《脉经》以后的脉学专著确立寸、关、尺脏腑分属奠定了基础。

（二）脉有太过不及

《内经》脉法有太过、不及之说，如前文所述。但何谓脉之太过与不及，《内经》并未深入论述，《难经》对此的论述较为明确。《难经》第三难说："曰：脉有太过，有不及，有阴阳相乘，有覆有溢，有关有格，何谓也。然：关之前者，阳之动也，脉当见九分而浮。过者，法曰太过。减者，法曰不及。遂上鱼为溢，为外关内格，此阴乘之脉也。关以后者，阴之动也，脉当见一寸而沉。过者，法曰太过。减者，法曰不及。遂入尺为覆，为内关外格，此阳乘之脉也。故曰覆溢，是其真脏之脉，人不病而死也。"关脉之前为寸部脉，主候阳之动，即阳分，若脉超过寸部则为太过，若脉不满于寸部则为不及，若脉位达到手鱼际部位，则为溢脉，为阴盛格阳之脉。关脉之后为尺部脉，主候阴之动，即阴分，若脉超过尺部则为太过，若脉不满于尺部则为不及，若脉位达到尺内，则为覆脉，为阳盛格阴。溢脉与覆脉都属于《内经》所言无胃气的真脏脉，故"人不病而死"。

（三）脉分阴阳

《难经》基于阴阳学说，指出脉分阴阳，阴阳为脉之大纲。《难经》第四难说："曰：脉有阴阳之法，何谓也？……浮者阳也，沉者阴也，故曰阴阳也……脉有一阴一阳，一阴二阳，一阴三阳；有一阳一阴，一阳二阴，一阳三阴。如此之言，寸口有六脉俱动耶？……浮者阳也，滑者阳也，长者阳也；沉者阴也，短者阴也，涩者阴也。所谓一阴一阳者，谓脉来沉而滑也；一阴二阳者，谓脉来沉滑而长也；一阴三阳者，谓脉来浮滑而长，时一沉也。所言一阳一阴者，谓脉来浮而涩也；一阳二阴者，谓脉来长而沉涩也；一阳三阴者，谓脉来沉涩而短，时一浮也。"《难经》确定了脉象浮、沉、长、短、滑、涩的阴阳属性，所谓一阴一阳、一阴二阳、一阴三阳、一阳一阴、一阳二阴、一阳三阴均指相兼脉。一阴一阳即沉滑脉，一阴二阳指脉沉滑而长，一阴三阳指脉浮滑长兼时一沉，一阳一阴即浮涩脉，一阳二阴即脉长而沉涩，一阳三阴即脉沉涩短兼时一浮。将脉象与阴阳大纲结合起来，便于临证准确判断阴证与阳证。

（四）脉贵有根

《难经》还用脉是否有根判断患者生死，认为有根者不死，无根者死。《难经》第十四难说："上部有脉，下部无脉，其人当吐，不吐者死。上部无脉，下部有脉，虽困无能为害也。所以然者，譬如人之有尺，树之有根，枝叶虽枯槁，根本将自生。脉有根本，人有元气，故知不死。"所谓上部，即寸口脉的寸部，下部，即寸口脉的尺部。《难经》认为寸部有脉，尺部无脉，若能吐则得生，若不能吐则为无根之脉，法当不治而死；寸部无脉，尺部有脉，虽有病困却不至于死。《难经》用"取象"之法，将尺部脉比喻为树根，指出脉有根本的重要性，并首次提出肾间动气为十二经脉之根，切脉当重根脉的思想，从而形成了一套比较系统的、明确简便的诊脉方法[①]。

（五）解析四时脉及五脏脉

如前文所述，《内经》指出了四时脉，《素问·平人气象论》论述为"春微

---

① 祝小惠.《金匮要略》脉学的整理与研究［D］. 北京中医药大学，2002：11.

弦""夏微钩""长夏微软弱""秋微毛""冬微石"，《素问·玉机真脏论》论述为
"春弦""夏钩""秋浮""冬营"。但《内经》并未进一步说明"弦""钩""毛""石"
的脉象特点。《难经》在《内经》的基础上，结合四时物象与五行学说，对四时脉
"弦""钩""毛""石"的脉象特点进行了解析。《难经》第十五难说："春脉弦者，
肝东方木也，万物始生，未有枝叶，故其脉之来，濡弱而长，故曰弦。夏脉钩者，
心南方火也，万物之所盛，垂枝布叶，皆下曲如钩，故其脉之来疾去迟，故曰钩。
秋脉毛者，肺西方金也，万物之所终，草木华叶，皆秋而落，其枝独在，若毫毛也，
故其脉之来，轻虚以浮，故曰毛。冬脉石者，肾北方水也，万物之所藏也，盛冬之
时，水凝如石，故其脉之来，沉濡而滑，故曰石。"《难经》在解析四时脉脉象特点
上，运用了"取象"之法，取四时不同的物象来说明"弦""钩""毛""石"形成的
原理。如春季万物始生，未有枝叶；夏季万物所盛，垂枝曲叶；秋季万物所终，华
落枝立；冬季万物所藏，水凝为冰。故有"弦""钩""毛""石"四时之脉。《难经》
以四时物象说明四时脉象特点，便于学者掌握和理解。

　　《难经》还指出五脏脉的主病，将五脏脉与临床各科疾病结合起来。如《难经》
第十六难说："假令得肝脉，其外证：善洁，面青，善怒。其内证：齐左有动气，按
之牢若痛。其病：四肢满，闭癃，溲便难，转筋。有是者肝也，无是者非也。"这样
一来，便将脉象与病证结合起来，形成了脉证，为后世脉证的研究奠定了基础。

三、《伤寒杂病论》脉学

　　《伤寒杂病论》为东汉末年"医圣"张仲景所撰，分为《伤寒论》与《杂病论》
两个部分，其中《杂病论》传至后世即《金匮要略》。《伤寒杂病论》为中医四大经
典之一，系统总结了汉代及汉代以前的医学成就。《伤寒论》以六经辨证为纲，《金
匮要略》以脏腑辨证为纲，于方证条文之下出经典名方300余首，这些医方流传至
今，被视为"经方"，对后世影响极其深远，对日本、韩国、越南等国传统医学也颇
有影响。《伤寒杂病论》的成就是多方面的，包括理、法、方、药，在脉诊方面的成
就也具有重要的历史意义。

　　《伤寒杂病论》不仅倡导脉诊，各篇各条都将脉诊作为临证诊断及用药的依据与
规范，还专设脉诊专篇——《辨脉法》和《平脉法》，是西晋王叔和《脉经》之前的
脉学重要专论。自西晋《脉经》之后的历代脉学专书，言脉必定引用《内经》《难

经》《伤寒杂病论》中脉学专篇的内容，包括《内经》之《素问·脉要精微论》《素问·平人气象论》《素问·三部九候论》《素问·玉机真脏论》《素问·五脏别论》，《难经》第一难到第二十二难，《伤寒杂病论》之《辨脉法》《平脉法》，以上都是早期脉学专篇之代表。张仲景重视并且擅长以脉论述病机，如以脉定位、定性、定因、定势和定量等，并且运用趺阳脉和少阴脉分析病机[1]。《伤寒杂病论》以脉诊作为辨证的重要依据，确立了脉证合参、辨证施治的原则，并将脉象明确划分为阴和阳两大类，对于临证辨别疾病的性质和部位具有重要意义[2]。

《伤寒杂病论》主要脉学内容及脉学成就如下：

（一）脉诊为首

在具体临证方面，《伤寒杂病论》常将脉诊作为断病识证之依据，强调脉诊的重要性。如《伤寒论·辨脉法》云："问曰：病脉，欲知愈未愈者，何以别之？答曰：寸口、关上、尺中三处，大小、浮沉、迟数同等，虽有寒热不解者，此脉阴阳为和平，虽剧当愈。"又说："凡阴病见阳脉者生，阳病见阴脉者死。"又如《伤寒论》第50条说："假令尺中迟者，不可发汗。何以知然？以荣气不足，血少故也。"将脉诊作为判断疾病能否治愈、患者生死预后及指导治疗用药方向的标准。

张仲景指出临证必须重视脉诊，医者必须认真诊脉，在《伤寒杂病论·序》中批评了当时一些诊脉马虎大意的医者："观今之医，不念思求经旨，以演其所知，各承家技，终始顺旧。省疾问病，务在口给，相对斯须，便处汤药，按寸不及尺，握手不及足，人迎趺阳，三部不参，动数发息，不满五十，短期未知决诊，九候曾无仿佛，明堂阙庭，尽不见察，所谓窥管而已。夫欲视死别生，实为难矣！"可见脉诊在张仲景医学学术中的重要地位。《难经》第六十一难说："望而知之谓之神，闻而知之谓之圣，问而知之谓之工，切脉而知之谓之巧。"脉诊虽为中医四诊之一，却居于四诊之末。而在《伤寒杂病论》中，从序到篇题，再到条文，都明确强调脉诊，已然将脉诊作为四诊之首。

---

① 刘玉良，孙力华.《伤寒论》以脉象论病机思想探析 [J]. 中华中医药杂志，2020，35（3）：1224-1226.
② 邹易良. 李中梓脉学思想及其数据库建立 [D]. 北京中医药大学，2012：11.

（二）强调脉证

《伤寒杂病论》在诊断方面十分重视脉诊，从全书纲目即可看出，如《伤寒论》以"辨太阳病脉证并治""辨阳明病脉证并治""辨少阳病脉证并治""辨太阴病脉证并治""辨少阴病脉证并治""辨厥阴病脉证并治""辨痉湿暍脉证""辨霍乱病脉证并治""辨不可发汗病脉证并治""辨可发汗病脉证并治""辨发汗后病脉证并治""辨不可下病脉证并治""辨可下病脉证并治""辨发汗吐下后病脉证并治"等为篇题，《金匮要略》各篇亦如此，以"脏腑经络先后病脉证""痉湿暍病脉证治""疟病脉证并治""中风历节病脉证并治""血痹虚劳病脉证并治""肺痿肺痈咳嗽上气病脉证治""奔豚气病脉证治""胸痹心痛短气病脉证治""腹满寒疝宿食病脉证治""五脏风寒积聚病脉证并治""痰饮咳嗽病脉证并治""消渴小便不利淋病脉证并治""水气病脉证并治""黄疸病脉证并治""惊悸吐衄下血胸满瘀血病脉证治""呕吐哕下利病脉证治""疮痈肠痈浸淫病脉证并治""趺蹶手指臂肿转筋阴狐疝蛔虫病脉证治""妇人妊娠病脉证并治""妇人产后病脉证治""妇人杂病脉证并治"等为篇题。

从篇题来看，《伤寒杂病论》十分强调"脉证"，其中《伤寒论》说："观其脉证，知犯何逆，随证治之。"将脉诊与病证紧密结合起来，以脉测证，证中有脉，脉证合参。后世医籍，如北宋韩祗和《伤寒微旨论》、元代朱丹溪《脉因证治》、明代秦景明《症因脉治》、清初潘楫《医灯续焰》，均受到《伤寒杂病论》这种"脉证"思想的影响。

张仲景在平脉的基础上进行归纳总结，将脉与证相结合，并确定相应的治则治法，根据具体的治法施以相应的方药，形成了较为完整的六经辨证体系，至今仍对中医的临床治疗发挥极大的指导作用[①]。

（三）脉分阴阳

《内经》《难经》脉象皆分阴阳，用阴阳两纲划分诸多脉象，《难经》初步论述了"脉分阴阳"的标准。《伤寒杂病论》在"脉分阴阳"方面的论述较《内经》《难

---

① 王喜兵.伤寒论脉诊理论研究及其工程应用探析［D］.山东中医药大学，2017：27.

经》更为丰富、深透。《伤寒论·辨脉法》开篇即论脉之阴阳："问曰：脉有阴阳者，何谓也？答曰：凡脉大、浮、数、动、滑，此名阳也；脉沉、涩、弱、弦、微，此名阴也，凡阴病见阳脉者生，阳病见阴脉者死。"大、浮、数、动、滑等脉象属阳，沉、涩、弱、弦、微等脉象属阴，这样一来，便将各种脉象的阴阳属性区分开来，便于医者临证根据脉象准确区分阴证与阳证，指导遣方用药。如《伤寒论》第94条说："太阳病未解，脉阴阳俱停，必先振栗，汗出而解。但阳脉微者，先汗出而解，但阴脉微者，下之而解。若欲下之，宜调胃承气汤。"以阴脉、阳脉作为选用汗法还是下法治疗的依据。

（四）脉象

脉学发展到后世，形成了常用的二十八脉，包括浮脉、沉脉、迟脉、数脉、滑脉、涩脉、虚脉、实脉、长脉、短脉、洪脉、微脉、紧脉、缓脉、弦脉、芤脉、革脉、牢脉、濡脉、弱脉、散脉、细脉、伏脉、动脉、促脉、结脉、代脉、大脉。上述脉象有24种在《伤寒杂病论》中已论及，包括浮脉、沉脉、数脉、迟脉、弦脉、紧脉、滑脉、涩脉、大脉、洪脉、细脉、微脉、弱脉、虚脉、实脉、芤脉、革脉、缓脉、动脉、长脉、短脉、促脉、结脉、代脉，《伤寒杂病论》脉象是后世"二十八脉"形成的基础。

《伤寒杂病论》还对这些脉象的脉形进行了描述，如：

结脉：脉来缓，时一止复来者，名曰结。

促脉：脉来数，时一止复来者，名曰促脉。

动脉：阴阳相搏，名曰动。若数脉见于关上，上下无头尾，如豆大，厥厥动摇者，名曰动也。

缓脉：阳脉浮大而濡，阴脉浮大而濡，阴脉与阳脉同等者，名曰缓也。

弦脉：脉浮而紧者，名曰弦也。

紧脉：脉紧者，如转索无常也。

芤脉：脉弦而大，弦则为减，大则为芤。

革脉：减则为寒，芤则为虚。寒虚相搏，此名为革。

对脉象、脉形的描述，一定程度上确立了脉象的标准，《伤寒杂病论》为后世脉象的描述奠定了基础。

除以上常见脉象的描述外，《伤寒杂病论》也常借助自然界物象来描绘脉象的特点。如《伤寒论·辨脉法》说："脉蔼蔼如车盖者，名曰阳结也。脉累累如循长竿者，名曰阴结也。脉瞥瞥如羹上肥者，阳气微也。脉萦萦如蜘蛛丝者，阳气衰也。脉绵绵如泻漆之绝者，亡其血也。"将脉象比喻成车盖、循长竿、吹榆荚、羹上肥、蜘蛛丝、泻漆之绝等日常可见的自然中物象、生活中物象，形象生动，便于掌握。

《伤寒杂病论》不仅对脉象、脉形进行了描述，还总结了这些脉象所代表的病证。如《伤寒论·辨脉法》说："减则为寒，芤则为虚。"故芤脉为虚证。又说："寸口脉浮为在表，沉为在里，数为在腑，迟为在脏。"浮脉为表证，沉脉为里证，数脉代表病位在腑，迟脉代表病位在脏。又说："寸口脉浮而紧，浮则为风，紧则为寒。风则伤卫，寒则伤荣。"浮脉为风邪为患，紧脉为寒邪所感。太阳病因以风邪外感为主，所以脉象特点为脉浮。《伤寒论》第1条说："太阳之为病，脉浮，头项强痛而恶寒。"太阳伤寒证因风寒外感所致，故脉象特点为紧脉，如《伤寒论》第3条说："太阳病，或已发热，或未发热，必恶寒，体痛，呕逆，脉阴阳俱紧者，名曰伤寒。"提出太阳伤寒证的脉象特点为阴阳俱紧，医者临证若见紧脉便可考虑乃因寒邪所患。

《伤寒论》分太阳病、阳明病、少阳病、太阴病、少阴病、厥阴病六经病，在诊治时，首要是六经病不得判断错。因此，《伤寒论》六经病各有提纲证，作为判断六经病的标准。六经病提纲证中，太阳病、少阴病都明确把脉象作为重要判断标准之一，如太阳病提纲证"太阳之为病，脉浮，头项强痛而恶寒"的"脉浮"，少阴病提纲证"少阴之为病，脉微细，但欲寐也"的"脉微细"。

脉象还是用方的标准。如《伤寒论》桂枝汤乃用于太阳表虚证，因出现了营阴外泄，所以出现了营卫相对的表虚，故脉象为浮缓。若不见缓脉，而见紧脉，则应避免使用桂枝汤，如《伤寒论》第16条言："太阳病三日，已发汗，若吐，若下，若温针，仍不解者，此为坏病，桂枝不中与之也。观其脉证，知犯何逆，随证治之。桂枝本为解肌，若其人脉浮紧，发热汗不出者，不可与之也。常须识此，勿令误也。"明确指出若出现浮紧脉，同时发热汗不出，便不可与桂枝汤，并且提醒学者要记住桂枝汤此种禁忌证，不可误用桂枝汤。又如《伤寒论》第27条言："太阳病，发热恶寒，热多寒少。脉微弱者，此无阳也，不可发汗。"明确指出太阳病若诊得脉微弱，此为阳气亏虚，不可用汗法伤及阳气，也是以脉象作为用方的标准。《伤寒论》原文398条，其中涉及脉象的条文共148条，可见仲景对脉诊是十分重视的[①]。

---

① 李丹.《伤寒论》脉学的整理与研究［D］.辽宁中医药大学，2010：13.

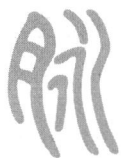

第四节
汉墓出土文献中的脉书

20世纪70年代以来，各地相继发现了一些汉墓，部分汉墓中出土了一批医书，如长沙马王堆汉墓医书、武威汉墓医书、江陵张家山汉墓医书、成都天回镇老官山汉墓医书等。其中，长沙马王堆汉墓医书、成都天回镇老官山汉墓医书涉及脉学的内容，从这些出土文献可以了解汉代及汉代以前中医脉学发展的概况。同时，这些出土文献的脉学内容多可以与《内经》《难经》相印证，稽考《内经》《难经》脉学之源流。

一、长沙马王堆汉墓脉书

长沙马王堆汉墓是20世纪70年代初在湖南长沙发现的，分3座墓，即一、二、三号墓，分别为西汉时期长沙国丞相轪侯利苍、其妻辛追及其儿子之墓。其中，三号墓出土了大量帛书及竹简、木简。出土的帛书共20余种，其中有医书10种；出土的竹简、木简共200支，全部是医书，共4种。长沙马王堆汉墓共出土医书14种，包括《五十二病方》《脉法》《阴阳脉死候》《却谷食气》《养生方》《杂疗方》《胎产书》《导引图》《天下至道谈》《十问》《合阴阳》《杂禁方》《足臂十一脉灸经》及《阴阳十一脉灸经》的甲本、乙本。这14部医书中的《脉法》和《阴阳脉死候》两部帛书与中医脉学有关。

帛书《脉法》全文仅300余字，主体内容讲灸法与砭法，其中强调了脉诊。《脉法》开篇即说："以脉法明教下，脉亦圣人之所贵也。"指出脉法自古便受到圣人的重视，强调了脉诊的重要意义。其后提到了脉诊的方法，经现代学者释读为："相脉之道，左手上去踝五寸而按之，右手直踝而探之。他脉盈，此独虚，则主病。他脉滑，此独涩，则主病。他脉静，此独动，则主病。"从本条可见，诊脉的部位与方法是医者对患者踝上五寸的动脉进行按压。《脉法》所述诊脉法后世罕有运用，而在《内经》中已有记载，《素问·三部九候论》说："以左手足上，上去踝五寸按之，庶右手足当踝而弹之，其应过五寸以上，蠕蠕然者不病；其应疾中手浑浑然者病；中手徐徐然者病；其应上不能至五寸，弹之不应者死。"近年来，成都天回镇老官山汉墓出土的天回医简也有这种脉法的记载。天回医简《脉书·下经》曰："相脉之过，左手上〔果〕（踝）五寸而案（按）之，右手直果（踝）而单（弹）之，应手如奎舂，死。不至如食间，死。它脉盈，此独虚，则主病。它脉滑，此独涩，则主病。它脉静，此独动，则主病。"①可见与马王堆汉墓帛书《脉法》同。《脉法》提到了6种脉象，包括盈、虚、滑、涩、静、动，其中盈与虚相对，滑与涩相对，静与动相对，分为3组，作为代表性脉象，这与《难经》第四难相似。《难经》第四难提到脉分阴阳，以浮、沉、长、短、滑、涩6种3组脉象作为代表。说明《脉法》已经有了"脉分阴阳"的思想。

马王堆汉墓帛书《阴阳脉死候》全书100余字，其中提及"脉死候"，说："凡三阴，地气也，死脉也。"

江陵张家山汉墓出土的《脉书》也提到了脉诊的内容，与长沙马王堆汉墓帛书《脉法》《阴阳脉死候》的内容相似。

二、成都老官山汉墓天回医简

2012—2013年，四川成都天回镇老官山发掘出了4座汉墓，时代为西汉时期。老官山汉墓出土了920支医简，现称"天回医简"。根据其内容，可将"天回医简"分为医书9种，其中《脉书·上经》《脉书·下经》《逆顺五色脉藏验精神》都记载了脉学的内容，远比长沙马王堆汉墓医书、江陵张家山汉墓医书丰富，几乎可与《内经》脉学及《难经》脉学比肩，且可以与《内经》《难经》《史记·扁鹊仓公列传》等文献的记载相印证。

天回医简《脉书》原文多冠以"敝昔曰"，研究者认为所谓"敝昔"，即"扁

---

① 天回医简整理组. 天回医简（下）[M]. 北京：文物出版社，2022：47.

鹊"。《史记·扁鹊仓公列传》说："至今天下言脉者，由扁鹊也。"由此可以印证，足以见扁鹊在脉学方面的影响力与学术地位。也说明天回医简脉诊法乃扁鹊医学一脉在后世的传承，与《难经》的脉诊法是一个学术体系，同属于扁鹊医学体系。

天回医简在脉学方面的内容主要包括以下几点：

第一，记载了诊脉的部位和方法。天回医简记载的诊脉法包括"寸口诊脉法"和"踝上诊脉法"。《脉书·上经》说："臂之大会（阴）为脉口。"①所谓脉口，即《内经》所言"气口"与《难经》所言"寸口"。此外，天回医简还指出诊寸口（脉口）的原理，认为与手太阴肺经有关，这与《难经》的论述一致，《难经》第一难说："寸口者，脉之大会，手太阴之脉动也。"除寸口诊脉法外，天回医简还有"踝上诊脉法"。《脉书·下经》记载："相脉之过，左手上［果］（踝）五寸而案（按）之，右手直果（踝）而单（弹）之，应手如奎舂，死。"②如前文所论，这种诊脉法见于长沙马王堆汉墓医书《脉法》、成都老官山汉墓天回医简《脉书》及《素问·三部九候论》，记载几乎一致，操作方法相同。

第二，记载了脉象。《脉书·下经》说："它脉盈，此独虚，则主病。它脉滑，此独涩，则主病。它脉静，此独动，则主病。"③其记载与长沙马王堆汉墓医书《脉法》相近，也提到了盈、虚、滑、涩、静、动6种脉象，也可以分为盈与虚、滑与涩、静与动3组，与《难经》"脉分阴阳"的思想一致。天回医简还记载了五脏脉象，与《内经》记载十分相近。《脉书·上经》说："脉句（钩）至者曰病出心。心，曰善悲，得之忧。毛至曰病出于肺，志曰喘（喘），上见血，下见器音，得之□□。弦至曰病出于肝，血赛不类，宜善畏，见好女则诱然□□。辟辟如单（弹）石者，病出于肾。至如鸟之豆、水之深，病出于脾，内闭五脏，骨月（肉）不相□。"④记载了钩、毛、弦、弹石、鸟豆等脉象。《素问·平人气象论》记载为"春微弦""夏微钩""长夏微软弱""秋微毛""冬微石"，《素问·玉机真脏论》记载为"春弦""夏钩""秋浮""冬营"，《难经》记载为"弦""钩""毛""石"。所谓"石"，即天回医简和《内经》《难经》所说的"辟辟如弹石"，为肾脉。

---

① 天回医简整理组.天回医简（下）［M］.北京：文物出版社，2022：6.

②③ 天回医简整理组.天回医简（下）［M］.北京：文物出版社，2022：47.

④ 天回医简整理组.天回医简（下）［M］.北京：文物出版社，2022：8.

第三，记载了各种死脉。天回医简《脉书·上经》说："知死生之期，谨精莞脉，毋与众□。"①说明西汉时期以脉象预测生死预后已经相当普遍。脉诊预测死候的方法，如《脉书·上经》说："敝（扁）昔（鹊）曰：人有九窍五臧（藏）十二节，皆朝于气。故曰：脉再至曰平，三至曰离经。再员（损）离畺，叁员（损）曰争，争者夺血。"②又如《脉书·下经》说："足少阴之脉，三动一止，则三日而死。七动一止，则七日而死。不得通与心烦俱，死。"③天回医简《逆顺五色脉藏验精神》说："相死之脉，手足之阴。"④

第四，记载了以呼吸定脉率快慢及其预后。天回医简《逆顺五色脉藏验精神》记载："人一息脉二动，曰平。人一息脉四动，四澶，四澶者夺血。人一息脉六动，曰重，重者死。人再息脉一动，曰离澶，离澶夺□。人四息脉一动曰无，无者死。人一息脉三动，曰三擅，三擅者夺精。人一息脉一动，曰少气。人三息脉一动，曰静，静者夺血。五息脉一动，曰绝，不至，死。人一息脉五动，曰暴，暴者夺精，死。"⑤相似的内容同样见于《内经》，《素问·平人气象论》曰："人一呼脉再动，一吸脉亦再动，呼吸定息脉五动，闰以太息，命曰平人。平人者不病也。常以不病调病人，医不病，故为病人平息以调之为法……人一呼脉一动，一吸脉一动，曰少气。人一呼脉三动，一吸脉三动而躁，尺热曰病温，尺不热脉滑曰病风，脉涩曰痹。人一呼脉四动以上曰死，脉绝不至曰死，乍疏乍数曰死。"皆以呼吸来定脉率快慢，以判断病情的轻重。

---

① 天回医简整理组. 天回医简（下）[M]. 北京：文物出版社，2022：14.

② 天回医简整理组. 天回医简（下）[M]. 北京：文物出版社，2022：5.

③ 天回医简整理组. 天回医简（下）[M]. 北京：文物出版社，2022：47.

④ 天回医简整理组. 天回医简（下）[M]. 北京：文物出版社，2022：56.

⑤ 天回医简整理组. 天回医简（下）[M]. 北京：文物出版社，2022：55-56.

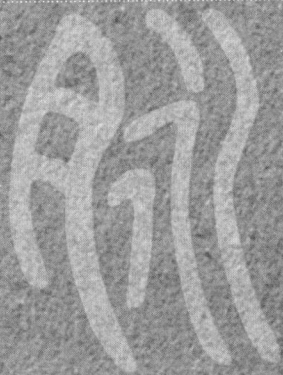

第二章

两晋南北朝
隋唐五代
脉学史

两晋南北朝隋唐五代时期，是中医脉学发展成熟的时期，以现存第一部脉学专著《脉经》的成书为标志。这一时期，史籍中关于脉学的记载十分丰富，不仅涉及脉学名家与脉学名著，不少脉学轶事还与当时的重大政治事件有关。李脩、马嗣明、姚僧垣、许智藏、王显、徐謇、徐文伯、褚澄、许胤宗、段深等乃这一时期的医学名家，《魏书》《宋书》《北齐书》《周书》《北史》《南史》《旧唐书》《新唐书》《旧五代史》等史籍记载了这些医家的轶事，其中有不少与脉诊有关的医案。由于脉学巨大的社会影响力，两晋南北朝隋唐五代时期兴起的文学体裁"笔记小说"也对中医脉学多有记录敷扬。如南朝刘宋时期的《世说新语》记载了僧医于法开诊脉、殷浩诊脉两则轶事；唐代传奇小说集《续玄怪录》记载有梁革诊脉之事；唐代段成式《酉阳杂俎》卷七"医"一门论及中医脉诊者有两则。正史与笔记小说中对中医脉诊的记载，内容包括预判生死、诊脉辨孕、诊脉处方、考脉等诸多方面，对中国古代社会文化逐渐产生了较深的影响。两晋南北朝隋唐五代时期，脉学著作大量涌现，《隋书·经籍志》载有脉学著作10余种，流传至今且有较大影响力的脉学名著包括《脉经》《王叔和脉诀》《备急千金要方·脉法》《千金翼方·色脉》《玄感脉经》《广成先生玉函经》等。其中，《脉经》是我国现存最早的脉学经典专著，具有划时代的意义；《王叔和脉诀》虽被认为是伪作，且错谬甚多，但客观上促进了中医脉学的普及和中医脉学理论的发展。

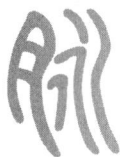

第一节
史籍中的脉学记载

史籍中关于两晋南北朝隋唐五代时期脉学的记载十分丰富，多见于这一时期的名医列传，不少记载还涉及政治，甚至对历史走向有所影响。《魏书》《宋书》《北齐书》《周书》《北史》《南史》《旧唐书》《新唐书》《旧五代史》等史籍均对这一时期有代表性的脉诊事件进行了较为详细的记载。

一、预判生死

经过先秦两汉时期的学术积累，脉学已发展到较为成熟的地步，不仅涌现出不少如《脉经》等脉学著作，也涌现出一批精擅脉学的医家。脉诊依然是中医断病识证、判断疾病预后的常用方法，在望、闻、问、切四诊中，脉诊的地位不再居于四诊之末，很多时候成为了确诊病情的依据。《魏书》《北齐书》《周书》《北史》记载了不少以脉诊预测患者生死的案例。

《魏书》中有南北朝北魏医家李修的传记。李修医术得自家传，从小随其父亲李亮学医，后到北魏朝任中散令、前军将军，领太医令，曾为魏孝文帝、文明太后及朝中大臣治病。《魏书·列传第七十九》记载："先是咸阳公高允虽年且百岁，而气力尚康，高祖、文明太后时令修诊视之。一旦奏言，允脉竭气微，大命无远。未几果亡。"高允为北魏时期宰相，此时已年近百岁，但身体依然十分健朗，北魏高祖孝文帝与文明太后让李修为高允诊脉，李修诊脉后说高允脉气已经呈现衰竭微弱之象，大限之期已经不远，果然高允不久后便去世了。《魏书》收录此案，一方面可见李修脉诊水平之高超，可预知生死；另一方面从脉理的角度记载了高允高龄去世时的情况。

如果说李脩诊脉预测高允生死是因高允年老体虚，尚不足为奇，那么《北齐书》《北史》记载的医家马嗣明通过脉诊提前1年预料患者生死，才是令人拍案惊奇。马嗣明为河内（今河南沁阳）人，年少时便精通医术，熟读《针灸甲乙经》《黄帝内经素问》《黄帝明堂经》《本草》（原书只列《本草》书名，因不确定是何本草书，故仍按原文）等医学典籍，博通经方，为人诊脉，提前1年便可预测患者生死。《北齐书·列传第四十一》记载："邢邵子大宝患伤寒，嗣明为之诊，候脉，退告杨愔云：'邢公子伤寒不治自差，然脉候不出一年便死，觉之晚，不可治。'杨、邢并侍宴内殿，显祖云：'子才儿，我欲乞其随近一郡。'杨以此子年少，未合剖符。宴罢，奏云：'马嗣明称大宝脉恶，一年内恐死，若其出郡，医药难求。'遂寝。大宝未期而卒。"

《北史·列传第七十八》中也有马嗣明的传记，对此事迹的记载与《北齐书》基本相同："邢邵唯一子大宝，甚聪慧，年十七八，患伤寒。嗣明为其诊脉，退告杨愔云：'邢公子伤寒不疗自差，然脉候不出一年便死。觉之少晚，不可复疗。'数日后，杨、邢并侍宴内殿。文宣云：'邢子才儿大不恶，我欲乞其随近一郡。'杨以年少，未合剖符。宴罢，奏云：'马嗣明称大宝脉恶，一年内恐死，若其出郡，医药难求。'遂寝。大宝未期而卒。"邢邵为北齐官员，其子大宝才十七八岁，忽感伤寒，马嗣明为之诊脉，认为患者目前所患伤寒可不治而愈，但其脉候不佳，不出1年便会死亡，并将诊断结果悄悄告诉了另一名官员杨愔。北齐显祖文宣帝高洋本欲赐予大宝一郡为官，却遭到杨愔反对，杨愔私下告诉文宣帝马嗣明曾为大宝诊脉，大宝脉象不佳，1年内可能病死。后来大宝果如马嗣明所言，不到1年便去世了。马嗣明诊脉不仅能预知患者生死，而且能提前1年，确实令人称奇。

除马嗣明外，前文所述之华佗，亦能提前数年预知患者生死，而能提前预知生死时间最长者，莫过于汉末医圣张仲景。西晋医家皇甫谧在《针灸甲乙经·序》中记载了张仲景预知王粲生死之轶事："仲景见侍中王仲宣，时年二十余，谓曰：'君有病，四十当眉落，眉落半年而死。'令服五石汤可免。仲宣嫌其言忤，受汤勿服。居三日，见仲宣，谓曰：'服汤否？'仲宣曰：'已服。'仲景曰：'色候固非服汤之诊，君何轻命也！'仲宣犹不信。后二十年，果眉落，后一百八十七日而死，终如其言。"张仲景预知王粲20年后当病困，嘱王粲服五石汤，然而王粲不以为然，20年后果如张仲景预言情形病死。宋代《太平御览》亦收载此事。从原文来看，张仲景为王粲诊病当采取的是望诊，因后文张仲景言从"色候"上看王粲未服五石汤。提前20年通过望诊预知生死，较马嗣明提前1年通过脉诊预知生死，似乎更富有传奇色彩。

《周书》记载了名医姚僧垣脉诊预知北周高祖武帝宇文邕驾崩一事。《周书·列传第三十九》载："是岁（公元578年），高祖行幸云阳，遂寝疾。乃诏僧垣赴行在所。内史柳升私问曰：'至尊贬膳日久，脉候何如？'对曰：'天子上应天心，或当非愚所及。若凡庶如此，万无一全。'寻而帝崩。"公元578年，北周武帝宇文邕亲征突厥，出巡云阳宫，忽染疾病，诏姚僧垣诊治，内史柳升私下询问姚僧垣，说宇文邕不思饮食已经很长时间了，不知脉诊情况如何。姚僧垣不敢明言，只说宇文邕为天子，身负天命，病情预后不是自己能判断的，但说如果普通人见如此脉候，万无一全。姚僧垣委婉地言明宇文邕脉诊的结果为死脉，其后不久宇文邕即驾崩，死时仅36岁。此则为历史少有的脉诊预测帝王生死的史实，从中亦可见宫廷御医的危险处境。宫廷御医不仅医术水平要高，语言、行为、处事都须处处小心，以免招致祸端。姚僧垣虽然通过脉诊预知北周武帝将病死，私下亦不敢明说，只能委婉告知。

《周书》还记载了姚僧垣为金州刺史伊娄穆诊治之事，不仅脉诊颇为精准，治疗效果也令人叹为观止。《周书·列传第三十九》载："金州刺史伊娄穆以疾还京，请僧垣省疾。乃云：'自腰至脐，似有三缚，两脚缓纵，不复自持。'僧垣为诊脉，处汤三剂。穆初服一剂，上缚即解；次服一剂，中缚复解；又服一剂，三缚悉除。而两脚疼痹，犹自挛弱。更为合散一剂，稍得屈申。僧垣曰：'终待霜降，此患当愈。'及至九月，遂能起行。"伊娄穆所患疾病症状奇特，自觉从腰部到肚脐有3道如绳索捆缚，双足痹痛挛弱无力。姚僧垣为其诊脉处方，患者连服3剂，自觉3道如绳索捆缚处次第"解开"，再服散剂，双足病情亦好转。姚僧垣预测患者霜降后疾病当痊愈，后来果然如此。姚僧垣脉诊预知患者痊愈之期固然神奇，而最神奇之处是患者服药后的感受，自觉3道如绳子捆缚之处竟然可以每服1剂药便"解开"1道。不过神奇的治疗效果是建立在脉诊的基础之上的，文中明言姚僧垣乃诊脉后处方。

《北史》记载，隋代名医许智藏亦能通过脉诊预知患者生死，其过程亦富传奇色彩，与《左传》记载的医缓为晋景公诊膏肓之病的史实极为相似。《北史·列传第七十八》记载："智藏少以医术自达，仕陈，为散骑常侍。陈灭，隋文帝以为员外散骑侍郎，使诣扬州。会秦王俊有疾，上驰召之。俊夜梦其亡妃崔氏泣曰：'本来相迎，如闻许智藏将至。其人若到，当必相苦，为之奈何？'明夜，俊又梦崔氏曰：'妾得计矣，当入灵府中以避之。'及智藏至，为俊诊脉曰：'疾已入心，即当发病，不可救也。'果如言，俊数日而薨。上奇其妙，赍物百段。"隋文帝第三子秦王杨俊患病，隋文帝召当时名医许智藏为其诊病，在许智藏赶到之前，秦王杨俊夜晚梦到其死去的妃子崔氏。梦中的亡妃崔氏哭泣说本来是前来迎接杨俊的，但是听说名医许智藏将来医治，必定会对她不利，不知道该怎么办。到了第二天晚上，杨俊再次梦见死去的妃子崔氏，这次梦中崔氏说她已经想到了办法，就算许智藏前来，她藏入"灵府"中便可躲避。所谓"灵府"，即指心脏。后来许智藏赶到，为杨俊诊脉后说病情深重，已经传入心，即当发病，已经无法医治了。后来果然如许智藏所言，杨俊数日后即病死。《北史》对杨俊病死的这段记载颇富传奇色彩，杨俊夜梦亡人来迎，从古代占梦来说十分不祥，更为奇特的是梦中亡人还说要躲到"灵府"之中，后来许智藏诊病，果然病已入心，刚好印证了杨俊不祥之梦，故令时人惊叹，隋文帝也觉得十分神妙，所以厚赏许智藏许多财物。

如前文所述，在此之前，早在《左传》中，便有十分相似的记载，即著名的"病入膏肓"故事。《左传·成公十年》记载，晋景公身患重病，向秦国求助，秦国派遣医缓前来诊治，医缓还未到达晋国的时候，晋景公梦到两个小人相互交谈，一个小人说良医缓要前来了，恐怕会伤害到他们，询问怎样逃跑躲避，另一个小人说可躲避肓之上、膏之下，即使良医也拿他们无可奈何。后来医缓到达晋国，诊治后说疾病已经无法医治，因为病情深重，已经病入膏肓，用药无效。医缓的诊断结果也刚好印证了晋景公的梦境，所以晋景公感叹地说医缓真是一位良医。

《北史》关于许智藏为杨俊诊病的记载与《左传》"病入膏肓"的故事何其相似。这些记载或为真实记载，但其中不祥梦境的准确预兆，以及梦境与名医的脉诊诊断刚好吻合，确实令人感到匪夷所思，这样的记载不仅会神化梦兆预测，也会神化医者的脉诊。所以古人相信神医的脉诊也必定十分神奇，在史籍、文学作品中都出现了大量对名医神奇脉诊的记载，用来说明名医的不凡之处。

二、诊脉辨孕

此时期的史籍中还出现了宫廷御医诊脉辨孕的记载。古代对于是否怀孕的诊断，除根据月经、身形、面色等依据外，用得最多的是脉诊。诊脉辨孕，一是常人看来较为神奇，二是常以之判断一个医生脉诊水平的高低，所以多为世人津津乐道，史籍中也常有记载。

王显为北魏医学名家，其父为王安道。王安道年轻时与前文所述名医李脩之父李亮同师学医，王安道医术不如同学李亮，但其子王显随父学医后却将家学发扬光大。王显曾与当时名医徐謇一同为北魏文昭皇太后高照容诊脉，脉诊水平高于徐謇。《魏书·列传第七十九》载："初文昭皇太后之怀世宗也，梦为日所逐，化而为龙而绕后，后寤而惊悸，遂成心疾。文明太后敕召徐謇及显等为后诊脉，謇云是微风入脏，宜进汤加针。显云：'案三部脉非有心疾，将是怀孕生男之象。'果如显言。"《北史·列传第七十八》也记载了这段史实："初文昭太后之怀宣武，梦为日所逐，化而为龙而绕后，后寤而惊悸，遂成心疾。文明太后敕徐謇及显等为后诊脉，謇云是微风入脏，宜进汤加针。显言案三部脉，非有心疾，将是怀孕生男之象。果如显言。"文昭太后高照容夜梦被太阳追逐，并且太阳化为龙缠绕身后，文昭太后从梦中惊醒后便感心中惊悸，遂召徐謇、王显等人为其诊脉。徐謇诊脉后认为文昭太后病情为"微风入脏"，应当施针药进行治疗。徐謇所谓"微风"，乃外受风邪，但病情不重，此所谓"脏"当指心脏。而王显诊脉后，提出了与名医徐謇不同的看法，认为文昭太后是孕脉，而且是怀男胎的脉象。结果正如王显所言，文昭太后产下男婴，即后来的北魏世宗宣武帝元恪。这段记载一是有神奇的梦兆，文昭太后梦被太阳追逐、龙绕身后，按古人迷信的说法，均为孕产贵子的征兆，且其后梦兆还得以应验；二是王显可诊脉辨孕，不仅能诊出文昭太后怀孕，还能诊出胎儿的性别，展现了其高超的脉诊技艺。

《南史》则有徐文伯验孕与针刺堕胎的记载，这一故事为后人所熟知。《南史·列传第二十二》载："宋后废帝出乐游苑门，逢一妇人有娠，帝亦善诊，诊之曰：'此腹是女也。'问文伯，曰：'腹有两子，一男一女，男左边，青黑，形小于女。'帝性急，便欲使剖。文伯恻然曰：'若刀斧恐其变异，请针之立落。'便泻足太阴、补手阳明，胎便应针而落。两儿相续出，如其言。"宋后废帝即南朝刘宋第八位皇帝刘昱，刘昱荒淫无道、性格怪癖，一次与南北朝著名医学世家徐氏名医徐文伯出乐游苑门，恰好遇到一孕妇，于是以诊断孕妇腹中胎儿性别与徐文伯打赌。刘昱亦通医，诊后断言孕妇腹中为女胎，但徐文伯诊后认为是双胞胎，一男一女，男胎在左边，色青黑，比女胎小。刘昱生性残暴，当即欲让人用刀斧剖开孕妇腹部验明胎儿性别。刀斧之下，孕妇必死无疑，徐文伯心生不忍，于是劝阻刘昱说可用针刺的方法让孕妇堕胎验证。刘昱听说可以针刺堕胎，心生好奇，于是同意用针刺之法。徐文伯运针为孕妇泻足太阴脾经穴位、补手阳明胃经穴位，孕妇果然流产，所出胎儿一男一女，正如徐文伯所言。胎儿流出后是否保全，史籍上未有明言，但徐文伯本医者仁爱怜悯之心，从暴君刘昱手下救下孕妇一命。

徐文伯判断胎儿性别的神奇诊断医术，以及精准的针刺堕胎技术，让这一历史故事为人们所熟知。但刘昱与徐文伯判断胎儿性别的具体方法在《南史》中并未言明，而在唐代甘伯宗编撰的《名医传》（又名《名医录》《名医大传》）中有明确记载。《名医传》在宋以后亡佚，部分内容散见于《太平御览》《历代名医蒙求》诸书中，《名医传》所载徐文伯验孕与针刺堕胎的故事还被后世《妇人大全良方》《女科经纶》等中医妇科著作转录。如《太平御览》引录此轶事说："宋后废帝出乐游苑门，逢一妇人有娠，帝亦善诊脉，为诊之……"宋后废帝刘昱虽为年轻的帝王，却善诊脉，可见刘昱辨孕采用的方法是脉诊，既然刘昱与徐文伯打赌，那么徐文伯也应该使用了诊脉辨孕的方法。这段记载可谓十分残忍，但反映了两晋南北朝隋唐五代时期中医脉诊的发展及普及水平。

历史上的诊脉辨孕不仅成为了坊间民众的谈资，使脉诊蒙上了一层更为神秘的面纱，也为后世文学作品演绎传奇故事提供了素材。

三、诊脉处方

脉诊不仅可以辨生死、验胎孕，更多的是可以指导临床治疗。中医脉诊辨病、辨孕、判断预后是一方面，其最根本的目的是辨证论治，指导处方用药，治愈患者的疾病。中医脉诊历来强调脉证，脉与证合、以脉辨证、确立治法、处判方药，治愈疾病是医学最为核心的内容。面对疾病，该使用何种治法，该处以何方何药，脉诊是最重要的依据之一，史籍中多有这方面的记载。《周书》与《北史》，《旧唐书》与《新唐书》，以及《旧五代史》，有数则十分有名的以脉诊指导用药的医案记载。

《周书》与《北史》记载的是名医姚僧垣为梁元帝诊脉辨证用药之事。《周书·列传第三十九》载："梁元帝尝有心腹疾，乃召诸医议治疗之方。咸谓至尊至贵，不可轻脱，宜用平药，可渐宣通。僧垣曰：'脉洪而实，此有宿食。非用大黄，必无差理。'梁元帝从之，进汤讫，果下宿食，因而疾愈。梁元帝大喜。"《北史·列传第七十八》也记载了此事，只是相对简略，云："梁元帝尝有心腹病，诸医皆请用平药。僧垣曰：'脉洪实，宜用大黄。'元帝从之。进汤讫，果下宿食，因而疾愈。"大黄属于攻下药，其性苦寒，有泻下攻积、清热泻火等功效，因其泻下，偏性较大，所以体虚之人误用容易伤及正气。地位尊崇者多好补，不容易接受攻下之法。梁元帝患心腹疼痛之病，本应以大黄攻里通下，但诸医囿于梁元帝之尊贵身份，都惧怕用攻下之法，皆主张用性味平和之药。唯独姚僧垣诊脉后，发现梁元帝为"洪实脉"，脉洪实乃实证、热证，治疗应当实则泻之、热者寒之，当用大黄清热攻下，所以姚僧垣主张用大黄，即使大黄偏性大，当用则用。梁元帝听从了姚僧垣的建议，服用大黄类汤药，果然泻下宿食后痊愈。

《后汉书》记载，东汉名医郭玉说给身份地位尊贵的患者看病有四难——"自用意而不任臣，一难也；将身不谨，二难也；骨节不强，不能使药，三难也；好逸恶劳，四难也"。身份地位尊贵的患者，一是大多对医生缺乏信任，二是因平素好逸恶劳，骨节不强，体虚不耐攻伐。因此，很多宫廷医生为地位尊贵之人看病，多有掣肘之虞，畏惧患者的权势，顾虑重重，多不求有功、但求无过，用药喜欢平和，不敢使用偏性较大的药物，因而常常贻误病情。而姚僧垣以脉为凭据，力谏梁元帝服用大黄，梁元帝一服见效。后世中医有"有是病，用是药"的经验之谈，其意在提醒医者要相信辨证，如果有确切的诊断依据需要用某药，即使该药偏性大，即使患者有身份地位尊贵等特殊原因，也应该当用则用。

褚澄为南朝宋齐时期名医，《南史·列传第十八》中记载了褚澄为李道念诊病之事。南齐建元年间，褚澄为吴郡太守时，一日见到李道念，通过望诊判断李道念身染重病。李道念说自己确实患"冷疾"已经5年，多方求医治疗皆不愈。褚澄进一步为李道念诊脉，诊后指出李道念之病不是冷病，也不是热病，而是食用"白瀹鸡子"过多所致，于是用苏一升煮汤，让李道念服用。李道念"始一服，乃吐出一物，如升，涎裹之动，开看是鸡雏，羽翅爪距具足，能行走"。褚澄让其服完剩下的药汤，李道念又吐13头如鸡形状的胃内容物，吐出之物如鸡雏，还能行走，疾病由此痊愈。《南史》这段记载与前文所述的华佗为广陵太守陈登诊治一事颇为类似，虽然部分记载让人怀疑其真实性，但由此可以看出这一时期脉诊的发展状况。相较于望诊，脉诊更加准确。褚澄虽然已经通过望诊判断出李道念身患重病，但具体为何病，病因为何，应该施何治疗，还需要通过脉诊进一步判断，故褚澄先行望诊，再继以脉诊。

华佗诊治陈登、褚澄诊治李道念，所诊治的疾病应该皆为寄生虫病，《旧唐书》也有类似记载，为名医甄权之弟甄立言为尼姑明律诊治之事。《旧唐书·列传第一百四十一》载："时有尼明律，年六十余，患心腹鼓胀，身体羸瘦，已经二年。立言诊脉曰：'其腹内有虫，当是误食发为之耳。'因令服雄黄，须臾吐一蛇，如人手小指，唯无眼，烧之，犹有发气，其疾乃愈。"甄立言以脉诊法诊出患者腹中有虫，用雄黄为患者驱虫，患者吐出如蛇般寄生虫1条而愈。

《旧唐书》和《新唐书》记载了南朝至隋唐时期著名医家许胤宗为南朝陈国柳太后诊脉治疗中风的事迹，这一史实对后世影响颇深远，《本草纲目》等历代本草学著作对此多有引述。《旧唐书·列传第一百四十一》载："许胤宗，常州义兴人也。初事陈，为新蔡王外兵参军。时柳太后病风不言，名医治皆不愈，脉益沉而噤。胤宗曰：'口不可下药，宜以汤气熏之。令药入腠理，周理即差。'乃造黄蓍防风汤数十斛，置于床下，气如烟雾，其夜便得语。由是超拜义兴太守。陈亡入隋，历尚药奉御。武德初，累授散骑侍郎。"《新唐书·列传第一百二十九》也有记载："王太后病风不能言，脉沉难对，医家告术穷。胤宗曰：'饵液不可进。'即以黄蓍、防风煮汤数十斛，置床下，气如雾，熏薄之，是夕语。擢义兴太守。"

从史籍记载来看，陈国柳太后所患应为中风，症状为口噤不能言语，他医治疗不愈。许胤宗为柳太后诊脉，发现其脉沉，《新唐书》说"脉沉难对"，即脉沉且重按无力，脉沉而无力多为气虚，如《濒湖脉学》说："无力而沉虚与气"。柳太后病情当为正气不足，不任外邪，风邪外袭而致病风，治疗当标本兼治，益气祛风。因此，许胤宗考虑选用补气药黄芪与祛风药防风配伍。但因柳太后口噤难开，服药困难，故采用外治熏蒸法，用黄芪、防风数十斛煮汤，放在柳太后床下进行熏蒸，柳太后当夜即能言语，病情好转。

对于这段记载，后世学者多将关注点集中在外治熏蒸法及黄芪功效方面，熏蒸法能治疗柳太后中风如此危重症，自然值得后世学者师法；黄芪在后世也成为治疗中风的主要药物之一，如清代名医王清任《医林改错》中的补阳还五汤，用黄芪四两、桃仁一钱、红花一钱、川芎一钱、赤芍一钱半、当归尾二钱、地龙一钱，重用黄芪，一味黄芪的用量远远超过其他六味药剂量的总和。时至今日，补阳还五汤依然是临床上治疗中风后出现"半身不遂、口眼㖞斜、语言謇涩、口角流涎"病症的常用方剂。只是后世学者大多没有注意到许胤宗医治柳太后时，脉诊在其中发挥的关键作用。许胤宗之所以选用黄芪，是因为切脉发现"脉沉难对"，这一脉象才是处方用药的根本指征，由此可见脉诊在中医辨证用药中的重要意义。

以上几则医案记载是以脉诊确定使用大黄、紫苏、雄黄、黄芪、防风等药物的依据，这一时期的史籍里，还有以脉诊确定不能用何种药物的记载。《旧五代史·列传十四》载段深劝后梁太祖朱温勿服石药："段深，不知何许人。开平中，以善医待诏于翰林。时太祖抱疾久之，其溲甚浊，僧晓微侍药有征，赐紫衣师号，锡赉甚厚。顷之疾发，晓微剥服色，去师号。因召深问曰：'疾愈复作，草药不足恃也，我左右粒石而效者众矣，服之如何？'深对曰：'臣尝奉诏诊切，陛下积忧勤，失调护，脉代芤而心益虚。臣以为宜先治心，心和平而溲变清，当进饮剂，而不当粒石也。臣谨案，《太仓公传》曰：中热不溲者不可服石，石性精悍，有大毒。凡饵毒药如甲兵，不得已而用之，非有危殆，不可服也。'太祖善之，令进饮剂，疾稍愈，乃以币帛赐之。"

朱温患病，小便浑浊，先请僧晓微医治，治疗后好转，但不久复发。因久治不愈，朱温打算服"石药"。所谓"石药"，即前文论及的《史记·扁鹊仓公列传》中仓公反对侍医遂服用、而《针灸甲乙经·序》中张仲景建议王粲服用的五石散一类的医方，这类医方多由钟乳石、硫黄、紫石英、白石英、赤石脂等矿石类药组成，多用于壮阳温肾，药性燥热酷烈，若使用不当，则容易引起中毒。是否服用石药，朱温犹豫不决，于是召段深来诊，段深诊脉后，以《史记》中仓公反对侍医遂服用五石散的记载劝说朱温勿服石药，并且用脉诊情况加以说明。段深说朱温的脉象是代脉兼芤脉，此乃心气虚之证，只需治心即可，心气平和，小便浑浊则会缓解。所诊代脉，乃脉律失常的一种脉象，《素问·脉要精微论》说："代则气衰"。所诊芤脉是浮大中空而软的脉象，主气虚。因此，段深依据脉象判断朱温为心气不足之证。而中医认为小肠主分清泌浊，小肠失司，不得分清，则见小便浑浊，而心与小肠相表里，故可从心论治，因此，段深反对用石药温肾，主张从心治疗，后来果然奏效。

综上，两晋南北朝隋唐五代时期，史籍对中医通过脉诊处判方药的记载较为丰富，说明脉诊服务于治疗、决定治疗方案这一根本目的已为当时社会普遍认知。脉诊既可以辨病，亦可以辨证，但长期以来，不少学者着眼于诊脉辨病，辨病成功固然可以炫技，但仅仅辨出病名症状，不能落实到治疗上，也达不到诊脉治病的根本目的。诊脉辨证着眼于诊出患者的病因病机，这样便可直接确立治法，从而选方用药，落实到治疗方面，最终治愈患者，契合医疗的根本目的。对于患者来说，医者切脉即知道病情症状固然令人惊异，但治疗有效无效，才是患者需要的最终结果。早期史料中还多记载医者通过诊脉判断症状、生死、胎孕，以赞扬医者医术之高超，宋以后史料将这方面的记载逐渐淡化，转以记载医者诊脉辨证用药之实效，甚至出现一些对医者诊脉辨病、辨孕、辨生死失误的讽刺记载，这是后世逐渐认识到医疗的根本目的在于疗效。两晋南北朝隋唐五代是脉学史上一个承前启后的历史时期，对医者诊脉辨病与诊脉辨证都有丰富的记载，反映了脉学学术史上辨病与辨证两种思潮的逐渐形成。

四、考脉

自东汉汉和帝考郭玉隔帷诊脉之事后，脉诊成了检验医者临床水平高低的标准之一。此后，历史上的"考脉"故事屡见不鲜。两晋南北朝隋唐五代时期的史料中也有"考脉"之记载，《魏书》《北史》便记载了北魏献文帝令徐謇隔帐诊脉之事。

徐謇乃南北朝时著名医家，出身于南北朝著名医学世家、官宦世家徐家，徐家自徐熙7代出了12位名医，号称"七世名医"，声名显赫，是中国医学史上著名的医学世家。徐熙为东晋至南朝刘宋时人，祖籍山东东莞（今山东沂水），后入南朝，寄籍江苏丹阳，他精研《扁鹊镜经》，其医名"名震海内"。徐熙生子徐秋夫，徐秋夫擅长针灸。徐秋夫有两子，一为徐道度，一为徐叔响，皆为当时名医，并官职显赫。徐道度之子为徐文伯，徐叔响之子为徐嗣伯、徐成伯，徐成伯即徐謇（字成伯），徐文伯、徐嗣伯、徐成伯（徐謇）皆为当时名医，史籍中有传。五代至七代有徐雄、徐践、徐之才、徐之范、徐敏斋等医学名家，其中徐之才名声颇著，其"逐月养胎法"对后世中医妇科有深远的影响。

徐謇年轻时本在南朝，后犯事北逃至山东青州，恰好遇到北魏名将慕容白曜平定东阳（今山东青州），因而被俘获。慕容白曜将徐謇押送至京城，北魏献文帝早闻徐氏家族名医辈出，因此欲考验徐謇医术，采取的考验方法与东汉汉和帝考郭玉脉诊一般。《北史·列传第七十八》载："献文欲验其能，置病人于幕中，使謇隔而脉之，深得病形，兼知色候，遂被宠遇。为中散，稍迁内行长。"献文帝也是让患者隐藏在帷幕之中，让徐謇隔着帷幕诊脉。徐謇通过了这一场考脉，准确地说出了患者的病情，所以受到了献文帝的重用。由此可见，至东汉汉和帝到两晋南北朝隋唐五代时期，诊脉是否准确似乎已经成了检验一位医者医术水平高低的标准。

徐謇虽然脉诊水平高超，但也有失误的时候，如前文所述，文昭太后怀孕，徐謇便诊脉失误，误诊为"微风入脏"，而另一位名医王显则通过脉诊准确诊出文昭太后有孕。徐謇虽然诊脉失误，未诊出孕脉，但《北史·列传第七十八》说徐謇"合和药剂，攻疗之验，精妙于脩（见前文所述名医"李脩"）"，说明徐謇的临床治疗效果是肯定的，所以仍然一直受到北魏的重用。

比徐謇稍早，前秦时期的另一位宫廷御医程延也曾被前秦第二任帝王苻生考脉，本来准确说出了病因，下场却极为凄惨。《魏书·列传第八十三》记载："生尝夜食枣过多，至旦病，使太医程延诊脉，延曰：'陛下食枣多，无他疾也。'生曰：'嘻，汝非圣人，焉知吾食枣？'乃杀之。"苻生是历史上有名的暴君，生性多疑，一次食枣过多，清晨感到身体不适，便让太医程延为他诊脉，程延诊脉后准确指出了病因，说苻生身体不适是因食枣过多所致。医者诊脉能说出食积等病因不足为奇，程延却能准确说出由何种食物引发，这让暴君苻生心生疑窦。苻生说程延你又不是圣人，怎么会知道我吃过枣。其话中的意味是怀疑程延暗中窥视他，或者怀疑有人为程延通风报信。牛性残暴多疑的苻生震怒下杀了太医程延。程延是真的凭借脉诊诊断出苻生食枣，还是确实像苻生怀疑的那样，是私下打听过才知道，已不得而知。

五、脉理幽微

脉诊是医者通过按压患者脉动，通过脉搏跳动的快慢、强弱、深浅及脉搏形象来了解患者身体状况的诊断方法，对医者的诊断水平要求较高。在《难经》中，脉诊虽然居于四诊之末，但对其的具体讨论却居于全书之首。在《伤寒杂病论》中，脉诊是全书最为重视的诊断方法。这说明在具体临床实践中，脉诊因可操作性强，且能精准了解病因病机，常作为临床辨证论治的诊断依据。所以，自汉代以来，到两晋南北朝隋唐五代时期，脉书与方书等医书并列，成为医书中的一大门类，涌现出不少脉学著作。但脉诊掌握难度较大，医者要学好脉诊，一是要有医学传承、前人指点，两晋南北朝隋唐五代时期史籍中记载的脉学名家，大多出身于医学世家，有数代人的脉诊经验积累；二是要博览并深入精研历代脉学著作，而脉学著作对脉象的描述大多采取抽象的"取象"描述，没有医学传承和大量脉诊实践，很难掌握这些内容，甚至脉学著作中这些抽象性描述只能靠灵机悟性、心领神会。因此，医者要通晓脉诊十分不易。

《宋书·列传第四十二》记载南朝刘宋时期周朗上书宋孝武帝，文中说"针药之术，世寡复修，诊脉之伎，人鲜能达。民因是益征于鬼，遂弃于医，重令耗惑不反，死夭复半。今太医宜男女习教，在所应遣吏受业。如此，故当愈于媚神之愚，征正腠理之敝矣。"脉诊在当时虽然普及，但能通达脉诊的人很少，由于精通针药、脉诊的医生很少，治疗效果不佳，所以老百姓宁愿迷信巫术，而放弃求医。周朗建议太医们应加强医学教育力度，其中便包括脉诊的教习，提高医学临床水平，这样一来，医学兴盛，老百姓迷信巫术的问题也就迎刃而解了。从《宋书》周朗上书来看，在当时人的心目中，脉学是医学中最重要也最难学的内容之一，与针、药等治疗之术并列，最能反映一名医者医术水平的高低。

《旧唐书》《新唐书》"许胤宗传"中，许胤宗也谈到了脉诊之难。许胤宗为南朝至隋唐时期著名医家，前文提到许胤宗依据脉诊用黄芪、防风煮汤熏蒸之法为南朝陈国柳太后治疗风疾，由此可见其脉诊水平之不凡，但就是这样一位精通脉诊的名医，也坦言脉诊是难以掌握的医技。

唐初，高祖武德年间，关中地区流行"骨蒸病"，并且具有很强的传染性和极高的病死率，患者得之必死。从病名、症状及传染性来看，所谓"骨蒸病"，类似于现代医学所谓之"肺结核病"。《旧唐书》《新唐书》记载，当时百姓得"骨蒸病"，其他医生都无法治疗，唯独许胤宗疗效极佳，无不愈。许胤宗医术精湛，世所公认，当时便有人建议许胤宗，说他医术如此神妙，应当撰写医书传于后世。而许胤宗婉言拒绝了，拒绝的理由便和脉诊难以掌握有关。

《旧唐书·列传第一百四十一》记载了许胤宗婉拒之言："医者，意也，在人思虑。又脉候幽微，苦其难别，意之所解，口莫能宣。且古之名手，唯是别脉；脉既精别，然后识病。夫病之于药，有正相当者，唯须单用一味，直攻彼病，药力既纯，病即立愈。今人不能别脉，莫识病源，以情臆度，多安药味。譬之于猎，未知兔所，多发人马，空地遮围，或冀一人偶然逢也。如此疗疾，不亦疏乎！假令一药偶然当病，复共他味相和，君臣相制，气势不行，所以难差，谅由于此。脉之深趣，既不可言，虚设经方，岂加于旧。吾思之久矣，故不能著述耳！"《新唐书》对此也有记载，内容与《旧唐书》大同小异，不过有的地方记录得更为清楚明白。《新唐书·方技列传第一百二十九》记载许胤宗之言："医特意耳，思虑精则得之。脉之候幽而难明，吾意所解，口莫能宣也。古之上医，要在视脉，病乃可识。病与药值，唯用一物攻之，气纯而愈速。今之人不善为脉，以情度病，多其物以幸有功，譬猎不知兔，广络原野，冀一人获之，术亦疏矣。一药偶得，它味相制，弗能专力，此难愈之验也。脉之妙处不可传，虚著方剂，终无益於世，此吾所以不著书也。"

古人对于著书较为谨慎，许胤宗便是一位不愿著书的名医。许胤宗之所以不愿著书，很大程度上缘于脉诊难以学习和掌握。他说脉理幽微，难以掌握，也难以说明，他虽然掌握了一些脉理，却很难讲清楚说明白，想要通过著书说清楚脉诊非常困难。而古代的名医诊治疾病，关键在于诊脉，通过脉诊，才能准确掌握病情，只有准确掌握了病情，才能用简单的药方，甚至单独一味药，就让患者迅速痊愈。而后世之人不善诊脉，没有精确的脉诊便不能精准掌握患者病情，所以用药味繁多的大处方给患者医治，以期待其中某一味能偶中，这就像打猎的时候不知道兔子所在之处，面对广阔的原野，多多派遣人马，希望其中一人能偶然遇到捕获兔子。这样一来，后世医者的医术也就慢慢粗疏了，于是开具药味繁多的大处方，即使其中某一味能偶中病情，但由于其他药的牵制，不能单刀直入，病情便会缠绵难愈。由此可见脉诊在临床上的重要性，准确的脉诊是精准遣方用药的前提。许胤宗说，脉诊十分重要，但是其中精妙之处难以言传，如果著书只收录医方，而不能说清楚用方的脉诊原则，终究对后世毫无益处，所以他不著书。对于许胤宗这种"不著方书"的严谨态度，《新唐书》予以赞扬说："若李淳风谏太宗不滥诛，许胤宗不著方剂书，严谟谏不合乾陵，乃卓然有益于时者，兹可珍也。"

从《旧唐书》和《新唐书》原文看来，因名医许胤宗治病有奇效，所以有人劝他著书。劝他著何书呢？从后文许胤宗的回答来看，应该是方书。许胤宗为何拒绝了他人的建议呢？简单来说就是许胤宗认为脉诊在方药之先，如果讲不清楚脉诊，就讲不清楚方药施用的指征，留下方药又有何益！许胤宗说得很清楚，脉诊是诊病处方的前提条件，只有脉诊准确，处方用药才能精准，脉诊是中医临证的先决条件。没有脉诊，方药的运用也就无从谈起。在许胤宗看来，脉诊尚居于方药之前，脉书的重要性自然居于方书之先。

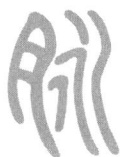

第二节
笔记小说中的脉学记载

两晋南北朝隋唐五代时期，兴起了笔记小说这一文学体裁。笔记小说篇幅短小而内容丰富，广泛收录天文地理、典章制度、山川草木、志怪传奇、人物传记、民间传说、社会琐闻、笑话奇谈、朝野轶事等。因中医药与生活乃至社会、政治、经济等息息相关，笔记小说的内容也多涉及中医中药，脉学方面也有记载。从当时笔记小说的视角看中医脉诊，可以了解两晋南北朝隋唐五代时期中医脉学的发展概况及社会影响，也可以了解这一时期社会民众对脉诊的认知。

一、《世说新语》

南朝刘宋时期，刘义庆（403—444）组织编写的《世说新语》为传奇小说中的名著，属于传奇小说中的志人小说类。《世说新语》分上、中、下三卷，包括德行、言语、政事、文学、方正、雅量、识鉴、赏誉、品藻、规箴、捷悟、夙惠、豪爽、容止、自新、企羡、伤逝、栖逸、贤媛、术解、巧艺、宠礼、任诞、简傲、排调、轻诋、假谲、黜免、俭啬、汰侈、忿狷、谗险、尤悔、纰漏、惑溺、仇隙36门，收录从秦末到南朝之间共1 100余则故事。鲁迅在《中国小说史略》中赞《世说新语》"记言则玄远冷峻，记行则高简瑰奇"[①]。《世说新语·术解第二十》中有两则与医药相关的轶事，均提及脉诊。

第一则为于法开为郗愔诊治之事。东晋大臣郗愔信奉天师道，修习道术十分精勤，因喜好天师道符箓之术，所以平素常服符箓，不久常感腹中不适。于法开为东

---

① 鲁迅.中国小说史略［M］.苏州：古吴轩出版社，2017：35.

晋高僧，精通医学，于是郗愔请于法开为其诊治。于法开为郗愔诊脉后，准确地诊断出郗愔的病情是因为平时信奉天师道精进太过所致，意指郗愔的病因是平素服符箓过多。于法开予郗愔以汤药泻下，郗愔服汤药1次后即大泻，泻下几段如拳头大的纸团，剖开一看，正是之前所服符箓。《世说新语·术解第二十》云："郗愔信道甚精勤，常患腹内恶，诸医不可疗。闻于法开有名，往迎之。既来，便脉云：'君侯所患，正是精进太过所致耳。'合一剂汤与之。一服，即大下，去数段许纸如拳大；剖看，乃先所服符也。"《世说新语》此则轶事主旨是讽刺郗愔迷信天师道符箓之术，常服符箓，结果落下病根，经治疗后泻下尽为符箓纸团。但其中提到僧医于法开脉诊之事，于法开仅凭脉诊便断定郗愔腹中不适与其信奉天师道"精进"所致，委婉指出病根为符箓，结果用泻下之法治疗，泻下之物正好印证了于法开的脉诊判断。于法开脉诊堪称达到了"神而明之"的地步，反映了当时社会将脉诊视为神奇之技的看法。名医不仅善治，同时善诊，优秀的医生必定有高超的脉诊水平，这是当时社会的普遍认识。

第二则为殷浩为给使之母诊治之事。《世说新语·术解第二十》载："殷中军妙解经脉，中年都废。有常所给使，忽叩头流血。浩问其故，云：'有死事，终不可说。'诘问良久，乃云：'小人母年垂百岁，抱疾来久，若蒙官一脉，便有活理。讫就屠戮无恨。'浩感其至性，遂令舁来，为诊脉处方。始服一剂汤，便愈。于是悉焚经方。"

殷浩为东晋大臣，曾任中军将军，故《世说新语》称其为"殷中军"。殷浩本出身官宦世家，年轻之时酷好老庄，曾隐居10年不出仕，隐居时曾研究医学，妙解经脉，亦应精通脉诊，但中年时出仕为官，便将医学搁置一旁，中年废医，不再研究，也不再为人诊病。

殷浩"中年废医"实际上反映了当时仕人从医的心态，以及医者在当时的社会地位。中国古代是封建等级社会，官本位思想影响了中国文化数千年，社会地位最高的职业自然是官吏，医生的地位在古代居于中间层次，不能与官吏的地位相提并论。医者为患者诊治，诊脉、针砭、处方、用药，在统治者看来与服侍人的工作同属一类，所以从居于社会顶层地位的封建官僚角度来看，为医治病并不是什么值得夸耀的职业。如诊脉，若为社会底层民众诊脉，手腕相触，无疑是自贬身价，混迹民间，沦为底层之人；若为朝中显贵及贵戚诊脉，由于身份地位悬殊，形同服侍于人，有时还被上层要求"隔帐诊脉""隔帘诊脉""隔衣诊脉""隔帕诊脉"，甚至传说中的"悬丝诊脉"，有的无异于戏弄。

在宋金元儒医兴起之前，从医并不被士人所待见，医生的职业乃三教九流之"中九流"，其社会地位虽不居于最底层，但也并不见得高。《三国志》记载汉末华佗"然本作士人，以医见业，意常自悔"，华佗年轻的时候便精通儒家经典，本可以出仕为官，但"恃能厌食事"，多次拒绝为官，后医术高超，医名渐著，常为上层显贵召见诊治疾病。为贵胄诊病，常常仰人鼻息、看人脸色，所以华佗对以医侍奉显贵之事深感厌恶，但其医名已著，后悔已然不及，由此导致后来被曹操处死的悲剧。殷浩本出身官宦世家，中年为官，官职不低，地位居于社会顶层，自然不愿自贬身价再为医业，同时也可能是以仓公、华佗之事为戒，从医有风险，并且容易被人定性为医，影响仕途，所以"中年废医"。但殷浩精通医术，身边之人自然十分了解。服侍殷浩多年的仆人因母亲生病，向殷浩求救，而且"叩头流血"，殷浩被其孝道感动，便不顾自己的身份地位，为仆人之母诊病，脉诊之后为之处方，仅仅1剂汤药便治好了仆人的母亲。但令人意外的是，这个故事的结局是殷浩把平生所收集的经方医书全部焚毁，以示以后不再看病，再次"与医决裂"。

医学本为生命大道，清代文学家袁枚《与薛寿鱼书》说："医之为艺，尤非易言，神农始之，黄帝昌之，周公使冢宰领之，其道通于神圣。"然而受封建等级制度影响，不少士人于医学一途弃之不顾。汉代张仲景曾经疾呼，在《伤寒杂病论·序》中对当时士人进行批判："怪当今居世之士，曾不留神医药，精究方术，上以疗君亲之疾，下以救贫贱之厄，中以保身长全，以养其生。但竞逐荣势，企踵权豪，孜孜汲汲，惟名利是务，崇饰其末，忽弃其本，华其外而悴其内。"但张仲景的疾呼对于封建社会固化的等级观念显然是杯水车薪。直到清末，名医薛雪去世，其子孙为其所书"墓志铭"通篇只言理学成就，竟无一字言及其医学成就，这样的"墓志铭"被文学家袁枚批评说："羿之射，秋之弈，俞跗之医，皆可以不朽也。使必待周、孔而后可以不朽，则宇宙间安得有此纷纷之周、孔哉！"而东晋殷浩本有精湛的医术，长于脉诊，出仕之后却始终回避为医，在为仆人孝心感动、救治仆人之母后，生怕被人定位为"医"，因而立刻焚弃医书，与医学"一刀两断"，其背后的根本原因是为了保全自己的社会地位，不得不令人叹息！

二、《续玄怪录》

唐代传奇小说集《续玄怪录》中有脉诊轶事一则，故事曲折离奇。《续玄怪录》为唐代官员李复言（775—833）所撰，该书与牛僧孺所撰《玄怪录》基本为同时成书，但牛僧孺官职地位高于李复言，所以李复言此书名为《续玄怪录》。《续玄怪录》全书4卷，共23篇，收录唐代各类奇闻异事，其中第四卷、全书第二十二篇收录传奇小说《梁革》一篇，生动地描述了梁革可诊脉预知人之生死，并能起死回生的精湛医术。

《续玄怪录·梁革》说金吾骑曹梁革医术高超，得到了像春秋名医医和、扁鹊那样的医术。医和为春秋时期名医，《左传·昭公元年》记载其为晋平公诊治，诊病后预料晋平公10年后将病死，以及晋国将大乱；扁鹊亦为春秋时期名医，《史记·扁鹊仓公列传》记载扁鹊诊齐桓侯有疾，以及救治身患"尸蹶"重症"病死"的虢国太子，使之起死回生等事迹。医和、扁鹊或善于诊，可预料患者生死，或善于治，有起死回生之功，而梁革得医和、扁鹊之术，可见其非凡的诊治水平。唐文宗太和初年，梁革任宛陵巡官时，按察使于敖有一名美艳动人的婢女，名叫"莲子"。一日，莲子因讲笑话说错话获罪，于敖怒而逐之，将莲子赶出去卖掉，定价七百缗。从事御史崔某想要买下莲子，又不知莲子身体健康与否，于是请来梁革，让梁革为莲子诊脉。梁革诊脉后说莲子是"二十春无疾佳人"，崔某大喜，于是按照定价买下了莲子。这时于敖开始后悔，于敖平素本来很怜爱莲子，此番是因为一怒之下卖出莲子的，但此时后悔已然不及，只能挂怀于心。

梁革为莲子诊脉后1年，莲子突然因病死去。梁革因外出送公文，路过城门，刚好遇到莲子的灵车，梁革见有崔某手下之人送葬，于是询问葬的是谁，崔某手下回答说要葬的是莲子。梁革大惊，赶紧让崔某手下将灵车运回去，并且急奔崔某府邸告诉崔某莲子没有死，这只是"尸蹶"，是假死的状态，并说自己能够将莲子救活。梁革所说"尸蹶"一病，即见于《史记·扁鹊仓公列传》，当时虢国太子病死，虢国本在为太子准备后事，扁鹊路过虢国，经过判断认为太子未死，说服虢国官员中庶子带其进宫救助太子。扁鹊进宫后，即告诉虢国国君太子之病为"尸蹶"，其实太子未死，扁鹊使用针灸、熨贴、汤药等治疗手段一番抢救后，虢国太子起死回生。《续玄怪录·梁革》此段小说情节与《史记·扁鹊仓公列传》扁鹊救治虢国太子之事如出一辙，病名相同，治疗过程亦相近，当为附会故事。

崔某正因莲子病死而伤心，又记恨梁革当初诊脉说莲子身体健康之言，此时见梁革，便怒骂梁革为投机取巧之徒："疋夫也，妄惑诸侯，遂齿簪裾之列。谓二十春无疾者，一年而死。今既葬矣，召柩而归，脱不能生，何以相见？阶前数步之内，知公何有？"梁革坚持说根据他的诊断莲子真的没有死，此乃"尸蹶"一病，是千年才得一见的奇症（意指千年前虢国太子亦患"尸蹶"），如果自己不能救活莲子，便以死谢罪。梁革破开棺材抬出莲子，针刺其心及肚脐下几处穴位，并凿掉她一颗牙齿，将药散灌入其口中。同时将莲子放在床上，只穿一件单衣，在床下生小火取暖烘烤，不一会儿莲子便苏醒过来，再让人用葱粥给她灌服，如此救活了莲子。梁革的救治手法亦与《史记·扁鹊仓公列传》中扁鹊救治虢国太子的手法极为相似，《史记·扁鹊仓公列传》载："（扁鹊）使弟子子阳厉针砥石，以取外三阳五会。有间，太子苏。乃使子豹为五分之熨，以八减之齐和煮之，以更熨两胁下。太子起坐。更适阴阳，但服汤二旬而复故。"扁鹊用到针刺、火熨、药熨、汤药等方法，梁革则用到针刺、药散、火熨、药粥等方法，与扁鹊救治过程基本一致。因此，传奇小说《续玄怪录·梁革》主人公救治莲子的情节应该是来自《史记·扁鹊仓公列传》的。

故事最后的结局是：因梁革在救治莲子时，凿去了莲子一颗牙齿，莲子美貌中有了缺点，崔某在于敖的劝说下，将莲子送给了梁革。梁革得到莲子之后，又用神药给莲子敷齿，不到1个月，莲子齿生如故。后来，梁革升了官，莲子与梁革生活在一起。《梁革》的结局是典型的皆大欢喜的圆满结局。

《梁革》在讲述一个才子佳人团圆故事的过程中，描述了梁革神奇的医技，除上文指出的该文附会扁鹊故事的救治情节外，在故事的开篇，便展现了梁革非同凡响的脉诊水平，诊脉后断定莲子身体健康，1年后虽然莲子忽患"尸蹶"，但经过救治起死回生，说明梁革1年前的脉诊无误。此处便是将常见的"脉诊可断人生死"历史典故作为小说家言写成了小说桥段，说明高超的脉诊可知人预后、预断生死在古代社会已经深入人心。从唐代开始，小说等文学体裁逐渐开始将脉诊这一普通人看来极为神奇的医技作为传奇故事加以演绎。

三、《酉阳杂俎》

唐代段成式（约803—863）所撰《酉阳杂俎》乃唐代著名笔记小说，全书20卷，分门辑事，鲁迅《中国小说史略》指出此书内容特点为"或录秘书，或叙异事，仙佛人鬼以至动植，弥不毕载，以类相聚，有如类书"①。《酉阳杂俎》前集卷七有"医"一门，收录与医药相关事迹5则，其中2则皆论及中医脉学。

第一则乃道士王彦伯为尚书裴胄之子诊病之事，原书云："荆人道士王彦伯，天性善医，尤别脉，断人生死寿夭，百不差一。裴胄尚书子忽暴中病，众医拱手。或说彦伯，遽迎使视。脉之良久，曰：'都无疾。'乃煮散数味，入口而愈。裴问其状，彦伯曰：'中无腮鲤鱼毒也。'其子因鲙得病，裴初不信，乃脍鲤鱼无腮者，令左右食之，其候悉同，始大惊异焉。"文中明确指出王彦伯医术特长是善于脉诊，可以通过诊脉判断人的生死寿夭。裴胄之子患病，众医医治无效，于是请来道医王彦伯。王彦伯在给裴胄之子诊脉治愈疾病之后，指出患者是因为食用无腮鲤鱼所致。能通过诊脉就知晓患者曾食用无腮鲤鱼，裴胄自然不信，于是让手下之人亦食用无腮鲤鱼，果然出现与裴胄之子同样的症状。

此则故事涉及对医者诊脉准确与否的验证问题。医者诊脉之后做出的判断是否准确，有的时候是以预后、疗效来验证的，如《史记·扁鹊仓公列传》中扁鹊为赵简子诊病，诊脉后断定赵简子无病，不出3日必定醒来，结果赵简子两天半后醒来，由此可知扁鹊的脉诊是准确的；有的时候是隔帐诊脉，甚至判断胎儿性别，此时只需掀开帐幕，或待孕妇产下胎儿，便可真相大白。但《酉阳杂俎》这一则是王彦伯通过脉诊对患者病因进行断定，由于其脉诊结果过于神奇，即使已经治好了患者，患者家属也不敢相信，于是以人做试验，根据病因，用人体"造模"来验证其脉诊是否准确，结果"试验造模"出现的病症与患者完全相同，这才令疑者心服。中医的脉诊是医者用自己的触觉感知患者脉搏跳动得出病因病机，带有一定主观性、经验性，如《脉经·序》曰："脉理精微，其体难辨……在心易了，指下难明。"因难以呈现客观指标，所以旁观者难免怀疑，往往以事实结果来验证医者脉诊，中医医案、史实记录或小说故事也常以后文交待结果事实，或以对比的方法，来说明医者脉诊的正误。

第二则是名医张方福为柳登诊脉判断寿夭的故事，原书云："柳芳为郎中，子登疾重。时名医张方福初除泗州，与芳故旧，芳贺之，具言子病，唯悜故人一顾也。

---

① 鲁迅.中国小说史略［M］.苏州：古吴轩出版社，2017：57.

张诘旦候芳，芳遽引视登。遥见登顶曰：'有此顶骨，何忧也。'因按脉五息，复曰：'不错，寿且逾八十。'乃留芳数十字，谓登曰：'不服此亦得。'登后为庶子，年至九十而卒。"名医张方福可断人寿夭，方法包括看相及脉诊。柳登得重病，柳登之父柳芳请张方福前来为其诊病。张方福首先采用的是看相之法，远远看到柳登的头顶骨，便断言柳登此病无大碍；然后进一步进行脉诊，文中可见在判断寿数方面，脉诊相对看相更为精确，张方福诊脉后认为柳登将获得长寿，寿命在80岁以上，后来柳登果然寿至90岁。《酉阳杂俎》中，张方福同时精通看相及脉诊，用途都是判断人的寿数，由此一来，脉诊的功能与看相出现相同的部分，脉诊在此方面与看相算命无异，这一点对唐宋以后出现的通过脉诊判断人吉凶祸福的"太素脉法"无疑具有启发意义。

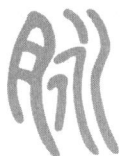

第三节
两晋南北朝隋唐五代时期的脉学名著

经过先秦两汉时期的积累，至两晋南北朝隋唐五代时期，脉学已经成为中医学学术体系中相当成熟的一种学科门类。两晋南北朝隋唐五代时期，脉学著作大量涌现。《隋书·经籍志》载有脉学著作近10种，包括《脉经》十卷（王叔和撰）、《脉经》二卷、《黄帝流注脉经》一卷、《脉经》二卷（徐氏撰）、《华佗观形察色并三部脉经》一卷、《脉经决》二卷（徐氏新撰）、《脉经钞》二卷（许建吴撰）、《三部四时五脏辨诊色决事脉》一卷、《脉经略》一卷。惜除王叔和《脉经》外，其余脉学著作均已亡佚。《隋书·经籍志》说："圣人原血脉之本，因针石之用，假药物之滋，调中养气，通滞解结，而反之于素。其善者，则原脉以知政，推疾以及国。"肯定了脉学在医学中的重要地位。《旧唐书·经籍志》《新唐书·艺文志》中脉学著作的记载均见于《隋书·经籍志》，唯《旧唐书》《新唐书》"甄权传"部分记载甄权著有《脉经》一卷。除脉学专著外，现存隋唐时期综合性医书典籍，如《诸病源候论》《备急千金要方》《千金翼方》《外台秘要》等也有脉学的内容。此外，还有世传《王叔和脉诀》，一般认为该书乃六朝高阳生所著；敦煌卷子本还发现唐代脉学著作《玄感脉经》《平脉略例》《七表八里三部脉》《亡名氏脉经》《青乌子脉诀》等；以及唐末五代著名道士杜光庭所传的《广成先生玉函经》，亦为脉学专书。

一、《脉经》

西晋时期，出现了我国现存最早的脉学经典专著《脉经》。《脉经》的作者一般认为是西晋时期的医家王叔和。王叔和，名熙，研究者认为其生卒年为公元201—280年，山东高平（今山东微山县）人，曾跟随张仲景学医，后曾任太医令，收集整理了张仲景的医著《伤寒杂病论》，晚年编撰了脉学名著《脉经》。晋代皇甫谧在《针灸甲乙经》序文中说："近代太医令王叔和撰次仲景，选论甚精，指事施用。"《隋书·经籍志》说："《脉经》十卷（王叔和撰）。"《太平御览·方术部·卷三》说："高湛（张湛之误）《养论生》曰：王叔和性沉静，好著述，考核遗文，采摭群论，撰成《脉经》十卷，编次张仲景方论，编为三十六卷，大行于世。"由此可见，一般认为《脉经》的作者是王叔和，他在整理张仲景《伤寒杂病论》的基础上，采摭脉学内容，综合各家脉学，主要辑录从《黄帝内经》到汉末华佗的历代脉学，编撰成《脉经》10卷。

王叔和《脉经》序文指出："脉理精微，其体难辨。弦紧浮芤，展转相类。在心易了，指下难明。谓沉为伏，则方治永乖；以缓为迟，则危殆立至。况有数候俱见，异病同脉者乎！夫医药为用，性命所系。和鹊至妙，犹或加思。仲景明审，亦候形证，一毫有疑，则考校以求验。"王叔和强调脉理精微，学习脉诊之难往往体现在辨识脉象之难，医者临证若错认脉象，如将沉脉错认为伏脉，将缓脉错认为迟脉，误诊误治是十分危险的事。再加上脉象还有相兼脉、异病同脉等情况，如果不认真学习脉学，便更难以区分。有鉴于此，王叔和整理前代脉学精华，编撰成《脉经》一书。

现存《脉经》10卷，共98篇，1 657条，综合了《内经》《难经》等医经脉学，以及张仲景、扁鹊、华佗等名家之脉学精华，内容包括诊脉方法、脉象形状、辨脉之脏腑阴阳虚实、脉位、各家脉法、脉证等。《脉经》是最早的全面系统的脉学著作，总结了晋代以前的脉学成就，对后世影响深远，后世脉学著作莫不以《脉经》为学术根基。隋唐时期，太医署就将《脉经》与《素问》《神农本草经》《针灸甲乙经》等经典并列，作为医学生必修课程。《脉经》是中医脉学的第一部专著，成书后很快就流传到古代吐蕃地区（现我国西藏自治区），我国一些少数民族医学，如藏医学、蒙医学、维吾尔族医药学、朝鲜族医学等都存在脉诊，且都与中医脉诊相近[①]。唐代，《脉经》还流传到阿拉伯地区，"阿拉伯医学之父"阿维纳森在阿拉伯传统医学经典《医典》中选录了不少《脉经》的内容。隋唐时期，《脉经》还传入日本、朝鲜等国，成为医者必读之书，脉学成为医师考试必考科目。公元17世纪之后，《脉

---

① 关晓光，黄琦，侣雪平. 中医脉诊与世界其他民族有关脉诊认识的差异［J］. 中医药管理杂志，2018，26（1）：1-2.

经》还被翻译流传到欧洲，奠定了近现代医学研究脉搏、血管的基础。

《脉经》的学术成就主要包括以下几个方面：

（一）系统记载诊脉方法

《脉经》辑录了《内经》《难经》脉诊方法的内容，包括诊脉时间、诊脉部位、诊脉下指的轻重，确立了诊脉方法的标准。如诊脉时间与诊脉环境引录了《素问·脉要精微论》"诊法常以平旦，阴气未动，阳气未散，饮食未进，经脉未盛，络脉调匀，气血未乱，故乃可诊有过之脉"的论述，要求诊脉的内环境与外环境都要处于安静的状态。诊脉部位上确立了《难经》寸口诊脉法，《脉经·辨尺寸阴阳荣卫度数第四》引述《难经》指出："寸口者，脉之大会，手太阴之动脉也。人一呼脉行三寸，一吸脉行三寸，呼吸定息，脉行六寸。人一日一夜凡一万三千五百息，脉行五十度，周于身。漏水下百刻，荣卫行阳二十五度，行阴亦二十五度，为一周。故五十度而复会于手太阴。太阴者，寸口也，即五脏六腑之所终始，故法取于寸口。"论述了诊脉之所以取寸口部位的原理。持脉轻重方面也引述《难经》，以"菽"的数量轻重来确定诊脉轻重，《脉经·持脉轻重法第六》引述《难经》说："初持脉如三菽之重，与皮毛相得者，肺部也。如六菽之重，与血脉相得者，心部也。如九菽之重，与肌肉相得者，脾部也。如十二菽之重，与筋平者，肝部也。按之至骨，举之来疾者，肾部也（肾主骨，其脉沉至骨）。故曰轻重也。"所说的"菽"即小豆。三菽之重乃轻按，候肺部，其后逐渐增加力度，六菽、九菽、十二菽到按之至骨，分别候心、脾、肝、肾，持脉浮沉轻重对应着肺、心、脾、肝、肾五脏的上下位置。

《脉经》还确立了寸口部位的上、中、下分部，以高骨确定寸口三关。《脉经·分别三关境界脉候所主第三》云："从鱼际至高骨，却行一寸，其中名曰寸口。从寸至尺，名曰尺泽，故曰尺寸。寸后尺前名曰关，阳出阴入，以关为界。阳出三分，阴入三分，故曰三阴三阳。阳生于尺动于寸，阴生于寸动于尺。寸主射上焦，出头及皮毛竟手。关主射中焦，腹及腰。尺主射下焦，少腹至足。"指出寸口部位以高骨为界，高骨之前为寸，高骨之后为尺，寸、关、尺三部分别对应上焦、中焦、下焦，通过诊脉，根据寸、关、尺三部脉象的变化便可以掌握相对应的人体上、中、下不同部位的病变。寸口部位寸、关、尺三部诊法由此确定下来，通过诊寸、关、尺三部了解脏腑的阴阳盛衰虚实，是一种学者易于掌握的脉法。

确立寸口诊脉寸、关、尺三部之后，可以定上、中、下三焦，但是具体对应哪些脏腑，还需要进一步分部，《脉经》在此方面进行了明确的脏腑分部。《脉经·两手六脉所主五脏六腑阴阳逆顺第七》引述前代脉学著作《脉法赞》说："肝心出左，脾肺出右，肾与命门，俱出尺部，魂魄谷神，皆见寸口。"不仅如此，还进行了更为清晰的分部："心部在左手关前寸口是也，即手少阴经也，与手太阳为表里，以小肠合为府……肝部在左手关上是也，足厥阴经也，与足少阳为表里，以胆合为府，合于中焦……肾部在左手关后尺中是也，足少阴经也，与足太阳为表里，以膀胱合为府，合于下焦……肺部在右手关前寸口是也，手太阴经也，与手阳明为表里，以大肠合为府……脾部在右手关上是也，足太阴经也，与足阳明为表里，以胃合为府，合于中焦脾胃之间……肾部在右手关后尺中是也，足少阴经也，与足太阳为表里，以膀胱合为府，合于下焦。"基于局部反映整体的原则，确立了左右手寸口脉寸、关、尺三部的脏腑定位，五脏六腑在寸口脉都有相应的诊察部位，更加易于学者掌握，通过诊脉了解患者的脏腑变化。后世脉学著作在寸、关、尺脏腑定位上偶有细微差别，但总体上延续了《脉经》脏腑定位的原则。

（二）确立脉象标准

前代医著及史籍中已经记载了不少脉象，如《内经》《难经》《伤寒杂病论》，甚至《史记》等史籍中均有脉象的内容。但是前代对脉象的记述，一是繁杂而不系统，到底有多少种脉象，没有统一标准；二是这些脉象的浮、沉、快、慢等特点及指下形象的描述较为散乱，没有统一。《脉经》规范了常见的脉象，并对这些脉象的特点、指感进行了形象的描述，计有浮脉、芤脉、洪脉、滑脉、数脉、促脉、弦脉、紧脉、沉脉、伏脉、革脉、实脉、微脉、涩脉、细脉、软脉、弱脉、虚、散脉、缓脉、迟脉、结脉、代脉、动脉24种。

《脉经》第一卷开篇便对24脉的特点进行了形象化的标准描述，作为确立脉象开宗明义之标准。《脉经·脉形状指下秘诀第一》云："浮脉，举之有余，按之不足。芤脉，浮大而软，按之中央空，两边实。洪脉，极大在指下。滑脉，往来前却流利，展转替替然，与数相似。数脉，去来促急。促脉，来去数，时一止复来。弦脉，举之无有，按之如弓弦状。紧脉，数如切绳状。沉脉，举之不足，按之有余。伏脉，极重指按之，着骨乃得。革脉，有似沉伏，实大而长微弦。实脉，大而长，微强，按之隐指，愊愊然。微脉，极细而软，或欲绝，若有若无。涩脉，细而迟，往来难且散，或一止复来。细脉，小大于微，常有，但细耳。软脉，极软而浮细。弱脉，极软而沉细，按之欲绝指下。虚脉，迟大而软，按之不足，隐指豁豁然空。散脉，大而散，散者，气实血虚，有表无里。缓脉，去来亦迟，小快于迟。迟脉，呼吸三至，去来极迟。结脉，往来缓，时一止复来。代脉，来数中止，不能自还，因而复动，脉结者生，代者死。动脉，见于关上，无头尾，大如豆，厥厥然动摇。"

《脉经》对24脉的特点进行了详细描述，这24种脉象可以分为两大类，一类是浮沉快慢强弱类，另一类是指下感知形象类。所以《脉经》对24脉的描述有的是对于浮沉、快慢、强弱的描述，有的是利用自然物象对指下的脉搏形象进行比喻。前者如浮脉，特点是举之有余，按之不足，轻取即可感知到脉搏，而重按时脉搏力度不足；又如伏脉，特点是要用力重按至筋骨间才能诊到；再如微脉，特点是极细极软，甚至很难按到脉搏，处于若有若无的状态。利用自然物象对指下脉搏形象进行比喻的，如弦脉，其形象如弓弦；紧脉，其形象如切绳；动脉，其形象如豆。《脉经》对脉象的这种描述方法为后世继承，后世脉学著作一方面继承了《脉经》的部分内容，另一方面是进一步发展，运用《脉经》的描述方法更清晰地类比说明脉象特点。如芤脉，《脉经》只说此脉"浮大而软，按之中央空，两边实"，而南宋崔嘉彦《崔真人脉诀》进一步比喻芤脉"绝类慈葱，指下成窟，有边无中"，用慈葱（小葱）来比喻芤脉，更加形象生动，利于学者学习，但其实这种比喻的方法是从《脉经》发展而来的。又如散脉，《脉经》说其特点是"气实血虚，有表无里"，描述较为抽象，而明代李时珍《濒湖脉学》形象地说"散似杨花无定踪"，用杨花来进一步比喻，从抽象到形象。因此，《脉经·脉形状指下秘诀第一》24脉的内容为后世脉学奠定了基础，后世学者对脉象的研究都是沿着《脉经》之路发展而来。

《脉经》还对相似脉象的鉴别进行了提示，《脉经·脉形状指下秘诀第一》说："浮与芤相类。弦与紧相类。滑与数相类。革与实相类。沉与伏相类。微与涩相类。软与弱相类。缓与迟相类。"这种鉴别的方法也为后世脉学著作延续下来，如明代李时珍《濒湖脉学》阐述28种脉象时，每一节都有"相类诗"，对相类脉象之间的区别进行描述，便于学者鉴别学习掌握。

（三）详论生死脉候

诊脉断生死，是脉诊中最令人感到神秘的部分。历代不论史籍，还是小说笔记等文学作品，都多有描述，以展现脉诊的神奇之处。诊脉断生死虽然神奇，但从操作上来讲，并非无迹可寻，学者通过深入学习和实践是可以掌握的，只不过此内容过于艰深，又多需师传，所以掌握者较少而已，由于掌握者不多，便愈发显得神秘。前代《内经》《难经》《伤寒杂病论》及汉墓出土医书都有生死脉候的记载，但内容偏于零散，而《脉经》在生死脉候方面的记载详细而系统，在卷四《诊五脏六腑气绝证候第三》《诊四时相反脉第四》《诊损至脉第五》《诊脉动止投数疏数死期年月第六》《诊百病死生决第七》《诊三部虚实决死生第八》、卷五《扁鹊诊诸反逆死脉要诀第五》、卷七《热病阴阳交并少阴厥逆阴阳竭尽生死证第十八》《重实重虚阴阳相附生死证第十九》《热病生死期日证第二十》《热病十逆死证第二十一》《热病五脏气绝死日证第二十二》《热病至脉死日证第二十三》《热病脉损日死证第二十四》、卷九《平妇人病生死证第八》等篇中都对生死脉候进行了详细记载，占全书较大篇幅，生死脉候是《脉经》的重要内容之一。

如卷四《诊脉动止投数疏数死期年月第六》通过脉搏的动止跳动判断患者生死，原文云："脉一动一止，二日死。二动一止，三日死。三动一止，四日死，或五日死。四动一止，六日死。五动一止，五日死，或七日死。六动一止，八日死。七动一止，九日死。八动一止，十日死。九动一止，九日死，又云十一日死。十动一止，立夏死。十一动一止，夏至死。十二、十三动一止，立秋死。十四、十五动一止，立冬死。二十动一止，一岁死，若立秋死。二十一动一止，二岁死。二十五动一止，立冬死。三十动一止，二岁若三岁死。三十五动一止，三岁死。四十动一止，四岁死。五十动一止，五岁死。不满五十动一止，五岁死。脉来五十投而不止者，五脏皆受气，即无病。"《左传》《史记》《三国志》等历代史籍中，医和、华佗、张仲景、马嗣明等名医能通过诊断预测患者多年以后的死期，常使读者感到不可思议，其实在《脉经》等脉学专著中便有诊脉预测生死的脉法内容。此段记载中，根据脉诊，短则可预测两三日死期，长则可以预测五年以后的死期，而且有具体的脉搏动止依据，说明在中国古代，根据诊脉断生死，属于中医脉学门类中有迹可循的常见内容。

上文《脉经》根据动与止预测患者死期，所用的时间是按日、岁（年）或节气来计算，如二日、三日、四五日、一岁、二岁、三岁、五岁、立夏、夏至、立秋、立冬等。除此之外，《脉经》还有用与农业相关的季节自然物象来说明患者死期的。卷四《诊脉动止投数疏数死期年月第六》云："脉来四十投而一止者，一脏无气，却后四岁，春草生而死。脉来三十投而一止者，二脏无气，却后三岁，麦熟而死。脉来二十投而一止者，三脏无气，却后二岁，桑椹赤而死。脉来十投而一止者，四脏无气，岁中死。得节不动，出清明日死，远不出谷雨死矣。脉来五动而一止者，五脏无气，却后五日而死。"文中的时间概念用到了"春草生""麦熟""桑椹赤"等。中国古代是一个农业大国，古代历法主要为农业服务，二十四节气的命名多与一年不同季节的自然物象有关，这也影响到了中医脉学。中医脉诊在预测患者生死时，也多借用自然气候相关物象来代指死亡时间。

又如卷五《扁鹊诊诸反逆死脉要诀第五》说："脉至如火新然，是心精之予夺也，草干而死。脉至如散叶，是肝气予虚也，木叶落而死。脉至如省客，省客者，脉塞而鼓，是肾气予不足也，悬去枣华而死。脉至如泥丸，是胃精予不足也，榆荚落而死。脉至如横格，是胆气予不足也，禾熟而死。脉至如弦缕，是胞精予不足也，病善言，下霜而死；不言，可治。脉至如交漆，交漆者，左右旁至也，微见四十日死。脉至如涌泉，浮鼓肌中，是太阳气予不足也，少气，味韭英而死。脉至如委土之状，按之不得，是肌气予不足也，五色先见黑，白垒发死。脉至如悬雍，悬雍者，浮揣切之益大，是十二俞之予不足也，水凝而死。脉至如偃刀，偃刀者，浮之小急也，按之坚大急，五脏菀熟，寒热独并于肾也，如此其人不得坐，立春而死。脉至如丸滑不直手，不直手者，按之不可得也，是大肠气予不足也，枣叶生而死。"也用到"草干""木叶落""悬去枣华""榆荚落""禾熟""下霜""味韭英""白垒发""水凝""枣叶生"等与季节时令相关的自然物象来说明时间。之所以用季节时令自然物象来说明生死时间，原因在于中医学向来重视"天人合一"及"取象"之法，重视四时气候对人体发病、脏腑盛衰的影响，患者的死期在中医看来与脏腑盛衰有关，在五行学说的指导下，又认为脏腑盛衰与四时气候影响有关，所以常"取象"于四时时令物候来说明脏腑盛衰之理。

（四）脉证结合

根据史籍记载，一般认为王叔和为张仲景之弟子，因此王叔和《脉经》受到张仲景《伤寒杂病论》影响很深。如前文所述，张仲景《伤寒杂病论》十分重视"脉"与"证"的结合，以脉测证，脉证一体，张仲景说："观其脉证，知犯何逆，随证治之。"王叔和受张仲景"脉证"思想的影响，其《脉经》10卷中，第六卷、第七卷、第八卷都是脉证结合的篇章，其中大部分内容都是王叔和根据《伤寒杂病论》脉证整理发挥而出的。

如卷六包括《肝足厥阴经病证第一》《胆足少阳经病证第二》《心手少阴经病证第三》《小肠手太阳经病证第四》《脾足太阴经病证第五》《胃足阳明经病证第六》《肺手太阴经病证第七》《大肠手阳明经病证第八》《肾足少阴经病证第九》《膀胱足太阳经病证第十》《三焦手少阳经病证第十一》等篇，卷七包括《病不可发汗证第一》《病可发汗证第二》《病发汗以后证第三》《病不可吐证第四》《病可吐证第五》《病不可下证第六》《病可下证第七》《病发汗吐下以后证第八》《病可温证第九》《病不可灸证第十》《病可灸证第十一》《病不可刺证第十二》《病可刺证第十三》《病不可水证第十四》《病可水证第十五》《病不可火证第十六》《病可火证第十七》等篇，卷八包括《平卒尸厥脉证第一》《平痉湿暍脉证第二》《平阳毒阴毒百合狐惑脉证第三》《平霍乱转筋脉证第四》《平中风历节脉证第五》《平血痹虚劳脉证第六》《平消渴小便利淋脉证第七》《平水气黄汗气分脉证第八》《平黄疸寒热疟脉证第九》《平胸痹心痛短气贲豚脉证第十》《平腹满寒疝宿食脉证第十一》《平五脏积聚脉证第十二》《平惊悸衄吐下血胸满瘀血脉证第二十三》《平呕吐哕下利脉证第十四》《平肺痿肺痈咳逆上气痰饮脉证第十五》《平痈肿肠痈金疮侵淫脉证第十六》等篇。

在《伤寒杂病论》的影响下，《脉经》将脉诊与病证、治法、方药一脉贯穿，将脉诊作为确定治法与方药的依据，这是将脉诊直接落实到了临床治疗上，契合临床实际要求。如卷八《平腹满寒疝宿食脉证第十一》引用《伤寒杂病论》说："趺阳脉微弦，法当腹满，不满者必下部闭塞，大便难，两胠疼痛，此虚寒从下上也，当以温药服之。"先提出脉诊标准，脉象为微弦，诊脉部位为趺阳脉，如果出现这个脉象特点，患者多会有腹满症状，如没有腹满，便会有大便难、两胠疼痛等症状，治法选用温法，包含了脉、症、治，构成了一个系统的脉证。

（五）辨孕脉及胎儿性别

诊脉辨孕及判断胎儿性别，也常令人惊叹。如前文所述，早在先秦两汉时期，就已有这方面的记载。《脉经》对诊脉辨孕及判断胎儿性别的方法较现存两汉时期的医书及汉墓出土文献记载得更为详细，卷九《平妊娠分别男女将产诸证第一》记载的就是这方面的内容。

对于有孕之脉的特点，《脉经·平妊娠分别男女将产诸证第一》指出："脉平而虚者，乳子法也。经云：阴搏阳别，谓之有子。此是血气和调，阳施阴化也。诊其手少阴脉动甚者，妊子也。少阴，心脉也。心主血脉，又肾名胞门子户，尺中肾脉也，尺中之脉，按之不绝，法妊娠也。三部脉沉浮正等，按之无绝者，有娠。妊娠初时，寸微小，呼吸五至。三月而尺数也。脉滑疾，重以手按之散者，胎已三月也。脉重手按之不散，但疾不滑者，五月也。"详细记载了妊娠时脉象的特点，甚至对妊娠各月份的脉象特点都给予了记录。

诊脉判断胎儿性别方面，《脉经·平妊娠分别男女将产诸证第一》也指出了具体的诊脉方法："妇人妊娠四月，欲知男女法，左疾为男，右疾为女，俱疾为生二子。又法：得太阴脉为男，得太阳脉为女。太阴脉沉，太阳脉浮。又法左手沉实为男，右手浮大为女。左右手俱沉实，猥生二男，左右手俱浮大，猥生二女。又法尺脉左偏大为男，右偏大为女，左右俱大产二子。大者如实状。又法左右尺俱浮，为产二男，不尔则女作男生。左右尺俱沉为产二女，不尔则男作女生也。"中国古代由于封建思想的影响，生男生女脉诊法受到古代社会各阶层的广泛关注，因此，脉学著作中多有生男生女脉诊法的记载，而后世脉学专著在脉诊判断胎儿性别方面，多祖述《脉经》之法。

二、《王叔和脉诀》

《王叔和脉诀》（简称《脉诀》）是以通俗歌诀形式阐述《脉经》脉理的著作，该书一般认为是高阳生所作，但也有学者认为是五代或北宋人所伪托。高阳生，六朝人（现代亦有学者考证其为北宋人[①]），生平居里未详。

《王叔和脉诀》5卷（或作6卷，或作3卷），内容包括脉赋、诊脉候人式歌、五脏六腑脉歌、脉类、左右手诊脉歌、诊生死顺逆歌、察色观病候歌、妇人脉歌、小

---

① 方春阳. 高阳生并非六朝人 [J]. 浙江中医杂志，2003，（5）：48.

儿脉歌、诸杂病脉歌10部分，编写长短歌诀200余首。《脉诀》因借王叔和之名，在内容上深入浅出，文字通俗易晓，且以歌诀形式编写，便于习诵，深受初学者和临床医生的欢迎，故问世以后便风行于世，流传很广，历经宋、元、明三代约600年，对脉学的普及起了一定的推动作用[①]。

其学术成就与学术特点主要包括以下方面：

（一）以歌诀释脉

自西晋王叔和所作脉学经典著作《脉经》问世以来，研习脉学成为每个习医者成长为临床医生的必经之路。但是《脉经》文理深奥，研读困难，对于初学者来说难以理解。因此，脉学入门之作《脉诀》应运而生，该书基本概括了《脉经》的内容，并且以五言、七言的形式书写脉象与脉理，朗朗上口，便于习诵记忆，因而受到欢迎，北宋时便在民间广泛流传，甚至超过《脉经》[②]。

（二）脉象分七表、八里、九道

《脉诀》中记载的脉象共24种，高阳生将其分为七表、八里、九道三大类。七表分别是浮、充、滑、实、弦、紧、洪七脉；八里即微、沉、缓、涩、迟、伏、濡、弱八脉；九道为长、短、虚、促、结、代、牢、动、细九脉。与《脉经》相较，《脉诀》删除了数、散、革三种脉象，而增入了牢、长、短三种脉象。这种分类方法在脉学发展史上属高氏独创，将二十四脉如此分类，使脉象更具条理性，易于学习和理解。

（三）重视脉证结合

王叔和《脉经》本就重视临证中的脉证相合，高氏沿袭《脉经》的特点，在梳理脉象论述脉理时亦重视脉证的结合，他于书中说："病参之脉，可决死生，然有应病，有不相应，此最宜详，不可执定。人安脉病，是曰行尸，人病脉和，可保无危。"可见，高氏认为脉象对于指导医生临证诊断、用药、判断疾病预后均具有重要

---

① 张成博，程伟.中国医学史［M］.北京：中国中医药出版社，2016：53.

② 王大妹.伪书《脉诀》对宋以后脉学发展的影响［J］.南京中医药大学学报（社会科学版），2013，14（2）：70-72.

意义。

（四）对后世脉学发展产生重要影响

《脉诀》自北宋时期问世之后，由于习诵者众多，得到宋以后医家的关注，甚至出现了"《脉诀》出而《脉经》隐"的现象，为其作注的医家层出不穷，客观上促进了中医脉学的普及和中医脉学理论的发展。南宋时期，有医家提出《脉诀》为伪书一说，此后，对《脉诀》进行批驳、正讹，就成为学术界的主要任务，包括金元时期医家朱丹溪、元代医家滑寿、明代医家李时珍、明末清初时期医家李延昰等。围绕《脉诀》展开的批驳、正讹持续了数百年，极大地活跃了学术气氛，促进了脉学理论的探讨，提高了脉学学术水平[①]。

三、《备急千金要方·脉法》《千金翼方·色脉》

隋唐著名医家孙思邈（541—682）被后世誉为"药王"，在医药学上有着巨大成就。孙思邈对唐代以前的医学进行了系统总结，著成《备急千金要方》和《千金翼方》，为中医经典名著。《备急千金要方》和《千金翼方》两书中关于脉诊的内容颇为丰富。《备急千金要方》共30卷，其中第二十八卷名为《平脉》，为脉诊内容；《千金翼方》亦为30卷，其第二十五卷名为《色脉》，主要为脉诊与少部分望诊的内容。

《备急千金要方·平脉》共16篇，包括《平脉大法第一》《诊五脏脉轻重法第二》《指下形状第三》《五脏脉所属第四》《分别病形状第五》《三关主对法第六》《五脏积聚第七》《阴阳表里虚实第八》《何时得病第九》《扁鹊华佗察声色要诀第十》《五脏六腑气绝证候第十一》《四时相反脉第十二》《诊脉动止投数疏数死期年月第十三》《扁鹊诊诸反逆死脉要诀第十四》《诊百病死生诀第十五》《三部脉虚实决死生第十六》。不少篇章辑录自《脉经》，但也有孙思邈自己的发挥。《千金翼方·色脉》共7篇，除第一篇为望诊内容外，后6篇皆为脉诊内容，包括《诊脉大意第二》《诊四时脉第三》《诊寸口脉第四》《诊关上脉第五》《诊尺中脉第六》《诊杂病脉第七》，

① 王大妹.伪书《脉诀》对宋以后脉学发展的影响[J].南京中医药大学学报（社会科学版），2013，14（2）：70-72.

亦多引述《脉经》。

孙思邈强调脉诊的重要性，指出医者必须掌握脉诊。《备急千金要方·平脉》开篇即说："夫脉者，医之大业也。既不深究其道，何以为医者哉！是以古之哲医，寤寐俯仰，不与常人同域，造次必于医，颠沛必于医，故能感于鬼神，通于天地，可以济众，可以依凭。若与常人混其波澜，则庶事堕坏，使夫物类将何仰焉。由是言之，学者必当屏弃俗情，凝心于此。"脉诊被孙思邈视为"医之大业"，认为学者应当在脉诊学习方面多多用心。

除《备急千金要方·脉法》外，《备急千金要方》第一卷《大医习业》与《大医精诚》也指出了脉诊的重要意义。《大医习业》论学习医学之法门说："凡欲为大医，必须谙《素问》《甲乙》《黄帝针经》、明堂流注、十二经脉、三部九候、五脏六腑、表里孔穴、本草药对，张仲景、王叔和、阮河南、范东阳、张苗、靳邵等诸部经方，又须妙解阴阳禄命、诸家相法，及灼龟五兆、《周易》六壬，并须精熟，如此乃得为大医。"其中"三部九候"即指脉诊。《大医精诚》也指出了脉诊在诊断病情中的重要意义："五脏六腑之盈虚，血脉荣卫之通塞，固非耳目之所察，必先诊候以审之。而寸口关尺有浮沉弦紧之乱，俞穴流注有高下浅深之差，肌肤筋骨有厚薄刚柔之异，唯用心精微者，始可与言于兹矣。"孙思邈认为普通医者难以通过望诊、闻诊而诊察出患者的病因病机，而如果能用心精微研学脉诊，则是有可能掌握的。《千金翼方》第二十六卷《取孔穴法第一》也指出："良医之道，必先诊脉处方，次即针灸。"认为诊脉处方是成为良医的首要条件。

在寸口脉寸、关、尺三部分部方面，《备急千金要方》较《难经》《脉经》更为精准。《备急千金要方·脉法》云："从肘腕中横文至掌鱼际后文，却而十分之而入取九分，是为尺。从鱼际后文却还度取十分之一，则是寸。寸十分之而入取九分之中，则寸口也。此处其骨自高，故云：阴得尺内一寸，阳得寸内九分，从寸口入却行六分为关分，从关分又入六分为尺分。"详细记载了寸、关、尺三部的长度，精确到了寸与分。

《备急千金要方·脉法》和《千金翼方·色脉》辑录了以《脉经》为主的前代脉学文献，并加以阐述，不仅具有文献查考的意义，而且在脉学学术史方面具有承前启后的历史意义。

四、《玄感脉经》

《玄感脉经》是敦煌医学文献中的诊法类文献，现藏于法国国家图书馆，编号P.3477。其残卷共存69行，其中"玄感脉经一卷"作为篇题独占一行。此卷首全尾缺，且第4～16行下半部分亦有残缺，全文系墨笔抄写而成[①]。《玄感脉经》未载撰者、撰写与抄写年代等信息。罗福颐[②]据《旧唐书·经籍志》所载苏游撰著的《玄感传尸方》推断，认为"玄感"乃苏游之字，在此基础上提出苏游应为《玄感脉经》的作者。继而有学者依据《旧唐书》中的相关记载推断，认为苏游为唐或唐以前的医家。关于《玄感脉经》残卷的抄写年代，卷中无记载，但卷中避唐睿宗李旦讳，故学者认为当在唐睿宗李旦执政时期或以后，即其抄写年代的上限不会早于李旦第一次即位的公元684年[③]。该书学术成就与学术特点主要包括以下方面：

（一）首见"头角者，精识之主"之说

学者[④]运用理校、旁校法，将《玄感脉经》原文"□□□，精识之主"补充为"头角者，精识之主"，这一认识在前代医籍中均未见载录。《玄感脉经》将九脏分为上、中、下三部，每部各配以天、人、地，上部头角为天，耳目为人，口齿为地，而三部所主各不相同。"头角"一词在《黄帝内经》中多次出现，《素问·三部九候论》曰："帝曰：上部以何候之？岐伯曰：亦有天，亦有地，亦有人。天以候头角之气，地以候口齿之气，人以候耳目之气。"可知，《玄感脉经》所载的三部分类方法与《素问·三部九候论》所载有一定关联。"头角"的位置，即人之两额角，《灵枢·经脉》论及"足少阳胆经"循行言："胆足少阳之脉，起于目锐眦，上抵头角，下耳后。"所谓"精识"，在汉唐时期的文献中多指人的精妙见解、准确判断、精确认识等，如唐代韩愈《顺宗实录·卷二》曰："起居舍人王叔文，精识瑰材，寡徒少欲，质直无隐，沈深有谋。"可见，"精识"与人的思维、认识、判断等精神活动密切相关，在传统中医理论认识中这属于"神明"的范畴[⑤]，并认为这是心之所主，如

---

① 张成博，程伟.中国医学史［M］.北京：中国中医药出版社，2016：53.

② 罗福颐.西陲古方技书残卷汇编［J］.中华医史杂志，1953，7（1）：27-30.

③④ 王淑民.敦煌脉书《玄感脉经》初探［J］.上海中医药杂志，1987，13（8）：35-36.

⑤ 刘冉，李铁华.敦煌脉书《玄感脉经》"精识之主"考辨［J］.中国中医基础医学杂志，2022，28（7）：1029-1031.

《素问·灵兰秘典论》言："心者，君主之官也，神明出焉。"虽然《素问·脉要精微论》中有"头者，精明之府。头倾视深，精神将夺矣"的说法，但这种认识仅仅表达了头是人精气神明汇集之地，没有明确提出头脑与精神、神明的生理关系。然而，《玄感脉经》流传不广且于五代后亡佚，故而这种认识并未被广大医者所知。直至明末清初，汪昂于《本草备要》中提出"人之记性，皆在脑中"，清代医家王清任于《医林改错》中提出人之"灵机记性在脑"，才明确了人体"脑"的生理功能。

（二）诊脉要点

《玄感脉经》对于诊脉的部位、轻重、时间等内容均有提及。如诊脉的部位，《玄感脉经》提倡寸口诊脉法，在此基础上有学者指出，文中所论"三部九候"乃指寸、关、尺三部。关于诊脉轻重，《玄感脉经》提出："初持脉如三菽之重，皮毛相得，肺脉也；如六菽之重，与肌肉相得者，心脉；如九菽之重，与筋平者，肝脉；如二十（当为"十二"）菽重者，在下，脾脉也；按之至骨，举指来病（当为"疾"）者，肾脉也。"可见，《玄感脉经》认为脉诊时指下力度从轻到重，所诊人体层次为"皮毛→肌肉→筋→筋下→骨"，对应的五脏分别为肺、心、肝、脾、肾。再从诊脉时间来看，《玄感脉经》云："诊法常以清旦者何？平旦阴气未动，阳气未散，饮食未进，经脉未盛，脉调匀，气血未乱，故乃可诊。平旦阴阳俱于寸口，阴阳未分，其气未行，饮食未进，是以故脉必审而知之，其为调也。"提倡"诊法常以平旦"，这一认识与《素问·脉要精微论》之"诊法常以平旦"有相似亦有不同之处。《素问·脉要精微论》云："黄帝问曰：诊法何如？岐伯对曰：诊法常以平旦，阴气未动，阳气未散，饮食未进，经脉未盛，络脉调匀，气血未乱，故乃可诊有过之脉。"由此可见，《玄感脉经》中"诊法常以平旦"是因为平旦之时血脉调和，强调的是"常脉"；而《素问·脉要精微论》强调的是"诊有过之脉"，即"病脉"。这可能与两部书籍中脉诊部位不同等原因有关，学者当注意鉴别[①]。

五、《广成先生玉函经》

《广成先生玉函经》简称《玉函经》，旧题唐杜光庭撰。杜光庭（850—933），字宾圣（一云宾至），号东瀛子，处州缙云（今浙江丽水）人（一云括苍人，或云京兆人），

---

① 田永衍. 敦煌文献《平脉略例》《玄感脉经》考论三则 [J] . 敦煌学辑刊，2015，1（3）: 58-62.

唐末著名道教学者。古时修道者多精通医学，故有"十道九医"之说，从杜氏多部著作中均可窥见其深厚的医学功底。杜氏年少习儒，博览群书，唐懿宗朝应九经举，赋万言而不中，弃儒入道，于天台山拜道士应夷节为师，为司马承祯的五传弟子。僖宗朝受召见，赐以紫服象简，充麟德殿文章应制，为道门领袖，一时天下推服，有"学海千寻，辞林万叶，扶宗立教，海内一人"之誉。中和元年，避乱入蜀。留成都，事前蜀王建父子，颇得器重，历官金紫光禄大夫、谏议大夫、户部侍郎等职，初赐号广德先生，封蔡国公，进号广成先生。后主王衍袭位，受禄苑中，尊光庭为传真天师，特进检校太傅、太子宾客、崇文馆大学士。后弃官隐居青城山白云溪，专事道教学术整理，所著道书甚富。其所著道书有27种被收入《正统道藏》，其中尤以《广成集》《道门科范大全集》《道德真经广圣义》《太上老君说常清静心经》《录异记》等著称。

《广成先生玉函经》三卷（一作一卷），以歌诀形式讲述医家诊脉的要诀，该书序言曰："医门广博，脉理玄微，凡称诊脉之流，多昧死生之理。倘精心于指下，必驰誉于环中，可疗者圆散宜投，难起者资财慎取，免沈声迹，图显功能。余幼访明师，遍寻奇士，敢缄秘于卑怀，谨傍《难经》，略依诀证，乃成生死歌诀一门，非敢矜于实学，欲请示于后昆焉。"其成就与学术特点主要包括以下方面：

（一）以死脉为中心，论脉以视死别生

中医通过脉象视死别生、判断疾病预后自古有之。《素问·平人气象论》云："人以水谷为本，故人绝水谷则死，脉无胃气亦死，所谓无胃气者，但得真脏脉不得胃气也。"强调脉有胃气，是疾病向愈的重要指征。《玉函经·生死歌诀上》云："若人六脉动摇摇，又怕其中无胃气。"继承了脉诊重视胃气的思想。黎民寿注曰："《内经》云：'四时皆以胃气为本。'而定斋云：'六脉无胃气则不能生。'且如弦脉属木应肝，于时为春，若但弦而无胃气者，肝死也。"《玉函经》中还强调可以通过论脉理、辨五色、察五气视死别生，判断疾病预后。尤其重视涩、代二脉在判断疾病预后上的重要作用，如《玉函经·生死歌诀上》云："切脉定知生死路，但向止代涩中取。看取涩脉喻止代，此是死期之大概。"

（二）重视脾胃生理功能

《玉函经》提出，人之脾胃功能的强弱，决定着体质的强弱及疾病的预后："欲

知死期何以取，古贤推定五般土。阳土须知不过阴，阴土遇阳当细数。四季中央戊己同，万物凭土以为主。"黎民寿注曰："五土者，以气候言之也。凡人身五行与天地惟一，以天地论，即人身可知；天地人三才既可知，即万物可知矣。五行既通，无所不往。……五土既皆居中，故知万物之中，四时之中，七十二候之中，皆以土为主也。天若失土，则万象亡次序而不能圆覆于上；地若失土，则万物无变化而不能轸载于下；人若失土，则随禀受不备也。以此数论，则知天地万物，皆以土为要论。"

（三）记录多种死脉的特征

自晋代王叔和《脉经》问世，受《内经》五脏死脉、真脏脉理论的启发，开启了医家描述危重脉象之先河。《玉函经》中论述了"屋漏""雀啄""弹石""解索""虾游""鱼翔"等多种危重脉象的特点及所主病证："屋漏雀啄恶见脾，余部见之皆不畏。死期常例有多门，弹石解索须细论。此候不逾于一季，姻亲泣送葬孤坟。虾游若也及鱼翔，一气之期即不长。十五日中寻鬼贼，水一火二木三量，金四土五数已定，各随部位好参详。"

（四）以脉辨男女

中医认为男女有阴阳之质不同，则精血之形亦异。阴静海满而去血，阳动应合而泄精，故《素问·上古天真论》云："（女子）二七而天癸至，任脉通，太冲脉盛，月事以时下……（丈夫）二八肾气盛，天癸至，精气溢泻，阴阳和，故能有子。"由此，《玉函经》提出童男童女的脉象特征具有差异。《玉函经》云："欲识童男与童女，诀在寸关并尺里。自然紧数甚分明，都缘未散精华气。"黎民寿注曰："若夫男子居室而未有所耗，则天之所禀者混然全真，故脉三部紧数分明，而无所损也。"

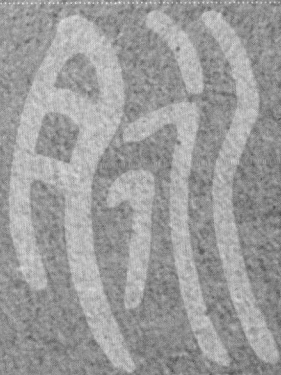

第三章

宋辽金元
脉学史

宋辽金元是中医脉学充分发展且逐渐走向普及的时期。这一时期，史籍对脉学的记载涉及脉学的教育、考核、传承、专著，以及名医事迹、宫廷权力斗争等方面。《宋史》记载，脉诊是太医局规定的医学生必修课程，是宋代太医局考试的重点内容。民间研究脉学也十分兴盛，《宋史》记载了赵自化、沙门洪蕴、僧智缘、庞安时、王克明等脉学名家及其轶事，刘完素、张元素、张子和、李东垣、朱丹溪等金元时期名医在凭脉辨证、脉证合参方面成就颇高，促进了中医辨证论治的发展。脉学在此时渐渐走向普及，《王叔和脉诀》等脉学专著达到了家弦户诵的程度，以致不少文人知医通医，关注中医脉诊。在一些散文、诗歌、笔记中有不少对中医脉学的记载与论说，如苏东坡《脉说》一篇批判考脉，成为文人评论脉学之名篇，《齐东野语》《鹤林玉露》等文人笔记亦论及中医脉学。宋辽金元时期，医学革新，名医辈出，医案也很丰富，这些医案不少以脉诊为诊治凭据，因此亦可称为"脉案"，郭雍、李东垣、罗谦甫、朱丹溪、滑伯仁等名医留下了不少辨证精彩的脉案。宋辽金元时期，涌现了不少脉学名著，有的流传甚广，可谓家弦户诵，有的影响深远，如《崔真人脉诀》《脉诀理玄秘要》《察病指南》《脉诀指掌病式图说》《脉诀刊误》《诊家枢要》《脉因证治》等，其中尤以《崔真人脉诀》《察病指南》《诊家枢要》为这一时期的代表性脉学著作，《崔真人脉诀》在脉诊的普及方面做出了杰出的贡献，《察病指南》用脉图描绘脉象对后世影响深远。

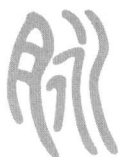

第一节
史籍中的脉学记载

《宋史》《辽史》《金史》《元史》《新元史》记载了宋辽金元时期的脉学概况与成就，内容亦较为丰富。与前代相比，这一时期中医脉学已十分成熟。前代史籍，如对两晋南北朝隋唐五代时期脉学的记载，大多用以说明名医医术之高超，内容较为零散，而《宋史》《辽史》《金史》《元史》《新元史》对脉学的记载则不仅仅限于名医事迹，还涉及脉学的传承与发展，说明脉学已经成为一门独立、成熟的重要医学学科。史籍对这一时期脉学的记载涉及脉学的教育、考核、传承、专著，以及名医事迹、宫廷权力斗争等方面。

一、脉学教育及传承

《宋史》记录了宋代的官办医学教育，脉学教育是其中重要内容。北宋前中期，官办医学教育隶属太常寺，太常寺下设置太医署，后改称太医局，宋仁宗后期，太医局专掌医学教育。至宋神宗时，太医局从太常寺中剥离出来，设置提举、判局、教授等医官，医学生300人。太医局医学教育分为3科，包括方脉科、针科、疡科。其中方脉科包括大方脉、小方脉、风科，相当于今天的内科与儿科；针科包括针灸、口齿、咽喉、眼、耳，相当于今天的针灸科、五官科、口腔科；疡科包括疮肿、折伤、金疮、书禁，相当于今天的外科等。到北宋后期又进行了细分。

方脉科、针科、疡科所教授的课程科目有所区别。方脉科主要以《黄帝内经素问》《难经》《脉经》为大经，以《诸病源候论》《龙树眼论》《千金翼方》为小经。针科、疡科则去《脉经》而增加针灸方面的《三部针灸经》，即《针灸甲乙经》。方脉科为三大科之首，以脉辨证、立法处方，脉诊是处方的前提，故此科名为"方脉"，以"脉"为名，可见脉诊在方脉科中的重要意义，因此，《脉经》是方脉科必修的三大经典之一，且其另需修习的《难经》，脉诊也是其中重要的内容之一，可见太医局对方脉科学习脉诊的重视。

脉诊还是宋代太医局考试的重点内容。《宋史·志第一百一十》记载，北宋崇宁年间，太医局改隶国子监，规定太医局考试分为三场："第一场问三经大义五道；次场方脉试脉证、运气大义各二道，针、疡试小经大义三道，运气大义二道；三场假令治病法三道。"脉证为三场考试中第二场的重点内容。南宋淳熙十五年，又开设选拔白身医士考试，其考试内容及流程，《宋史·志第一百一十》载："试脉义一场三道，取其二通者赴次年省试，经义三场一十二道，以五通为合格，五取其一补医生，俟再赴省试升补，八通翰林医学，六通祗候，其特补、荐补并停。"脉义设第一场考试，脉学为当时选拔医士的第一道门槛。脉诊是否过关成为判定医士是否合格的基本标准，由此可见，宋朝在医学人才选拔方面对脉学的重视程度。

宋代，除太医局重视脉学教育外，民间也十分重视脉学的学习、传承与研究。《宋史·列传第二百二十一》有北宋名医庞安时之传记，据该文所载，庞安时也是一位精通脉学的医家。庞安时，字安常，出生于蕲州蕲水医学世家，童年时读书便过目不忘，从小跟随其父学医。庞父教导庞安时学医，便是从宋代流传甚广的《脉诀》一书开始。少年庞安时通读《脉诀》后，发现该书用于临证有不少不足之处，于是又攻读"黄帝、扁鹊之脉书"，不到20岁便精通脉书中的内容，还能阐发已见新意，让庞父大为吃惊。后来又进一步研读《灵枢》《黄帝内经太素》《针灸甲乙经》等医学经典，还贯通与医学有关的经史百家，在脉学方面达到了很高的水平，终成一代名医，后世誉之为"北宋医王"。北宋文学家苏轼知医通医，与庞安时交好，苏轼在《与苏子容六首之五》中称赞庞安说："蕲水人庞安时者，脉药皆精，博学多识，已试之验，不减古人。"苏轼给予了庞安时极高的评价，称庞安时"脉药皆精"，且"不减古人"，可见庞安时脉诊水平之精良，令苏轼称叹。

庞安时在脉学方面体会颇深，有不少新的见解。《宋史·列传第二百二十一》载庞安时之言："世所谓医书，予皆见之，惟扁鹊之言深矣。盖所谓《难经》者，扁鹊寓术于其书，而言之不详，意者使后人自求之欤！予之术盖出于此。以之视浅深，决死生，若合符节。且察脉之要，莫急于人迎、寸口。是二脉阴阳相应，如两引绳，阴阳均，则绳之大小等，故定阴阳于喉、手，配覆溢于尺、寸，寓九候于浮沉，分四温于伤寒。此皆扁鹊略开其端，而予参以《内经》诸书，考究而得其说。审而用之，顺而治之，病不得逃矣。"庞安时推崇扁鹊脉法，即《难经》，认为医者临证应当依照《难经》来诊断患者病情、判断患者生死预后。庞安时发挥《难经》脉学之旨，指出"察脉之要"在于人迎脉与寸口脉，人迎脉与寸口脉阴阳相应，如同两条牵引之绳，如果阴阳平衡则绳子的大小相等，故诊察脉之阴阳要依据人迎脉与寸口脉对比之法，分清脉之覆溢需要用诊尺部与寸部对比之法，诊断九候须以浮取沉取之法进行对比。庞安时发扬了《难经》脉法，指出各部对比脉诊法的关键与诀窍。由于其在脉学方面的见解颇丰，故著《难经辨》一部以阐述脉学之道。通过《宋史》所载庞安时的学医经历，可以了解宋代民间脉学之兴盛，但研习脉学初学者多以《脉诀》为据，而如庞安时一门深入者，不仅局限在《脉诀》，还会深入研读《难经》等脉学经典。

由于宋朝对脉学的重视，脉学在此时渐渐得以普及，不仅前代脉学专书的传承学习十分兴盛，新撰脉学著作亦为不少。据《宋史·志第一百六十》所载，这一时期流传的脉学专著有秦越人《难经疏》十三卷、《黄帝脉经》一卷、《脉诀》一卷、张仲景《脉经》一卷、《五脏荣卫论》一卷、《耆婆脉经》三卷、徐氏《脉经》三卷、王叔和《脉诀》一卷、《孩子脉论》一卷、李勋《脉经》一卷、张及《脉经手诀》一卷、徐裔《脉诀》二卷、《韩氏脉诀》一卷、《脉经》一卷、《百会要诀脉经》一卷、《碎金脉诀》一卷、《元门脉诀》一卷、《身经要集》一卷、《太医秘诀诊候生死部》一卷、《仓公决死生秘要》一卷、《扁鹊注黄帝八十一难经》二卷、扁鹊《脉经》一卷、王叔和《脉经》十卷、《脉诀机要》三卷、庞安时《难经解义》一卷、宋庭臣《黄帝八十一难经注释》一卷、谭延镐《脉色要诀》一卷、庞安时《难经解》一卷、徐氏《黄帝脉经指下秘诀》一卷，记录自先秦两汉到宋代脉学专著近30种，脉书数量远超前代。

辽朝与北宋并立，《辽史》亦有脉学方面的记载。《辽史·列传第三十八》有辽朝名医直鲁古之传记："直鲁古，吐谷浑人。初，太祖破吐谷浑，一骑士弃橐反射，不中而去。及追兵开橐视之，中得一婴儿，即直鲁古也。因所俘者问其故，乃知射橐者婴之父也。世善医，虽马上视疾，亦知标本。意不欲子为人所得，欲杀之耳。由是进于太祖，淳钦皇后收养之。长亦能医，专事针灸。太宗时，以太医给侍。尝撰《脉诀》《针灸书》，行于世。年九十卒。"直鲁古本出身吐谷浑医学世家，后吐谷浑为辽朝所破，直鲁古父亲在乱军中无奈将其抛弃，后被辽朝淳钦皇后收养，长大后也精通医术，撰有《脉诀》等书，可见直鲁古擅长脉诊之术。

虽然有直鲁古这样的脉学名家，但直到辽朝前中期，辽国脉学尚不普及，契丹医人中通晓脉诊者极少，直到辽兴宗耶律宗真时，才令辽朝文士耶律庶成将汉地的方书、脉书翻译为契丹文刊行，让契丹医士学习，契丹各部族医学才渐为兴盛。《辽史·列传第十九》云："初，契丹医人鲜知切脉审药，上命庶成译方脉书行之，自是人皆通习，虽诸部族亦知医事。"记述了中医脉学在辽国流传与普及的过程，是中医脉学传播历史中的重要记录。

二、脉诊预判生死吉凶

《宋史》中有不少关于脉诊预判患者生死吉凶的记载，主要见于赵自化、沙门洪蕴、僧智缘、庞安时、王克明等医家传记。由此可见，至宋一代，脉诊仍然是检验医者医术水平的标准之一，名医多精擅脉诊。

宋初名医赵自化本为德州平原人，其高祖赵常曾为景州刺史，后全家沦陷于契丹，直到赵自化父亲赵知岩才脱身南归。赵知岩寓居洛阳，研究方药，以医为业，并将医术传给赵自正、赵自化二子。五代后周显德年间，赵知岩携赵自正、赵自化迁居京师，以医术著称一时。后宋朝秦国长公主（宋太祖赵匡胤同母妹）患病，有人举荐赵自化，赵自化为其治愈，宋太宗淳化五年，任医官副使。《宋史·列传第二百二十》记载了赵自化诊脉预判患者生死一事："时召陈州隐士万适至，馆于自化家。会以适补慎县主簿，适素强力无疾，诏下日，自化怪其色变，为切脉曰：'君将死矣。'不数日，适果卒。"万适平素身体强健无疾，然就在诏下将要升任慎县主簿时，赵自化无意望见万适面色出现病变，这是赵自化通过望诊所见。忽见万适重病显现于面色，赵自化惊疑不定，觉得脉诊更为精确，于是赶紧为其诊脉，诊脉后更加肯定万适将要病死，且就在近日。赵自化也不加隐晦，直接将诊脉结果告知万适。数日后，万适果然暴病而亡。赵自化先通过望诊看出对方罹患重病，又以脉诊判断患者死期，其望诊、脉诊水平已不在《史记》所载扁鹊望诊齐桓侯、《三国志》记载华佗预判患者死期之下。

《宋史》还记载了擅长脉诊的僧医沙门洪蕴。洪蕴本姓蓝，为潭州长沙（今湖南长沙）人，13岁时在开福寺出家，跟随开福寺僧人智巴学习医术，后到京师，以医术闻名，多次受到宋太祖、宋真宗召见。太平兴国年间，朝廷下诏搜求医方，洪蕴抄录古方数十首进献。《宋史·列传第二百二十》载洪蕴尤其擅长脉诊："洪蕴尤工诊切，每先岁时言人生死，无不应。汤剂精至，贵戚大臣有疾者，多诏遣诊疗。"洪蕴常在每年年初之前通过脉诊判断人这一年的生死预后，而且无不应验。从中医脉学理论而言，《内经》《难经》《脉经》便有四时脉及死脉，四时脉与死脉结合，有判断患者死期的可能性。然而洪蕴每年为人脉诊预测生死，且十分精准，脉诊水平之高已"近乎妖"。

沙门洪蕴乃北宋前期之人，北宋中期也有一位精通脉诊的僧医，名智缘，《宋史》亦有其传。智缘乃随州人，精通医术，北宋嘉祐末，应召至京师，居住在相国寺，亦以脉诊名闻一时。智缘不仅能通过诊脉说出对方的贵贱、祸福、吉凶，更为神奇的是可以诊父之脉而说出其子的吉凶，并且所言无不神验，当朝士大夫争相造访。当时，北宋名臣王珪、王安石同在翰林供职，王珪听闻智缘之事，怀疑古来从无"诊父脉而言子吉凶"的诊脉之法，王安石却说《左传》记载春秋时期医和为晋平公诊病，而知其良臣将死，良臣之命可以见于其君主之脉，诊父脉而言子吉凶也没有什么好奇怪的。王安石之言，展现了其博学多闻，能马上联想到《左传》中类似的记载。而智缘之脉诊确为奇哉！智缘断人贵贱、祸福、吉凶的脉法，即流于后世盛行一时之"太素脉法"。民国董志仁《太素脉考》说："太素脉，古脉学之一也。会悟太素脉理，不特可以诊病之癥结所在、死生时日，抑且能察人之穷通祸福、富贵寿夭而无或爽。"[①]太素脉法已不仅限于医学，更包含了命理之术。

南宋亦有精擅脉诊的医家王克明，字彦昭，为宋高宗至宋孝宗时期名医。王克明出生时，因母亲奶水不足，家中以粥喂养，故自幼便有脾胃病，长大以后脾胃病更加严重，求医诊治无效。这样一来，王克明走上了习医自救的道路，他学习中医的方法是深入研读《难经》《素问》等经典，后来习医有成，治好了自己的脾胃病。王克明十分重视《难经》等医学经典的学习。《难经》的内容以脉学为首，一般认为记载的是扁鹊脉法，所以王克明自然精通脉诊。《宋史》记载王克明在诊脉用药的过

---

① 张太素.订正太素脉秘诀［M］.北京：学苑出版社，2010：3.

程中非常认真负责，往往在脉诊之后深入思考、精心辨证，而后才处方用药。《宋史·列传第二百二十一》载："诊脉有难疗者，必沉思得其要，然后予之药。病虽数证，或用一药以除其本，本除而余病自去。"认真诊脉，深入思考辨证，自然用药疗效颇佳。有不需要用药者，王克明也会根据脉诊告诉患者应该在什么时候痊愈，且言无不验，脉诊水平之高超可见一斑。

以上史籍的记载是诊脉之后预测患者的生死、吉凶、病愈时间等，《宋史》还记载有名医为自己脉诊、预测自己生死者，即前文提到的"北宋医王"庞安时。据《宋史》，庞安时58岁时患病，其门人弟子请庞安时自己为自己诊脉，《宋史·列传第二百二十一》载庞安时笑曰："吾察之审矣。且出入息亦脉也，今胃气已绝，死矣。"庞安时已为自己诊过脉，并判断自己的病无药可治，死期已近，于是也不服药，过了几天，与客人座谈时忽然去世。庞安时能预判自己的死期，并且看淡生死，与其高超的脉诊水平有关。

三、凭脉辨证

金元时期是中医学术史上医学革新的时代。这一时期，名医辈出，且多有鲜明的学术见解，提出了不少影响中医学术发展的医学理论，产生了河间学派、易水学派、攻邪学派、丹溪学派等著名中医学派。所以清代学者纪晓岚在《四库全书总目提要》说："儒之门户分于宋，医之门户分于金元。"金元时期的代表性医家即中医学术史上有着赫赫名声的"金元四大家"，包括刘完素、张子和、李东垣、朱丹溪，其中李东垣之师乃名医张元素，张元素与刘完素、张子和、李东垣、朱丹溪又并称"金元五大家"。

五大家中，刘完素为河间学派开山鼻祖，河间学派俗称寒凉派；张元素为易水学派开山鼻祖；李东垣为张元素的杰出弟子，乃将易水学派发扬光大者，因擅长治疗脾胃，因此又被称为补土派；张子和开创攻邪学派；朱丹溪开创丹溪学派，因其治法以滋阴降火为特色，故丹溪学派俗称滋阴派。五大家在《金史》《元史》中皆有传记，其中张元素、张子和、李东垣传记中均有精彩的脉案记载。朱丹溪之传记，有元明时期文学家戴良为其所撰《丹溪翁传》，记载朱丹溪生平，较《元史》更为详尽，其中亦载有朱丹溪之精彩脉案。金元五大家脉法精湛，临证之时凭脉辨证，能准确判断各种疑难病证的病因病机，尤其在寒热疑似证的辨证方面，能通过脉诊拨开云雾、剥茧抽丝，认清疑难病证本质，堪称慧眼如炬。

《金史·列传第六十九》有金代名医张元素传记。张元素，字洁古，易州（今河北易县）人，易州境内有易水，故张元素所开创的医学流派被称为易水学派。张元素出生于书香门第，自幼天资聪颖，8岁即中童子举，当时之人视其为神童，27岁时经义登科，得中进士，但因犯"庙讳"下第，从此断绝仕途，走上从医的道路。据《金史》及《医学启源》序文记载，张元素学医乃苦读《黄帝内经》等医学经典而有所成，以常年苦读，乃至夜梦神人用大斧凿开其心窍，放置数卷医书于心窍之中，书名为《内经主治备要》，张元素梦醒之后便知医通医，洞彻医术。但此时张元素的身份为革去功名之进士，不仅为人轻视，于医界中亦籍籍无名。时有天下名医刘完素，刘完素为河间学派开山鼻祖，曾治愈金章宗公主之病，被赐号"高尚先生"，名满天下。于是张元素前往拜访刘完素，请教医理。但张元素去得不巧，正值刘完素生病，《金史》载刘完素此时"病伤寒八日，头痛脉紧，呕逆不食"。刘完素自我调治，但其病不愈，正苦恼之际，不欲见人，此时张元素的到访正好触了刘完素的霉头。《金史》载张元素前往拜访刘完素，等候良久，刘完素都面壁而卧，不理不睬，张元素忿然说："何见待之卑如此哉！"于是刘完素才接见了张元素。张元素发现天下名医刘完素竟然有病在身，于是自告奋勇为刘完素诊脉。诊脉后，张元素问刘完素是不是服过某味药物，刘完素点头称是，张元素说："子误矣。某味性寒，下降走太阴，阳亡汗不能出。今脉如此，当服某药则效矣。"刘完素听完张元素的诊断分析，心中大服，于是按照张元素的建议用药，病情果然痊愈。刘完素本为天下闻名的医学前辈，张元素治愈了名医刘完素的病，其医名很快不胫而走，终成一代宗师。刘完素在张元素习医之时已是医林名宿，而当时张元素在医界可说是籍籍无名之晚辈，这时要为名医刘完素诊病，在时人看来显得不自量力。然而张元素脉法精湛，为刘完素诊脉之后便推断其曾服某味寒凉药，并通过脉象准确分析出刘完素伤寒八日不愈的原因是过服寒凉药伤及脾阳所致，其诊断完全依据脉诊，有理有据，故令刘完素心服口服。由此可见脉诊在中医诊治疾病中的重要性。

张元素开创易水学派，其最杰出的弟子乃"金元四大家"之一的李东垣，《元史》中有李东垣传记，记录甚详。李东垣，本名李杲，字明之，东垣乃其号。李东垣出生于富豪家庭，少年时其母因病去世，乃立志学医，"捐千金"拜易水张元素为师，青出于蓝而胜于蓝，尽得张元素之传，后成一代大家。金泰和二年（1202），李东垣22岁，创制普济消毒饮救治当时的瘟疫——大头天行患者，活人无数。金末壬辰年（1232），汴京大疫，因瘟疫而死者约百万之多，李东垣在这场瘟疫中创补中益气汤，并撰《内外伤辨惑论》。晚年又撰写中医经典名著《脾胃论》，其弟子罗天益整理其手稿编成《兰室秘藏》。李东垣开创了脾胃学说，将易水学派发扬光大，亦为一代宗师。李东垣也精擅脉法，凭脉辨证，治病多有奇效，时人视之为神医。《元史·列传第九十》中记载了李东垣5例医案，其中2例详细记载了李东垣的脉诊结果与脉诊分析。

有一位官员萧君瑞，二月得了伤寒，症见发热，延请医者治疗，医者据"热者寒之"的治法思路，投以清气分实热证的寒凉之剂白虎汤，患者服药后，伤寒发热等症状消失，但出现面色黑如墨，小便失禁，脉沉细。萧君瑞请李东垣为其诊治，李东垣开始并不知道萧君瑞服用过白虎汤，但诊察之后立刻说："这是立夏之前误服白虎汤的过失，白虎汤本为大寒之剂，并非行经之药，只能清脏腑之热。如果不善于运用白虎汤，那么伤寒邪气就会被压制隐伏在经络之间。这时，如果换用大热之药来救治坏病，用热药克制阴邪，则必然引发其他病证，这不是救治误用白虎汤的办法。而救治办法应该是用辛温升阳而行经的药物，这就是我的治法。"有人问李东垣说："白虎汤为大寒之剂，根据寒者热之的理论，不用大热的药剂恐怕不能救治误用白虎汤的坏病，你的治法真能医治吗？"李东垣回答说："患者误服白虎汤之后，病邪被寒凉药压制隐伏在经络之间，阳气不升则经气不行，如果能让经气通行，则伤寒本证自然显露，伤寒本证显露后治疗还有什么困难呢？"李东垣用他所说的治法，果然治愈了患者。此则医案之辨证，脉诊是重要依据，文中记载"脉沉细"，应该是误用寒凉之剂白虎汤压制病邪于内，经气不利所致，脉不出则沉细，故李东垣用辛温之剂升阳，阳气升而病邪外出、经气通利，沉细脉亦应随之而出。李东垣凭脉辨证，因脉沉细而考虑邪气内伏，从而用辛散升阳法取效。此为诊脉辨证之法，通过诊脉把握疾病的病因病机，从而确立与病因病机相应的治法、方药。

《元史·列传第九十》还记载了李东垣救治一位十五六岁危重患者的经过。患者为文学家冯叔献的侄儿冯栎，冯栎患伤寒病，症状为目赤、口干大渴，脉一息七八至。冯家请其他医者诊治，其他医者见患者脉数，目赤而口渴，判断为热证，开具苦寒泻下之剂承气汤。冯家正在煎煮承气汤时，恰好李东垣前来拜访，冯叔献将侄儿病情及医者诊治告知李东垣。李东垣赶紧为患者诊脉，诊脉后惊骇道："幸亏还没有喝前医开的承气汤，差点药杀了此儿。虽然《内经》有言：'在脉，诸数为热，诸迟为寒。'现患者脉达到了一息八九至，表面看是极热证，但《素问·至真要大论》说：'病有脉从而病反者何也？脉之而从，按之不鼓，诸阳皆然。'所以这反而是阴寒证，不可服承气汤等寒凉方药。赶快去找姜、附子等大热药来，应该用'热因寒用'法治疗。"冯家赶紧找来姜、附子等药煎煮，药还没有煎好，患者爪甲变色、病情危重，急忙给患者服下八两姜、附子所煎药汤，患者很快汗出而病愈。中医临证强调辨证论治，宋金元时期，中医思辨思维兴起，强调辨别阴阳、寒热、虚实之真假。临证多有阴极似阳、阳极似阴、真热假寒、真寒假热、虚实难辨的疑难病证，若辨错真假，则遗祸无穷。能否辨识阴极似阳、阳极似阴、真热假寒、真寒假热等疑似证，反映了一个医者诊治水平的高低。而辨识寒热真假等疑难证，往往可以从脉象入手。从本案来看，李东垣脉诊水平极高，善于思辨，引用《内经》脉证原文分析病情，从阴极似阳的思辨角度准确捕捉到患者脉象一息八九至实为真寒假热的信息，果断运用大热药使患者转危为安。

金元四大家最后一位为元代名医朱丹溪。朱丹溪本名朱震亨，字彦修，时人尊称其为"丹溪先生""丹溪翁"，故后世多称其为朱丹溪。朱丹溪出身于书香门第，自幼聪颖，能日诵千言，36岁往八华山拜朱熹四传弟子著名理学宗师许谦为师，经过4年的学习，朱丹溪理学造诣深湛。但时为元季，许谦亦身患重病瘫痪在床，因此许谦鼓励朱丹溪走习医之路，40岁的朱丹溪始习医。经过4年的寻访，朱丹溪44岁时拜在金代河间学派开山鼻祖刘完素再传弟子罗知悌门下，在罗知悌的指点下，学习金元名医刘完素、张子和、李东垣三家之说。朱丹溪学医有成后返回家乡，治愈理学恩师许谦沉疴重症，名声大噪，病家与学者争相前往拜访。朱丹溪开创丹溪学派，对后世影响深远，明代前中期两百年间名医多为朱丹溪后世传人或私淑弟子。丹溪学说后来还流传至日本，形成日本汉方医三大流派之一的"后世派"。《新元史》中有朱丹溪之传记，但记录不尽详细。元明时有学者戴良，为朱丹溪撰写传记《丹溪翁传》，内容更为丰富，列举了朱丹溪5则医案，展现了朱丹溪精湛的医术。《丹溪翁传》5则医案中有3则记录了朱丹溪凭脉辨证，其脉法值得后世师法。

朱丹溪曾治疗浦江一重症痢疾患者，患者有一晚突然晕倒昏迷，双目上视，大小便失禁，汗泄不止。一般医者诊治痢疾，多认为病因病机乃湿热疫毒蕴于肠腑，所以治疗一般以清热化湿解毒为主。但朱丹溪为患者诊脉以后，发现患者"脉大无伦"，脉虽大但脉律不齐，因此判断为虚证，认为不应清热，而应以补虚为治。朱丹溪告知患者家属说："根据脉象判断，患者是阴液外泄虚脱，同时阳气暴绝所致，其病因是患痢疾后不注意调养禁忌，病后饮酒且行房事。虽然病情危急，但还有治疗希望。"朱丹溪从"脉大无伦"之脉象及昏倒、双目上视、大小便失禁、汗泄不止等症状，诊断患者"阴虚而阳暴绝"，凭脉辨证一线贯穿，堪称心明眼亮。所谓"阴虚而阳暴绝"，乃因阴阳互根，患者痢疾泻下不止并汗液外泄，阴液虚脱而同时阳亦暴绝，实属危重病证。朱丹溪的治法是艾灸气海穴，以回阳固脱，同时让人制人参膏给患者服用，以大补元气。艾灸气海穴之后过了一会儿，患者手已能动，再过一会儿，口唇亦已能动，慢慢有了知觉。等人参膏炼成后，患者服用3次便苏醒过来，其后按时间断服用人参膏达数斤之多，病即痊愈。这一则医案的价值在于提醒医者治疗痢疾不能落入常用的清热化湿解毒治法窠臼之中，中医治疗疾病强调辨证论治，临证之时须辨阴阳寒热虚实表里，不能先入为主。朱丹溪不被痢疾的常规认识所囿，能直指患者病因病机根本，乃因其有精湛之脉法基础，从"脉大无伦"及脱证症状准确判断患者为虚证，从虚论治而救危急之症。

又有一浙江天台的周姓进士，患恶寒怕冷，病情十分严重，即使暑月也要用棉布裹着头部，请其他医生看诊，其他医生一看患者恶寒怕冷，本"寒者热之"之意，用辛热的附子来温里祛寒，连服数日后，病情反而加重。周进士请朱丹溪为其诊治，朱丹溪诊其脉，发现为滑数脉，于是告诉周进士说："你这是热极似寒的真热假寒证。"于是让其服用辛凉的方剂，周进士服辛凉方剂之后，吐了痰涎一升左右，恶寒怕冷症状开始减轻，头上所蒙的棉布可以减去一半。再用刘完素之辛凉名方防风通圣散治疗，后病情痊愈。病愈后周进士很高兴，但朱丹溪告诫他说："病愈后须淡食以养胃，内观以养神，则水可生，火可降；否则，附毒必发，殆不可救。"因患者本为热证，却错误地用附子等热药，火毒内聚，导致真阴受损，所以叮嘱其清淡饮食、清心寡欲以保养肾水，不然内伏之附子火毒必定外发。但清淡饮食、清心寡欲对于平素养尊处优的周进士来说很难做到，后来果然附子火毒外发，导致痈疽发背而死。此医案患者为真热假寒证，表象是恶寒怕冷，即使夏天头上还要裹上棉布，看起来像寒证，但如果是寒证，为何服用附子热药病情会加重呢？这就是问题的关键所在，临证之时，常见寒热真假、虚实真假，最考医者辨证思维，若辨证失误，自然病情加重。但如果不是寒证而是热证，那么诊断的证据在哪里呢？这时四诊就非常重要了。朱丹溪发现患者脉滑数，如果是阳虚寒证，脉应该沉细无力，现在反而脉有力，脉与症显然有一真有一假，结合服附子后病情加重的情况，那么脉象应该反映的是真相，应以脉诊为凭。患者脉滑数，乃痰热在内阻碍阳气升发，所以朱丹溪用辛凉涌吐痰涎之法，一服见效。后来周进士痛疽发背，也说明之前错误服用附子，导致附毒内聚、真阴受损。此案为真热假寒证，也是根据诊脉辨证而判断病因病机之真相。

朱丹溪还曾治疗一小便不通的男子，因小便不通，其他医者就予以利水通导的方药，结果病情不好转反而加重。朱丹溪为其诊治，诊脉后发现其"右寸颇弦滑"，于是说："此积痰在肺。肺为上焦，膀胱为下焦，上焦闭则下焦塞，譬如滴水之器，必上窍通而后下窍之水出焉。"于是用涌吐痰涎之法让患者大吐，吐后小便通，病情痊愈，症状消失。此案亦为凭脉辨证的经典案例，患者小便不通，一般思维自然是治疗下焦，用药通利小便。但朱丹溪诊脉却发现患者右手寸部脉弦滑。自王叔和《脉经》开始，便将寸口脉右手寸部的脏腑对应分属定位在肺，而弦脉多主气机不通，滑脉多主痰湿，因此，朱丹溪判断患者是积痰在肺所致，并用文房滴水之器来比喻，说明上窍不通也会引起下窍不通的道理，用吐法治疗上焦之痰果然收效。这一医案，在脉诊上涉及寸口脉分部、脉位脏腑配属及凭脉辨证。以脉诊准确把握病因病机，治法才能如此精巧。

中医历代治法方药可谓汗牛充栋，历代医方数以万计，北宋编修方书《太平圣惠方》收录医方16 834首，明代编修方书《普济方》收录医方更多达61 739首，医方多则治法亦多，欲准确运用这些治法、医方收到效果，都需要辨证论治，而准确辨证的前提便是准确的四诊。没有脉诊等四诊，也就无法正确运用治法方药，凭脉辨证往往是理、法、方、药的前提，脉诊的重要性不言而喻。《金史·列传第六十九》有金代名医张子和之传记。张子和，即张从正，子和乃其字，张子和医术高超，《金史》评价其"起疾救死多取效"。张子和为中医"攻邪学派"代表人物，临证治疗特色是善于运用汗、吐、下三法，虽能起沉疴、愈痼疾，却是雷霆手段，一般医者很难掌握。汗、吐、下三法各有其适应证，对证则效如桴鼓，若不能对证，则"不当汗者汗之则死，不当下者下之则死，不当吐者吐之则死"。所以《金史》指出，一般庸医粗浅学习张子和汗、吐、下方剂，却不知道"察脉原病"，结果是"往往杀人"，原因在于庸医没有得到张子和的心法真传。这里也指出了脉诊的重要性，一切治法方药准确运用的前提便是"察脉原病"凭脉辨证，否则如同无目夜游，滥用方药，伤人性命。

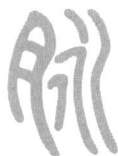

第二节
宋辽金元时期
文人论脉

宋代朝廷重视医学，不仅在官学中兴办医学，还搜集整理医方，以及整理刊行历代中医典籍，促进了医学的发展。在朝廷的重视与推动之下，这一时期不少知识分子知医通医，普遍通晓医理，"儒医"在宋以后兴起。所谓儒医，有儒而通医者，有儒而业医者，有医而习儒者，有亦儒亦医者。这一时期，不少文人士大夫对医学研究充满热情，在为官之余，多留心医药、养生，甚至行医济世，知医通医者甚众。如苏轼便通晓医药，与当时名医庞安时交好，还将所获秘方"圣散子"传授给庞安时，苏轼还留下不少医论及医方，后人将其编入《苏沈良方》。又如宋代官员沈括，在各科技领域都有成就，其医药方面的研究见于《梦溪笔谈》《苏沈良方》。其余如范仲淹、欧阳修、王安石、苏辙、陆游、许叔微、朱熹、蔡元定、周密等，皆知医通医。这一时期，不少文人都关注到了中医的脉诊，在一些散文、诗歌、笔记中对中医脉学有不少记载与论说。

一、论脉诊之要

宋代不少文人重视脉诊，北宋名臣王安石有《赠陈君景初》诗，此诗乃赠当时医者陈景初所作，诗中夸赞了陈景初的高明医术，诗曰："吾尝奇华佗，肠胃真割剖。神膏既傅之，顷刻活残朽。昔闻今则信，绝伎世尝有。堂堂颍川士，察脉极渊薮。珍丸起病瘵，蛲虫随泄呕。挛足四五年，下针使之走。一言傥不合，万金莫可诱。又复能赋诗，往往吹琼玖。卷纸夸速成，语怪若神授。名声动京洛，踪迹晦莨莠。相逢但长啸，遇饮辄掩口。独醒竟何如，无乃寡俗偶。顾非避世翁，疑是壁中叟。安得斯人术，付之经国手。"王安石从脉诊、方药、针灸几个方面介绍了陈景初的医术。在脉诊方面，说陈景初"察脉极渊薮"，意为陈景初通过诊脉就能深入掌握病情的病因根源。在王安石看来，要成为一位良医，精良的脉诊技术便是首要条件。

然而，脉诊虽然重要，却是极为难学的一门医技，并不是所有医者都能达到一定高度的。南宋诗人陆游有《访医》诗一首，其在诗中说脉诊难以掌握，尽信医不如不信。陆游《访医》诗云："衰与病相乘，况复积忧虑。眩昏坐辄瞑，疲弱行欲仆。今晨访之医，见语疾当去。脉来如泉源，未易测君数。盛衰当自察，信医固多误。养气勿动心，生死良细故。"陆游说他因年老体衰且生病，再加上长期忧虑，出现了昏眩、嗜睡、疲惫乏力、行走欲仆倒等症状，前去访医求治，医者诊断后，却告知陆游不要紧，病情当自愈。陆游本通晓医学，尤好养生，所以怀疑医者的说法，认为医者之言不可全信。他的理由是"脉来如泉源，未易测君数"，脉如泉源，一般很难通过脉诊掌握患者的病情预后，所以"信医固多误"。陆游坚持认为自身患病，说"盛衰当自察"，自己身体的状况自己还不了解吗？并且提出他认为的养生治疗方案，即"养气勿动心"。从陆游《访医》诗中，可以窥见宋代文人对中医脉诊的看法，即认为脉诊十分重要，脉诊是准确诊断病情的关键，但又对医者能否掌握脉诊持怀疑态度。苏轼《脉说》一文也同样指出："脉之难，古今之所病也。"并认为真正掌握脉诊的医者极少，所谓："医之明脉者，天下盖一二数。"古代文人对脉诊的这种矛盾心理，一直延续至今，一方面惊叹于脉诊之神奇，另一方面对脉诊的准确性感到怀疑。

宋代文人还重视脉学研究。宋代政府刊刻颁行《脉经》，再加上《王叔和脉诀》在宋代流行一时，不少文人对脉学有所了解，甚至深入考证研究，如南宋理学宗师朱熹。朱熹曾为郭雍《伤寒补亡论》作跋，其跋文说："抑予尝谓古人之于脉，其察之固非一道。然今世通行，唯寸关尺之法为最要，且其说具于《难经》之首篇，则亦非下俚俗说也，故郭公此书，备载其语，而并取丁德用密排三指之法以释之，夫《难经》则至矣。至于德用之法，则予窃意诊者之指有肥瘠，病者之臂有长短，以是相求，或未得为定论也。盖尝细考经之所以分寸尺者，皆自关而前郤，以距乎鱼际尺泽，是则所谓关者，必有一定之处，亦若鱼际尺泽之可以外见而先识也。然今诸书，皆无的然之论，唯《千金》以为寸口之处，其骨自高，而关尺皆由是而却取焉。则其言之先后，位之进退，若与经文不合，独俗间所传脉诀五七言韵语者，词最鄙浅，非叔和本书明甚，乃能直指高骨为关，而分其前后以为寸尺阴阳之位，似得《难经》本指。然世之高医，以其赝也，遂委弃而羞言之。"从跋文中可以看出，朱熹对《难经》《脉经》《备急千金要方》《千金翼方》《王叔和脉诀》等脉学著作都有深入考证，尤其对寸口脉寸、关、尺分部的脉法源流进行了考证。朱熹弟子蔡元定（字季通，号西山）为南宋理学宗师，亦精通脉学，著有《脉经》，又称《蔡西山脉经》，对后世脉学发展有一定影响。中国脉学史上，除王叔和《脉经》外，隋唐及其以前的医家以《脉经》命名的书并不少，但宋代以后敢把自己的脉书称为"经"者凤毛麟角，而南宋蔡元定《脉经》就是其中之一[1]。但蔡氏《脉经》在国内久已亡佚，郑金生在日本回归的《（新编）脉经须知》一书中发现蔡元定《脉经》的正文，现存于《脉诊须知》中的蔡氏《脉经》只有脉论8篇[2]。

二、以脉学喻学喻政

北宋文学家苏轼知医通医，与北宋名医庞安时交好，对脉学也多有了解。苏轼也认为脉诊是中医准确诊治疾病的前提条件，只有通过脉诊才能把握病机的寒热、虚实。苏轼在《张寺丞益斋》一诗中说："又如学医人，识病由饱更。风雨晦明淫，跛躄喑聋盲。虚实在其脉，静躁在其情。荣枯在其色，寿夭在其形。苟能阅千人，望见知死生。"认为病机的虚实情况反映在脉象上，医者应通过脉诊进行把握，如果能脉诊、望诊上千人，便能诊断患者的生死。苏轼以医为喻，指出为学为道皆应像医者诊治疾病一样，知道学习益损的关键点。

苏轼又有《道德》一文，云："如人有病，先见于脉，如人饮酒，先见于色。"这是本"有诸内必形诸外"指出病机会显现于脉象。又在《策略一》文中以脉诊比喻说："今夫医之治病，切脉观色，听其声音，而知病之所由起，曰'此寒也，此热也'，或曰'此寒热之相搏也'，及其他，无不可为者。"认为为政治国者应当如同医者，通过脉诊、望诊、闻诊了解病机之寒热，与前文所述东汉思想家王符《潜夫论》以脉诊比喻为政治国的理念一脉相承。

苏轼在《拟进士对御试策》文中还有类似比喻，云："古之为医者，聆音察色，洞视五脏，则其治疾也，有剖胸决脾，洗濯胃肾之变。苟无其术，不敢行其事。今无知人之明，而欲立非常之功，解纵绳墨以慕古人，则是未能察脉而欲试华佗之方，

① 陈国代.脉病不相应非药可为也——谈蔡元定的医学贡献［J］.中华中医药学刊，2008，（8）：1812-1814.
② 郑金生.蔡西山《脉经》考［J］.中华医史杂志，2002，（2）：18-20.

其异于操刀而杀人者几希矣。"以医为喻，认为为政者必须如同医者那样，在治国之前要望闻问切、辨证论治，尤其点出脉诊，"未能察脉而欲试华佗之方，其异于操刀而杀人者几希矣"。虽是喻政，其实也指出了脉诊是遣方用药之前提，若不诊脉而处方，无异于操刀杀人。

南宋学者罗大经著《鹤林玉露》，为笔记体裁，主要记载名人轶事与掌故，书中有以脉象喻学的记载。《鹤林玉露》甲编卷二有《心脉》一篇，云："敖器之善察脉，常言心脉要细、紧、洪，备此三者，大贵大贤也。赵季仁举似谓余曰：'此非论脉，乃是论学。'余曰：'小心翼翼，细也。务时敏，紧也。有容乃大，洪也。'季仁曰：'正是如此。'"敖器之擅长脉诊，认为心部脉细、紧、洪为大贵大贤之脉，此观点本为"太素脉法"，"太素脉法"系通过脉象来判断对方的贵、贱、贫、富、寿、夭，所谓心部脉细、紧、洪为大贵大贤之脉，即以脉象判断人的穷通命运，涉于命理之学。而罗大经之好友赵季仁认为敖器之此脉法观点也可以引申到做学问的道理上去。罗大经心领神会，指出心部脉细，即心细，犹如小心翼翼，指做学问要谨慎；心部脉紧，犹如《尚书·说命下》中所说的"务时敏"，也就是做学问需要时刻努力；心部脉洪，犹如"有容乃大"，即做学问要心量宽广、海纳百川。可见罗大经主张治学态度为"小心翼翼""务时敏""有容乃大"。赵季仁、罗大经以脉诊为喻，指出了做学问的态度，生动有趣，又涉及对脉象的理解，一会即觉。

三、批判考脉陋习

自《后汉书·方术列传》载汉和帝考郭玉脉诊之后，历代考脉风气不断，都将脉诊作为评价一名医者医术水平高低的标准。考脉风气渐渐流向民间，患者访医求治时，常常以考脉为巧计，以脉诊试验医者。有的患者到医者面前，一言不发，双手一伸，让医者为自己诊脉，诊脉后依然闭口不言，只让医者诊脉后猜测症状。若医者诊脉后所说病情与自己症状吻合，则心中欢喜，以为觅得良医，便放心让医者治疗；若医者诊脉所说病情与自己症状不合，或者医者拒绝凭脉猜测病情，则心中不喜，失去对医者的信任，满腹狐疑，甚至拂袖而去，甚或以为自己难倒了医者，以为得计，洋洋得意。考脉的奇特现象在中国历史上延续了两千余年，至今民间仍然风行。殊不知从古至今，中医在诊断方面皆强调四诊合参，望、闻、问、切四诊须相互参详，才能准确把握患者病情根本，避免误治。若仅凭脉诊，摒弃望、闻、问其他三诊，很难避免差错。且古代脉诊的目的是了解病因病机，以便根据病因病机确立治法，指导处方用药，而非揣测患者病情症状。从患者角度来说，访医求治，目的是让医者准确诊断，寻求有效的治疗，应全力配合医者望、闻、问、切四诊，而非难倒医者，让医者随意揣测，考脉实为舍本逐末。由于考脉风气愈演愈烈，后世不少学者批评或者讽刺了这种陋习。北宋文学家苏轼便是历史上最早撰文批评考脉者。

苏轼《东坡先生全集》中有《求医诊脉》短文一篇，收录入《苏沈良方》，其篇名为《脉说》。其文曰："脉之难明，古今所病也。至虚有实候，而太实有羸状。差之毫厘疑似之间，便有死生祸福之异。此古今所病也。病不可不谒医，而医之明脉者，天下盖一二数。骐骥不时有，天下未尝徒行；和、扁不世出，病者终不徒死。亦因其长而护其短耳。士大夫多秘所患而求诊，以验医之能否，使索病于冥漠之中，辨虚实冷热于疑似之间。医不幸而失，终不肯自谓失也，则巧饰遂非以全其名。至于不救，则曰：'是固难治也。'间有谨愿者，虽或因主人之言，亦复参以所见，两存而杂治，以故药不效。此世之通患而莫之悟也。吾平生求医，盖于平时默验其工拙。至于有疾而求疗，必先尽告以所患而后求诊，使医者了然知患之所在也，然后求之诊。虚实冷热，先定于中，则脉之疑似不能惑也。故虽中医，治吾疾常愈。吾求疾愈而已，岂以困医为事哉？"

苏轼说当时士大夫求治时多"秘所患而求诊"，目的在于"验医之能否"，可见当时考脉风气流行一时。而苏轼不赞成这样的做法，他指出脉诊本来就是很难掌握的医技，天下能精通脉诊者也就一二数，像医和、扁鹊那样精通脉诊的医者很少，但即使没有医和、扁鹊，患者也不会全都不治身亡。如果一味追求脉诊，不告知病情，医者仅得脉诊信息，就会出现辨证似是而非，如果治疗失败，医者也会说根据脉诊本来就无法医治，这样反而对病患不利。苏轼认为患者求治时应该全力配合医者，必须将病情详尽地告诉医者之后，才让医者诊脉，这样才能让医者明晓病灶所在，不被似是而非的脉诊所迷惑，治疗才能取得良好的效果。如果能全力配合医者，告知病情，那么即使中等水平的医生也常能治好患者。最后总结说求医的目的是治愈疾病，而非"困医"。苏轼《求医诊脉》一文言辞恳切，符合临床实际，批判了"考脉"这种自作聪明的误人误己行为。

南宋学者周密在笔记著作《齐东野语》中提出诊脉应仔细，应认真辨证，诊断准确才能处方。《齐东野语》卷十八有《近世名医》一篇，篇中说宋时江西有名医"严三点"精于脉诊，因其诊脉时用三指点按患者脉搏，须臾便可知患者六脉之病情，脉法之精，轰动一时，因此时人赞誉其为"严三点"，久而久之，世人都忘其真名，均称其为"三点"。《齐东野语》所记载"严三点"，历史上确有其人，为宋代脉学名家，著有《脉法撮要》。但周密不太认同仓促间便完成脉诊的做法，他在《齐东野语》中说："按诊脉之法，必均调自己之息，而后可以候他人之息。凡四十五动为一息，或过或不及，皆为病脉。故有三败、三迟、四平、六数、七极、八脱、九死之法。然则察脉固不可以仓卒得之，而况三点指之间哉？此余未敢以为然者也。或谓其别有观形察色之术，姑假此以神其术，初不在脉也。"中医诊脉要了解患者脉搏的迟、数、动、止，都需要悉心体会，其中迟、数即快、慢，是用医者的呼吸判断患者脉搏跳动的快慢，这些都需要一定的时间才能完成，只是轻点患者脉搏瞬间显然是无法完成的。周密还指出有三败、三迟、四平、六数、七极、八脱、九死等各种脉象，都不是仓促诊脉而能诊察出来的。周密只是当时的文学家，并非专业医生，但从《齐东野语》来看，周密对中医脉诊的了解十分深入，可见宋代在《王叔和脉诀》《脉经》等脉学经典著作的流传之下，脉诊知识已经相当普及，宋代文人也大多知医通医。周密从严谨的角度出发，指出诊脉必须认真仔细，更遑论所谓考脉。

四、诊脉断生死吉凶

周密《齐东野语》卷十八《近世名医》中记载4则名医轶事，除上文所述"严三点"脉法轶事外，还有3则轶事也都涉及脉诊之事，且都与脉诊判断生死吉凶相关。

南宋宋高宗绍兴年间，有奸佞之臣王继先，出身医学世家，其先祖擅长外科，王继先以医术高超而升任高官，因其虽为官却兼通医术，故时人称其为"王医师"，在绍兴年间驰名一时。《齐东野语·近世名医》记载，王继先后来因奸佞获罪被贬福州，在被押解前往福州的路途上，邂逅其族叔祖宫教。王继先与宫教偶遇，小酌于旅舍，宫教知王继先精通医术，因而请求其为自己诊察脉象。宫教平素身体康健，并无疾病，但王继先为宫教诊脉后却大惊失色说因受其知遇已久，脉象主凶的情况不敢不告诉宫教。王继先说宫教"脉病人不病"，即脉诊上看来有病，但患者并未感觉到病症，脉证相异，死期当在十日之内，并劝说宫教赶紧回家，还来得及处理后事。宫教平素无病，所以对王继先之语将信将疑，但历来相信其医术，因此当日即返程回家，果然归家仅仅数日便去世，正印了王继先脉诊之语。《齐东野语》所载王继先此轶事与华佗预言患者梅平生死之事颇为相似。《三国志·魏书·方技传》载："军吏梅平得病，除名还家，家居广陵，未至二百里，止亲人舍。有顷。佗偶至主人许，主人令佗视平，佗谓平曰：'君早见我，可不至此。今疾已结，促去可得与家相见，五日卒。'应时归，如佗所刻。"华佗偶遇梅平，为其诊治后，告诉梅平已身染沉疴痼疾，死期在五日之后，劝说梅平速速返家，还能与家人相见，后来果然如华佗所言。此轶事并未言明华佗为梅平诊病时采用何种诊法，但从《三国志》对华佗精妙脉诊的记载（见前文所述）来看，华佗应该采用了脉诊之法，至少亦为四诊合参之法。而《齐东野语》王继先轶事与华佗之事相类，说明王继先脉法高超，直追前代名医。

《齐东野语》还记载了1则通过给丈夫诊脉而知其妻将死的脉案，可谓神异。南宋宋光宗绍熙年间，有位姓邢的医者，医术神异，当时有官员韩平原任职阁门司，在出使之前请邢姓医者为其诊脉，医者诊脉后说韩平原脉象和平没有大碍，但让人担忧的是韩平原的夫人，已染重病，病死之期不远，并说韩平原出使回来未必可以见其妻一面。韩平原的妻子本无疾病，而且邢姓医者通过给丈夫诊脉预言对方妻子死期，未免太过奇异，所以韩平原觉得其怪诞无稽，并不完全相信，但也隐隐担心。结果是韩平原出使数月后，其妻忽然病故，印证了邢姓医者脉诊的判断。脉诊判断患者生死已十分神奇，邢姓医者还能通过给人脉诊判断其家人的生死，更为神异。其中原理，或因夫妻生活日久，其气相感，从脉象上能感知到气变之蛛丝马迹；又或为"太素脉法"，近乎命理之术。其中原理与方法，不为世人所知。

另外，《齐东野语》记载南宋邢氏医者还可以通过脉诊发现未孕患者将来会死于产后。南宋丞相朱胜非之儿媳偶染小病，请邢氏医者为其诊治。邢氏医者诊脉后说朱家儿媳此次生病是小病，可不药而愈，但是以后不宜怀孕，若怀孕生产则必死。朱家人并不相信邢氏医者的话，认为其乃胡言乱语。1年后，朱家儿媳产下一男婴，谁知产后未满月即发病。朱家再请邢氏医者前来诊治，邢氏医者说去年已经说过患者不宜怀孕生产，为何不听，现在已经没有治愈的可能了。过了一晚，朱家儿媳果然病死。这一则脉案亦十分神异，周密在《齐东野语》中说："余谓古今名医多矣，未有察夫脉而知妻死，未孕而知产亡者，呜呼！神矣哉！"中医古代医术，包括脉诊在内，不少内容皆为师徒秘传或家传绝学，不为外人所知，所以邢氏医者脉诊神妙如斯，确实令人难以理解。

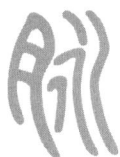

第三节
宋辽金元时期的名医脉案

一、脉证合参

宋金元时期是中医学蓬勃发展的时期。《四库全书总目》医家类有云："儒之门户分于宋，医之门户分于金、元。"吕思勉在《中国文化九种》中提及："中国医学，至宋而新说肇，非得已也。天下之物莫不有理，必得其理，然后可以应用于无穷。"此时期的医籍中记载了大量医家凭脉辨证的案例。脉诊作为中医四大诊法之一，是中医辨证施治的重要手段，医者诊脉水平的高低在一定程度上影响治疗效果，忽略脉诊，容易被扑朔迷离的症状误导，采用错误的治疗方法。

南宋伤寒大家郭雍临证常以脉诊为凭据，《名医类案》载："一人年二十三，禀气素弱，二月间因食豚肉数片，兼感冒不安，是夜自利腹痛，烦躁不眠，太阴症。次日呕恶不食，连自利二次，午间请郭往视之。左三部沉而带数，三五不调，右寸关举按皆无，尺沉微，两手头面皆冷，舌有白胎，呕恶不止，身体重，颊赤，齿露不食，仍作泻。以附子理中汤，人参用四钱，白术二钱，干姜、甘草各一钱，陈皮八分，生姜汁二匙，灌下，少顷脉之，右寸关隐隐而出，诸症稍定。次日脉近和，颊尚赤，乃以四君加陈皮、黄芩，二剂而愈。"该患者腹痛，呕恶泄利，烦躁不眠。郭雍诊其脉，左脉沉而数，三五不调，右脉沉微，伴见两手、头面皆冷，苔白。脉证合参，以附子理中汤治之即脉渐出而诸症渐消。

金元时期名医李东垣为补土派代表人物，然其并非偏废滋阴泻火之法。其遵循脉证合参的诊疗原则，救治了不少他医所不能为之疾。《东垣试效方》中记载其为中书粘合公诊病，原文说："年三十三岁，病脚膝痿弱，脐下、尻臀皆冷，阴汗臊臭，精滑不固，省医黄道宁主以鹿茸丸，十旬不减，至戊申春具录前证，始求于先师。先师遂诊其脉，沉数而有力，乃曰：公饮醇酒以膏粱，滋火于内，逼阴于外，医见其证，盖不知阳强阴不能密，以致肤革冷而溢泄，以为内实有寒，投以热剂，欲泻其阴而补其阳，真所谓实实虚虚也。其不增剧者为幸矣，复何获效欤？即处以滋肾丸，大苦寒之剂制之以急。寒因热用，引入下焦，适其病所，泻命门相火之胜，再服而愈。"患者脚膝痿弱，脐下、尻臀皆冷，精滑不固，看似一派阳虚之象，李东垣但诊其脉，沉数而有力，沉为里证，数为热证，有力为实证，知为里实热证，结合前医治以鹿茸丸十旬病却不减，可知患者非虚寒证。盖患者平素饮酒，喜食肥甘厚味，湿热内生，相火炽盛，阳盛格阴，故见寒象，投以滋肾丸泻相火、滋肾阴而见效。前医但见其证，以鹿茸丸欲温补肾脏，竟十月病不减，李东垣脉证合参以泻相火、滋肾阴之法却获效迅速，可见脉证合参的必要性。

李东垣又治一误用白虎汤医案，《元史》《东垣试效方》皆有载。《东垣试效方》载："二月病伤寒发热。医以白虎汤投之，病者面黑如墨。本证不复见，脉沉细，小便不禁。奈初不知用何药，及诊之，曰：'此立夏前误用白虎之过。白虎汤大寒，非行经之药，止能寒腑脏。不善用之，则伤寒本病曲隐于经络之间，或更以大热之药救之，以苦阴邪，则他证必起，非所以救白虎也。有温药之升阳行经者，吾用之。'有难者曰：'白虎大寒，非大热，何以救？君之治奈何？'李曰：'病隐于经络间，阳不升则经不行，经行而本证见矣，又何难焉？'果如其言而愈。"此患者病伤寒发热误用白虎汤，伤寒之邪遂稽留于经络之间，李东垣诊时见脉沉细，虑其在经络之邪未解，大热之药治之恐生他证而病邪未解。脉证合参后，东垣先生以升阳行经之品治之获效，可见，脉证合参不仅有助于正确地诊断辨证，更直接引导治疗的方向与轻重。

元代名医罗谦甫曾治太尉忠武史公面瘫，太尉年近70，因煤炭火一炉在左侧边，后觉面热，左颊微微有汗，后又被风寒邪气客之，右颊即拘急，病口㖞于右。罗谦甫《卫生宝鉴》载："脉得浮紧，按之洪缓。予举医学提举忽君吉甫专科针灸，先于左颊上灸地仓穴一七壮，次灸颊车穴二七壮，后于右颊上热手熨之，议以升麻汤加防风、秦艽、白芷、桂枝发散风寒，数服而愈。"风寒邪气客于阳明经脉，故脉见浮紧，以防风、秦艽、白芷、桂枝发散阳明经之寒；然其脉重按洪缓，是阳明胃腑郁热，故散风寒的同时以升麻汤升散火邪。面瘫之初，脉浮紧，治以发散风寒为多数医家的共识，然罗谦甫诊脉细致，诊得脉浮紧的同时重按见脉洪缓有力。风寒邪气客于阳明经脉，然经脉邪热内蕴，以升麻汤升散经脉郁火，防风、秦艽、白芷发散风寒，最终服药数次即病愈。

　　罗谦甫重视脉诊，古籍中记载其凭脉辨证，治愈他医治之无效的医案。《名医类案》载："一人年三十余，形色瘦黑，饮食倍进，食后吐酸，食饭干恶难吞，尝有结痰注于胸中，不上不下，才劳则头晕眼花，或时鼻衄，粪后去红或黑，午后至晚胸膈烦热，眉心时痛，好睡，醒来口舌干苦，盗汗梦遗，脚冷，手及臀尖生脓泡疮。医以四物汤凉血剂投之，不效。罗诊之，左脉小弱而数，右脉散弱而数，俱近六至。曰：症脉皆属阴虚，作阴虚治之不效，何也？此必脾虚湿郁为热而然也。今用滋阴降火，反滋湿而生热，病何由安？宜用参、芪甘温之剂补脾去湿可焉。"有人对此持疑，询问罗谦甫说："丹溪论瘦黑者，鼻衄者，脉数者，参、芪当禁。"罗谦甫回答说："医贵知变，不可执泥。《脉经》云：数脉所主，其邪为热，其症为虚。"遂以人参二钱，黄芪一钱半，白术、麻黄根、生地、茯苓、麦冬各一钱，当归身、川芎各八分，黄芩七分，麦芽、厚朴、黄柏、五味，加泽泻、柴胡、青皮、山栀子各七分，甘草五分，服十余贴，胸腹腰脐生小疥而愈。该案患者形体瘦而色质黑，胸中结痰不出，或便血、衄血，夜间胸膈烦热不适，口舌干苦，手及臀生脓疮。前医诊之以四物汤等凉血滋阴剂治之不效，罗谦甫诊脉见脉虚小而数，而养血凉血不效，虑其为脾虚而湿热蕴积所致，以黄芪四君子汤益气健脾并清湿热而获效。盖数脉实则为火邪所炽，虚证脉亦见数，医者不可不察而拘泥于症。

　　罗谦甫曾治真定府临济寺赵僧判中风，症见半身不遂，精神昏愦，面红颊赤，耳聋鼻塞，语言不出。罗谦甫诊其两手，六脉见弦数。中风有中脏腑、中经络之别。今赵僧判语言不出，耳聋鼻塞，精神昏愦，是中脏也；半身不遂，是中腑也；此中风中脏腑。因其脉弦数，罗谦甫先以三化汤一两内疏气机，散其壅滞，使清气上升，充实四肢；次以至宝丹加龙骨、南星，安心定志养神治之，使各脏之气上升，通利九窍，五日声音出，言语稍利。罗谦甫《卫生宝鉴》记载了此患者最终治愈的过程："后随四时脉证加减用药，不旬即稍能行步，日以绳络其病脚，如履阈或高处，得人扶之，方可逾也。又刺十二经之井穴，以接经络，翌日舍绳络能步几百步，大势皆去。戒之慎言语，节饮食，一年方愈。"风中脏腑，故见九窍不通而四肢不用；脏腑俱受邪，气机壅滞，故见六脉弦数。脉证合参，指导治法当先疏壅滞的脏腑气机，随着连续的治疗，患者言语渐利而能行步，继而在脉证的指导下针刺十二经井穴而疏脏腑气机。

元代名医朱丹溪亦重视脉诊，曾治一人，夕间突然昏仆，手舒撒，双目上视，泄注，汗大泄，喉中如拽锯。丹溪诊其脉大无伦次，认为此证属阴虚阳暴绝，朱丹溪经验丰富，知道此证死者居多。急灸气海穴以续阳气，随后患者渐苏，服人参膏数斤而愈。该患者脉大无伦，而见昏仆、汗大泄，乃阳气大虚，阳气即将亡脱。此时脉象为辨证的关键点，脉大无根，汗泄无度，昏仆不醒，是中风脱证，当急固其阳。

朱丹溪又治一60余岁妇人中风，手足左瘫，言语困难，有痰。以防风、荆芥、羌活、南星、没药、乳香、木通、茯苓、厚朴、桔梗、甘草、麻黄、全蝎、红花，为末酒下，未效。延至春日，脉伏而微，丹溪又以淡盐汤、韭汁，每早一碗服用而吐之。五日后，予白术、甘草、陈皮、茯苓、厚朴、菖蒲，日进二服。又以川芎、山栀、豆豉、瓜蒂、绿豆粉、韭汁、盐汤催吐，吐出痰涎甚快。后以四君子汤服之，又以活血通络化痰等剂为末，酒糊丸，患者服十日后微汗，手足微动而言。此案中风先以疏风解表、化痰活血为治而妄效，后经诊脉，时值春日，脉却伏而微，遂以涌吐之法祛痰，吐后每以健脾化痰之法治之，最终获效。中风一证，疏风解表、化痰活血是常法，然春日脉仍伏而微，是痰阻气道，气机不能外达，丹溪识此，调整治疗方案，遂即见效，可见，详参脉象确实有助于准确辨证，指导医者选择更为正确的治疗方法。

朱丹溪又治一妇，患者心中如火，心中一热，火即入小肠，急去小便，大便随时亦出。患者病作如此三年之久，求治于丹溪。丹溪诊其脉滑数，认为此乃相火入小肠经所致，以四物汤加炒连、柏、小茴香、木通治之，竟四贴药后而病安。此患者脉滑而数是辨证的关键所在，脉滑数有力，火热之证无疑，故以四物汤加黄连、黄柏、木通等治之，四剂即愈。

朱丹溪还治一少年，面部痘疮靥谢后，忽然口噤不开，四肢强直，不能屈，且时而作绕脐腹痛一阵，冷汗如雨，痛定汗止。朱丹溪诊之脉极弦紧而急，如真弦状。脉见弦紧而急，弦紧为寒，此由风寒邪气中人致痉。脉证合参，遂知其少年极勤苦，劳倦伤血，痘疮后血愈虚，风寒乘虚而入，故作此病。脉证既明，以辛温养血、辛凉散风方药治之即愈。

咳嗽有外感、内伤之别，然临证辨清外感与内伤却非易事。朱丹溪曾治一人患外感兼内伤咳嗽。《名医类案》载："丹溪治一人，年五十余，患咳嗽，恶风寒，胸痞满，口稍干，心微痛。脉浮紧而数，左大于右，盖表盛里虚。问其素嗜酒肉有积，后因接内涉寒，冒雨忍饥，继以饱食酒肉而病。先以人参四钱，麻黄连根节一钱半，与二三贴，嗽止寒除。改用厚朴、枳实、青陈皮、瓜蒌、半夏为丸，与二十贴，参汤送下，痞除。"此患者平素嗜酒肉，后冒雨涉寒而病恶风恶寒、咳嗽、胸痞满。触冒风寒而病恶风，丹溪诊其脉见浮紧而数，左脉大于右脉，认为此由表邪盛而里气虚所致，以人参合麻黄益气解表，外感即愈，患者停止咳嗽，恶寒消除。若不识脉，往往忽略患者之里虚，徒以发表之剂，纵使表邪得解，里气必定更虚，可见脉证合参，辨证才准确，由此治疗更加正确，疗效即更佳。

临床有阴盛格阳之真寒假热证，难以辨识之际，唯有脉象是最有价值的诊断依据。《名医类案》载元代名医滑伯仁医案："滑伯仁治一妇，暑月身冷，身不发热。自汗口干，烦躁，欲卧泥水中。伯仁诊其脉，浮而数，沉之豁然虚散。曰：《素问》云：'脉至而从，按之不鼓，诸阳皆然，此为阴盛格阳，得之饮食生冷，坐卧风露。'煎真武汤冷饮之，一进汗止，再进烦躁去，三进平复如初。"患者自汗口干、烦躁、欲卧于泥水之中，似阳热实证，然脉见浮数，沉取则豁然虚散，滑伯仁认为这是阴盛格阳，阳气欲亡脱也。

滑伯仁又治一人伤寒，他医诊之皆以为痓证，认为当进附子，持论未决，众说纷纭。延至滑伯仁切其脉，见两手脉沉实而滑，四末微微清冷，再以灯烛之，见患者遍体赤斑，舌上苔黑，苔燥如芒刺；详诊见患者身大热，神情恍惚，多谵妄语。滑伯仁曰："此始以表不得解，邪气入里，里热极甚，若投附必死。"患者两手脉沉实而滑，其脉虽沉，然沉实而滑，为实证。滑伯仁再结合舌象及其他表现，辨其为表邪未解而入里化热，断不可再投附子，以小柴胡汤加知母、石膏清解邪热，再以大承气汤泻热而病安。

脉象是辨证的重要依据，医家还可根据脉象的变化对治疗效果进行评判，以指导下一步治疗。《名医类案》载滑伯仁一案："一人冒雪进凉食，病内外伤，恶寒头疼，腹心痛而呕。诊之，脉沉且紧时伏而不见，死脉。曰：在法下利清谷，当急救里；清便自调，当急救表。今所患内伤冷饮食，外受寒渗，清便自调，急救表里。以桂枝汤力微，遂为变法，与四逆汤服之，晬时服附子一两，明日则脉在肌肉，唯紧自若。外证已去，内伤独存，乃以丸药下去宿食。后调中气，数日即安。"患者因冒受风雪、进食冰凉之物而作恶寒头疼，心腹痛而作呕，脉见沉紧且时伏而不见。江瓘注此脉象为死脉。滑伯仁以四逆汤急救其里，一日后脉出，现于肌肉，紧象不除，此表寒散而里寒尤存，以丸药下其寒积，再调中气而愈。由此可见，脉证合参在整个治疗过程中，都指导着治疗的方向。

脉证合参有时能帮助医者清楚认识前医之误对患者的影响。《名医类案》载朱丹溪一案："一肥白人年壮，因劳倦成病，秋间大发热，已服柴胡等药七八贴矣，两手脉洪数而实。观之形色，知其脉本不实，以服凉药所致。因与温补药黄芪附子汤，冷饮二贴，困睡微汗而解，脉亦稍软。继以黄芪术汤，脉渐敛小而愈。是肥白人虚劳多气虚也。"此壮年肥白之人，因劳倦过度而病发热，朱丹溪诊其脉洪数而实。通过对患者形、色及病程的全面看待，虑其脉本应不是实脉，现见实脉乃误服凉药所致，治疗当益气治本，最终以黄芪术汤治之而愈。

风寒邪气久居肌腠、经络者，若不细查脉象，未别虚实，仅发散风寒邪气，或效或不效。不效的主要原因在于忽略脉象，未顾及营卫之虚而徒以风药疏风解表、通络止痛，使虚者更虚。《名医类案》载："丹溪治一人，贫劳，秋深浑身热，手足疼如煅，昼轻夜重。服风药愈痛，气药不效。脉涩而数，右甚于左，饮食如常，形瘦，盖大痛而瘦，非病也。用苍术、酒黄柏各一钱半，生附一片，生甘草三分，麻黄五分，研桃仁九个，煎，入姜汁令辣，热服。四贴去附子，加牛膝一钱，八贴后气喘痛略减。意其血虚，因多服麻黄，阳虚被发动而上奔，当补血镇坠，以酸收之，以四物倍川芎、芍药，加人参二钱，五味十二粒，与二贴，喘定。三日后脉减大半，涩如旧，仍痛，以四物加牛膝、参、术、桃仁、陈皮、甘草、槟榔、生姜，五十贴而安。"该患者深秋病身热、手足疼，服风药无效，丹溪诊其脉涩而数，最终以四物汤加味治之而愈。脉涩为血虚血少，不查其脉，不循脉证，故仅以风药疏风解表、通络止痛，病不减反增。

二、预判生死

郭雍是南宋时期的伤寒大家，精于脉诊，亦通脉理，《名医类案》载郭雍曾治："一人年逾五十，五月间因房后入水，得伤寒证，误过服热药，汗出如油，喘声如雷，昼夜不寐，凡数日，或时惊悸发狂，口中气自外出，诸医莫措手。郭诊之，曰：六脉虽沉无力，然昼夜不得安卧，人倦则脉无力耳。细察之，尚有胃气不涩，可治也。夫阳动阴静，观其不得安卧，气自外出，乃阳证也，又误服热药，宜用黄连解毒汤。众皆危之，一服，尚未效，或以为宜用大青龙汤。郭曰：此积热之久，病邪未退，药力未至也。再服，病减半，喘定汗止而愈。"此患者患伤寒证，又经误服热药，症见汗出如油，喘声如雷，昼夜不寐，数日后，时作惊悸发狂。郭雍诊其脉沉无力，然其脉不涩，认为胃气尚存，不至于死。以其不得安卧，气自外出，辨为阳热证，以黄连解毒汤清热泻火获效。此案郭雍在众多医生束手无策之际，凭脉象，认为患者尚可救治，又仔细辨证，力排众议，最终救回此患者性命。

朱丹溪不仅擅于脉证合参诊治疾病，还擅于通过脉象判断预后。曾治一女子忧思成疾。《名医类案》载："一女许嫁后，夫经商二年不归，因不食，困卧如痴，无他病，多向里床睡。朱诊之，肝脉弦出寸口。曰：'此思想气结也。药难独治，得喜可解。不然，令其怒。脾主思，过思则脾气结而不食，怒属肝木，木能克土，怒则气升发而冲开脾气矣。'令激之，大怒而哭，至三时许，令慰解之，与药一服，即索粥食矣。朱曰：'思气虽解，必得喜，则庶不再结。'乃诈以夫有书，且夕且归。后三月，夫果归而愈。"此案中患者因丈夫外出经商两年未归，过思气结，脾气不开，病不食而卧床如痴。朱丹溪诊其脉见肝脉弦旺，其气结甚可治。忧思气结所致之病，朱丹溪巧用情志疗法，以肝木之气冲开结气，故激怒致其大哭并配合药物一剂，患者即思饮食。朱丹溪认为此证仅用药物效果不佳，心病还需心药解，断定此病必得喜乃解，最终也是患者丈夫返回后病解。

《卫生宝鉴》载，罗谦甫曾诊："金院董彦诚，年逾四旬，因劳役过甚，烦渴不止，极饮潼乳，又伤冷物。遂自利肠鸣腹痛，四肢逆冷，冷汗自出，口鼻气亦冷，六脉如蛛丝，时发昏愦。"罗谦甫脉证合参，认为此时当温救无疑，急以白通汤、四逆汤温救其阳而病渐向愈。罗谦甫判断患者服下汤药后当夜半气温身热，欲饮粥，如此至天明病即愈。又引《素问·玉机真脏论》云："脉细，皮寒，气少，泄利，饮食不入，此谓五虚，死。浆粥入胃则虚者活。"该案患者脉证如为五虚死证，若患者能饮浆粥则不死，这是中医先贤们丰富的脉证合参判断预后的经验智慧结晶。

《名医类案》载："一人年五十，形肥味厚，且多忧怒，脉常沉涩。自春来得痰气病，医认为虚寒，率与燥热香窜之剂，至四月间，两足弱，气上冲，饮食减。朱视之，曰：此热而脾虚，痿厥之症作矣。形肥而脉沉，未是死症。但药邪太盛，当此火旺，实难求生。且与竹沥下白术膏尽二斤，气降食进，一月后仍大汗而死。"该案朱丹溪依据患者病状，结合患者形肥而脉沉的特点，认为该患者虽非死证，然经前医误治而致药邪过盛，遂成难治之死证，已难治之。其后，虽予竹沥、白术膏等治之能进食，一月后仍大汗出而死。

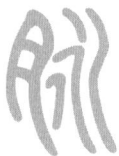

第四节
宋辽金元时期的脉学名著

宋辽金元时期，涌现出了不少脉学名著，有的流传甚广，可谓家弦户诵，有的影响深远，具有划时代意义。如南宋崔嘉彦《崔真人脉诀》、南宋刘开《脉诀理玄秘要》、南宋施发《察病指南》、金代李杲《脉诀指掌病式图说》、元代戴起宗《脉诀刊误》、元代滑寿《诊家枢要》、元代朱丹溪《脉因证治》等。

一、《崔真人脉诀》

《崔真人脉诀》作者为南宋时期医家崔嘉彦。崔嘉彦，字希范，号紫虚道人，江西南康（宋时南康军，辖境包括星子、永修、都昌等地，治所在今星子县）人，为淳熙（1174—1189）年间道士，一说是宋徽宗时（1101—1108）道士，生活于公元12世纪，享年70余岁。崔嘉彦通晓医术，尤精研脉学，对《内经》《难经》《王叔和脉诀》都颇有研究。崔氏鉴于脉理难明，"非言可传，非图可状"，遂于1189年（淳熙十六年）在《难经》、王叔和《脉经》及高阳生《脉诀》的基础上，撰成《崔真人脉诀》（亦称《崔真人脉诀》《紫虚脉诀》）一卷。《崔真人脉诀》以"四言诀"的形式简述脉象生理、脉动原理、正常脉象、切脉方法、脏腑定位、各种病脉、胎产脉象、奇经八脉病证及真脏脉等。此书影响甚广，时至今日仍对临床有指导意义。该书学术成就与学术特点主要包括以下方面：

（一）首次论述革、牢二脉

王叔和《脉经》对革二脉的描述为："革脉，有似沉伏，实大而长微弦。"未提及牢脉。后世《王叔和脉诀》虽提及牢脉："指下寻之即无，按之却有，曰牢。"说明了牢脉中取不明显，沉取时脉动明显，却没有具体说明牢脉的形态特征。革、牢二脉的脉象混淆不清，医者不明革、牢脉的特点。因此，《崔真人脉诀》云："牢比弦紧，转坚转劲，动则动摇，厥厥不定。细如一线，小而有力，弦大虚芤，脉曰改革。"为最早论述革脉及牢脉形态区别的脉学著作。

（二）形象描述脉象指下特征

晋代王叔和《脉经》开启描述脉象指下感觉的先河，对切脉时指下感受做了详尽而有区别的叙述，后世脉学著作纷纷效仿。《崔真人脉诀》对一些脉象指下特征的描述十分形象，被后世诸多脉学著作采用。如对浮脉的描述，《脉经》描述为："浮脉，举之有余，按之不足。"这是浮脉指下特征之宗，但部分医者无法确切体会这种感觉，后世《医灯续焰》依《崔真人脉诀》将浮脉描述为："浮脉法天，轻手可得。泛泛在上，如水漂木。"意指浮脉总是浮泛在上，好像水面漂浮着的木料，说明了浮脉漂浮的形象和动态[1]。另如，数脉的描述《脉经》曰"去来促急"，没有明确动数与呼吸的联系，《崔真人脉诀》则将其量化为"六至为数""急疾曰数"，使数脉动数与气息的关系变得清晰明了。

（三）分病证列举脉象

《崔真人脉诀》详细论述了各种病证的脉象特征，分中风脉、伤寒脉、暑湿脉、温病脉、各种杂病脉、妇人脉、小儿脉等。如伤寒脉的论述："伤寒有五，脉非一端，阴阳俱盛，紧涩者寒；阳浮而滑，阴濡而弱，此名中风，勿用寒药；阳濡而弱，阴小而急，此非风寒，乃湿温病；阴阳俱盛，病热之极，浮之而滑，沉之散涩；惟有温病，脉散诸经，各随所在，不可指名。"对风、寒、暑、湿、温诸病进行了详细区分。

二、《脉诀理玄秘要》

《脉诀理玄秘要》又名《刘三点脉诀》《察脉神诀》，作者为南宋医家刘开。刘开，字立之，号复真先生，南宋末南康军星子县（今江西星子）人。早年师事道士崔嘉彦，得授浮沉迟数"四脉为纲"说，遂精医术，有神医之称。诊脉单用示指，

---

① 张兰.宋代以前脉学著作比较研究［D］.河北医科大学，2009：19.

依次点候寸、关、尺三部，故世称"刘三点"。据《百川书志》载，刘氏曾仕宋为太医。又据《南康府志》，刘氏曾奉元帝之召赴阙，赐号"复真先生"。约淳祐年间（1241—1252）卒，葬于西古山。刘开曾以崔嘉彦《脉诀》为基础，撰《脉诀理玄秘要》一卷，今存。另著《太素脉诀》《医林阐微》《伤寒直格》等书，已佚。其孙刘岳，弟子严用和、朱永明，皆以医术知名。朱永明授医术于张道中，张道中授于闵一无，医学史称"西原脉派"，对中医脉学影响深远[1]。《脉诀理玄秘要》学术成就与学术特点主要为倡导"四脉为纲"说：

脉学发展至宋代，高阳生所著《王叔和脉诀》在诸多脉学著作中占主导地位，虽然有一家驳斥这一著作，但仍为众多医家所应用、研究[2]。南宋名医崔嘉彦便是其中之一，崔氏认为《王叔和脉诀》提出的七表、八里、九道类脉法"文理甚繁，后学未能解"，须以简驭繁，提纲挈领，此纲领便是"以浮沉迟数为宗，风气冷热主病"。刘开师从崔嘉彦，得其《崔真人脉诀》之三味，并阐扬其"四脉为纲"之说。

三、《察病指南》

《察病指南》作者为施发，字政卿，号桂堂，南宋永嘉岘山（今浙江施发温州）人。施发为永嘉医派创始人陈无择的门人弟子，其学术思想体现着永嘉医派简便实用的鲜明特点。施发于《察病指南》自序中提及其早年习儒，兼涉医学，年将知命而谢绝场屋，专心医道。在习医的过程中，施氏认为切诊为医者之所难精："医之为学，自神圣工巧之外无余说。今人往往遗其三而主其一，一者何？切而知之谓之巧也。然亦曷尝真见其所谓巧者，特窃是名以欺世耳。间有以活人自任者，又弊于医书之委压，惑于议论之纷纭，无所折衷，每得其粗而不得其精。"于是施氏采撷《灵枢》《素问》《黄帝内经太素》《难经》《针灸甲乙经》诸医籍，兼取诸家方脉书论，择其"用之而验者，分门纂类，裒为一集"，著成《察病指南》三卷，刊于淳祐元年（1241）。该书以脉诊为主，对生死脉象尤为重视。卷上总论脉理；卷中阐述"七死脉"等33种脉象，并绘脉象图，置于各条之前；卷下分述伤寒、杂病、妇人、小儿诸病脉。《察病指南》为我国最早以图形描述脉象之书，为后世所重[3]。该书学术成就

① 李云. 中医人名大辞典［M］. 北京：中国中医药出版社，2016：230.
② 张同君. 崔嘉彦西原脉学及其学术成就［J］. 中华医史杂志，1992，22（1）：32-37.
③ 李云. 中医人名大辞典［M］. 北京：中国中医药出版社，2016：826.

与学术特点主要包括以下方面：

（一）简易实用，指导临证诊断

施发为永嘉医派创始人陈无择的门人弟子，其学术思想体现着永嘉医派简便实用的鲜明特点。卷上开篇"十二经总括"，深刻阐明了左右手寸、关、尺脉的十二经及脏腑归属，并依此说明各部位的方位、神志、声音、色嗅味、卦数等的配属及主病，以明示后学者可以通过取象比类、间接推演等方法灵活掌握中医的精髓——整体观。在中医诊法中，望、问、闻三诊容易知晓，而切诊易使初学者"心中了了，指下难明"，因此，施氏在卷上还以四诊中的脉诊为重点，对脉学基础知识中涉及的三部九候、四季常脉、四季相克脉、四时虚实脉及下指轻重、疏密等切脉方法一一阐述，简明扼要①。

另外，《察病指南》简易实用的学术特点，还体现在其用字简明扼要，仅用一两句话便能直指要点，如"诊病内外法"下曰："脉浮大者病在外，沉细者病在内。"说明如何通过切脉辨表里。"诊癥病脉法"下言："左手脉横，癥在右；右手脉横，癥在左。脉头大者脐上，脉头小者脐下。"说明如何通过切脉辨别癥病的病位。

（二）以图示脉，形象直观

脉象是手指感觉脉搏跳动的形象，或称为脉动应指的形象。如何正确描述脉象的变化，直接关系到对疾病的病位、性质、邪正盛衰与预后吉凶的判断。历代文献主要以语言、文字，通过比喻和描绘来叙述各种脉象的特征，如以"如水漂木"形容浮脉特征，以"如按葱管"说明芤脉两边实、中间空的特征，以"如盘走珠"说明滑脉的往来流利，等等。虽然这些描述形象生动，亦为医者所熟悉，但在概念上尚不够明确和完整。如弦脉的脉象特征，有的形容为"如按琴弦"，也有比喻为"如循长竿末梢"者，在反映弦脉端直以长的特性方面有相似之处，但琴弦和长竿的粗细、质地等方面均有不可比拟之处，以致后学者容易产生误解，有人认为弦脉是粗大的，有人认为弦脉是细小的。为了弥补语言文字表述的不足，很早就有人用图像

---

① 吴承艳，吴承玉. 宋代诊断学名著《察病指南》研究［J］. 中国中医基础医学杂志，2013，19（8）：859-860.

示意的方法来表述各种脉象,《察病指南》便是现存较早运用图解说明脉象特征的脉学著作。《察病指南》绘制了33幅脉象示意图,并附于各脉脉名前以说明脉动的情况,这种方法使医者难以理解的脉动指下感觉变得直观、形象、易了,后世明代张世贤著《图注脉诀》、沈际飞著《人元脉影归指图说》均沿袭了以图示脉的方法来说明脉象特征[1]。

(三)重视怪脉,以决死生

中医怪脉由来已久,早在《黄帝内经》和《难经》中就有关于怪脉的记载。如《素问·大奇论》载:"脉至如丸泥,是胃精予不足也,榆荚落而死。"《难经·十五难》云:"来如解索,去如弹石,曰死。"王叔和所著《脉经》是我国第一部脉学专著,其卷五《扁鹊诊诸反逆死脉要诀》中载明描述怪脉的相关文字[2]。《察病指南》卷中专门列举了"七死脉",施氏首先在"七死脉"脉名上注明脉位的位置特点,然后描述"七死脉"的脉象特征及脏腑之气绝分属,并附相应的脉图:"按举皆劈劈急,曰弹石,是肺绝死脉也。动数而随散乱,无复次第,曰解索,是五脏绝死脉也。来而数急,曰雀啄,主脾经谷气已绝。按之止,时起而不相连,曰屋漏,是心肺绝死脉也。浮而再起,寻还退没,不知所在,起迟而去速,曰虾游,是脾胃绝死脉也。如鱼不行,而但掉尾动头身摇而久住,曰鱼翔,是肾绝死脉也。涌涌如羹上肥,曰釜沸,是死脉也。"

(四)脉诊辨胎儿性别

脉象是脉动应指的形象,脉象的形成与脏腑气血密切相关。因此,气血、脏腑发生病变,血脉运行受到影响,脉象就有变化,故通过诊察脉象的变化,可以判断人体生理、病理的各种变化。男女阴阳盛衰有异,于脉象气血变化中亦有体现。《素问·平人气象论》便云:"妇人手少阴脉动甚者,妊子也。"清代医家张志聪注曰:"以妇人之两手尺部候之,若左手少阴肾脉动甚者,当妊男子,以左男而右女也。"至《脉经·平妊娠分别男女将产诸证第一》云:"妇人妊娠四月,欲知男女法,左疾

---

① 李丛.《察病指南》主要学术特色及贡献 [J]. 江西中医药,2007,292(4):79-80.
② 陈陗,沈澍农.《察病指南》与《人元脉影归指图说》怪脉图对比研究 [J]. 中国中医基础医学杂志,2014,20(6):712-713,721.

为男，右疾为女，俱疾为生二子。""又法：得太阴脉为男，得太阳脉为女。太阴脉沉，太阳脉浮。"便不断有脉学著作阐述通过脉诊辨胎儿性别的方法。《察病指南》卷下"辨胎脉"云："尺中脉数而旺者，有胎脉也。左手尺脉浮洪者为男胎，右手尺脉沉实者为女胎。关部脉滑者为有子。左手寸口脉浮大为怀男，右手寸口脉沉细为怀女。足太阳膀胱洪大是男孕，手太阴肺脉洪大是女孕。阳脉皆为男，阴脉皆为女，阴中见阳为男，阳中见阴为女。手少阴脉动甚者，妊子也。两手尺部俱洪者为两男，俱沉实者为二女。左手脉逆为三男，右手脉顺为三女。寸关尺脉大小迟疾皆相应，双怀一男一女。脉滑而疾者，三月胎候也，但疾不散者，五月也。关上一动一止者，一月。二动一止者，二月。中冲足阳明胃脉连胞络，脉来滑疾者，受孕及九旬。尺脉沉细而滑或离经，夜半觉痛，日中则生。"可见，施发认为不仅可以通过切脉辨别胎儿性别，还可以通过切脉明确胎儿数量、怀孕时长等问题。

四、《脉诀指掌病式图说》

《脉诀指掌病式图说》，又名《脉诀指掌图》。旧题元代朱震亨撰，一说为金代李杲撰。李杲，字明之，晚号东垣老人，真定（今河北正定）人，生于1180年，卒于1251年。李杲自幼勤学，博闻强记。因其母亲患病，众医束手，最终不知何疾而亡，于是立志学医。后掷千金拜当世名医、易水学派大师张元素为师，经数年学习尽得其真传。当时正值战乱，李杲亲身经历蒙古大军围城，城中疫病多发，他凭借独到的医术治愈多效。其医学经验收录于《脾胃论》《内外伤辨惑论》等著作中。李杲提出"内伤脾胃，百病由生"，以中焦脾土为后天之本、人体气机升降的枢纽。治疗亦注重调理脾胃，创制以补中益气汤为代表的一批经典汤方。后世尊李杲为中医"补土派"的创始人，金元四大家之一。

《脉诀指掌病式图说》一卷，成书于公元1248年，后收录入明代吴勉学整理的《医统正脉全书》中通行于世。该书分30余论阐述脉诊法，以指掌图说明脉象及主病，并保存了部分宋元时期已亡佚医书的内容，具有一定的文献学价值。首论脉法配天地，次论手脉之图、三部九候图说，次论阴阳相乘、覆溢关格图说，次论分按人迎气口左右图说、总论脉式，次论陈氏辨三脏本脉息数尺度、《素问》六气主合至脉，次辨七情郁发五脏变病脉法、辨五脏太过不及之为病，次辨六淫外伤六经受病脉图说，次辨七表八里九道脉病证，次辨六极脉，次辨男女左右手脉法图序、旁通五脏法，次论诊脉截法断病歌、诊暴病歌等类。该书主要成就及学术特点如下：

（一）以图表辅助说明脉理

脉诊自古以来被视为中医四诊中最为难懂的诊法，医家有"在心易了，指下难明"之叹。以图表的形式解说脉理便于读者理解，是一种有效的辅助说明方法。《脉诀指掌病式图说》共附指掌图46幅，为读者理解脉学理论提供了便利，有利于脉学的推广传播。这也是该书的最大特点。

（二）发挥经典脉学思想

李杲注重经典的研习，著作中许多脉学思想都源于《内经》《难经》而又有所发挥。如《难经·三难》有关于覆溢关格脉的论述，《脉诀指掌病式图说》的"阴阳相乘、覆溢关格图说"篇就专门对此段内容做了进一步发挥阐释："阴气太盛，则阳气不得相营也。以阳气不得营于阴，阴遂上出，而溢于阳之分，为外关内格也。外关内格，谓外闭而不下，阴从内出而格拒其阳，此阴乘阳位之脉也……覆者如物之覆，由上而倾于下也；溢者如水之溢，由下而逆于上也。是其真脏之脉，人不病而死也。"又如《辨七情郁发五脏变病脉法》曰："气郁发与气兼并，过与不及，乘克传变，必见于脉者，以食气入胃，淫精于脉，脉皆自胃气出，故候于气口。""胃者五脏之本，脏气不能自致于手太阴，必因胃气而至。"秉承《内经》胃气为本的观点，强调胃气在脉诊中的重要作用，亦反映了东垣脾胃学说思想。这些内容无不体现了该书与经典的学术传承关系。

（三）以人迎气口脉分候内外伤

人迎气口脉诊源自《内经》，人迎脉即颈动脉，气口脉即桡动脉。《脉诀指掌病式图说》指出"人迎、气口所以为内伤、外感之辨"，以人迎及气口二脉作为纲领，书中曰："左关前一分为人迎，以候六淫外伤，为外所因。"风、寒、暑、湿、燥、火六淫外感诊之于人迎。又曰："右关前一分为气口，以候七情内郁，为内所因。"喜、怒、忧、思、悲、恐、惊七情内伤诊之于气口。这也体现了李杲从内、外伤入手辨证论治的学术观点。

（四）辨证吸收前代脉学理论

该书继承前代医书的脉学理论，辨证地吸收其中内容并加以发挥，书中"学诊例""三部九候图说"等诸多内容引自南宋陈无择所撰《三因极一病证方论》，又附以图表解说。再者，李杲对宋元时流行的高阳生《脉诀》予以批判继承，一方面提出："世之俗医，诵高阳生之妄作，欲以治病求十全之效，其不杀人，几希矣。"另一方面在书中仍沿用《脉诀》中的七表、八里、九道脉法分类，并有专论阐述。

五、《脉诀刊误》

《脉诀刊误》原名《脉诀刊误集解》，作者为戴启宗（一作戴起宗），同父，号耕愚，元代金陵（今江苏南京）人。毕生习儒，曾任龙兴路（今江西南昌）儒学教授。读书之余，究心医学，博览《内经》《伤寒》诸书，贯通医理。戴氏以医道为性命之学，故重视医书勘误。曾以仲景《伤寒论》为依据，辨正朱肱《伤寒百问》之失，撰《活人书辨》，吴澄为之作序，今佚。又鉴于世传北宋高阳生《王叔和脉诀》浅显易读，流布颇广，而其中疏谬甚多，误人不浅，遂以《内经》《难经》及张仲景、华佗、王叔和历代名医论述为基础，对《王叔和脉诀》原文予以考订，纠误，著《脉诀刊误集解》一书，然未得刊刻①。元至正二十五年（1365），当时的著名学者朱升在金陵郝安常处见到戴氏之书，立即借回并抄录了书中的主要内容。后戴氏原著散佚，朱升的节抄本也长期得不到刊行。直到明正德年间，明代著名医家汪机得知朱升节抄本存于歙县，于是不远数百里来到歙县，传写而归。汪机传写了朱升节抄的《脉诀刊误集解》后，校订整理为2卷；又取诸家医书中的诊脉要语及汪机本人所撰之《矫世惑脉论》辑为2卷，作为《脉诀刊误集解》2卷的附录，明世宗嘉靖二年（1523）汪机作序，题写书名《脉诀刊误集解》而付梓。此书在清代收入《四库全书》，书名改题为《脉诀刊误》②。该书学术成就与学术特点主要包括以下方面：

（一）辩驳《王叔和脉诀》之误

《王叔和脉诀》以歌括的形式论述脉法，主要内容有脉赋（脉法总论）、诊脉入

---

① 李云.中医人名大辞典［M］.北京：中国中医药出版社，2016：1197.

② 王旭光，章丽华.汪机著述考［J］.中华医史杂志，1999（4）：50-53.

式歌、五脏六腑脉歌、七表八里九道脉歌、左右手诊脉歌、诊杂病生死脉候歌、察色观病人生死候歌、妇人脉歌、小儿脉歌，总计有歌诀200余首，歌诀词句通俗易懂，韵语舒畅，便于吟咏记忆，历经宋、元、明三朝600余年，彼时医者多广为诵读、应用，对脉法的普及起了很大的推动作用。然自其刊刻以来，便有医家因其语意不明、理论有偏而多加驳议。如首次节录《脉诀刊误集解》的学者朱升之序曰："医流鲜读王氏《脉经》，而偏熟于《脉诀》。《脉诀》盖庸下人所撰，其疏谬也奚怪哉。"然多数也仅是泛言大略，未及一一核正其失。戴氏遂引证《内经》《难经》及张仲景、华佗、王叔和等历代名医之论述，正于歌括之下，以辨其谬误，正其本源。如《脉诀》对沉脉的描述为："沉者阴也，指下寻之似有，举之全无，缓度三关，状如烂绵，曰沉。主气胀两胁，手足时冷。歌曰：按之似有举还无，气满三焦脏腑虚，冷气不调三部壅，通肠健胃始能除。寸脉沉兮胸有痰，当关气短痛难堪。若在尺中腰脚重，小便稠数色如泔。"戴氏更正曰："轻指于皮肤间不可得，徐按至肌肉中部间应指，又按至筋骨下部乃有力，此沉脉也。沉与浮相反，与伏相近。沉脉，重按乃得于筋骨下部，若伏脉，则虽重按至筋骨下部亦不见，必用指推开筋方可见脉。《难经》曰：伏者脉行筋下也。《内经》曰：推而内之，推而外之。皆是用指推筋脉以求之，非一定其指，于病人臂上，俟其脉之自见也，此持脉口诀也。《脉经》曰：沉者阴脉之始也，其象，按之至筋骨得之者是也。其体沉潜，深居诸脉之下，有地之气焉，凡诸脉即沉而见，则知其在阴而里受之。今《脉诀》曰：按之似有，状如烂绵，曰沉。如此则沉弱沉微沉细之脉，又当何如而诊之，甚失脉经之意矣。经曰：关以后者阴之动也，脉当见一寸，而沉。过者法曰太过，减者法曰不及，岂有按之似有状若烂绵之不及也。按之似有，是沉微脉，非独沉也。今改云按之即有，沉为阴，通肠宜温药利之。气短者，气不能相续。似喘而实非。气上冲，似呻吟而无痛，乃气急而短促也。今曰痛难堪，则非气短。《脉经》曰：关沉，心下有冷气，苦满吞酸，则痛者气痞不通而痛也。"沉脉乃指脉位，与浮脉相对，《王叔和脉诀》形容沉脉"按之似有，状如烂绵"，是将沉脉与弱脉混为一谈；而对于沉脉之主病及用药，《王叔和脉诀》含糊其辞，将虚证、寒证相提并论，未予区分。戴氏引经据典，直指其误，并予以纠正。

（二）创分合偶比类说

戴氏从《内经》"知者一言而终，不知者流散无穷"出发，认为切脉之学杂乱无章、纷繁错杂，因此提出以分、合、偶、比、类五字，对脉象进行归类研究，以期使学者无惑。

所谓分者，乃指脉之形状："脉各有形状，当先明辨，便了然不疑。大小浮沉滑涩，可以指别，迥然各异，辨之于毫厘之间，使其形不相混。"并举例说明，如："举有按无为浮，按有举无为沉之类。"而病证之脉亦须分而论之："如寸浮，中风头痛之类，不杂他脉，独为证。"说明医者在诊病之时，需要详分脉象的位、数、形、势，以明确诊断，为治疗提供翔实依据。

所谓合者，从脉之形状而言，"有合众脉之形为一脉者"，如："似沉似伏，实大长弦之合，为牢；极软浮细之合，为濡。"从脉之主病而言，"有合众脉之形为一证者"，如："浮缓为不仁，浮滑为饮，浮洪大而长为风眩颠疾。"甚至"有二脉合者，有三四脉合者，大抵脉独见为证者鲜，参合众脉为证者多。"

所谓偶者，戴氏认为"脉合阴阳，必有偶对"，并列举了9组偶对脉象，医者应当予以鉴别。如浮沉脉即为一组偶对脉："浮沉者，脉之升降也。浮升在上，沉降在下，为诸脉之根本，为阴阳之定位，为表里之定诊。浮法天，有轻清在上之象；沉法地，有重浊在下之象。浮为风为虚，体高而气浮也；沉为中坚，为内蕴，体聚而不散也。"此外，尚有迟数、虚实、长短、滑涩、洪微、缓疾、动伏、结促8组偶对脉。

所谓比者，以明相类之脉。"比其类而合之，因其疑也，辨其异而分之。"对相类脉进行类比研究，始于晋代王叔和之《脉经》。《脉经》之相类脉有浮芤（一曰浮洪）、弦紧、滑数、沉伏、微涩、软弱、缓迟、革实8组。唐代孙思邈之《备急千金要方》则认为牢与实亦相类，戴氏于《脉诀刊误集解》中则细详之，指出："有弦细，有芤虚，有濡芤，有洪散，有牢伏。有数脉同类者，洪散俱大也，而散无力。濡弱同极软而细也，有浮沉之异，微细俱小也，而微无力。芤类浮也，按之边有中无。濡类芤也。按之如无、沉伏牢同居下也，按有余曰沉，按实大长弦曰牢，按不见脉行筋下曰伏。弦细同直长之形，同收敛之义也，亦有大小之分，弦如弦之直，细如线之细。迟缓同慢也，有三至四至之异，大慢小衰之别。涩微易识也，何疑乎相类。"并指出《脉经》《备急千金要方》之"牢与实，革与实，非相类也"。

所谓类者，即指"众脉阴阳，各以类从"。进而总结出"为大、为长、为实、为坚、为强、为浮、为芤、为滑、为洪、为急、为促者，皆阳也。为细、为短、为虚、为软、为沉、为结、为伏、为涩、为微者，皆阴也。阳搏阴为弦，阴搏阳为紧，阴阳相搏为动，寒虚相搏为革，阴阳分离为散，阴阳不续为代。"

六、《诊家枢要》

《诊家枢要》作者为元代医家滑寿（1304?—1386），字伯仁，一字伯休，晚号撄宁生，元明间河南许州襄城县人，其祖、父皆宦游江南，故"自许徙仪真（今江苏仪征县属），而寿生焉"[①]，《明史》亦曰："先世襄城人（今河南许昌），徙仪真"。滑寿自幼聪慧，师从韩说先生习儒，日记千言，尤擅长乐府。曾应乡试，后弃举子业，而投身岐黄，研习医药。京口（今江苏镇江）名医王居中客居仪征，滑氏师事之，王居中授之以《素》《难》诸经。学成，谓其师曰："《素问》为说备矣，篇次无绪，不无错简。愚将分脏象、经度、脉候、病态、摄生、论治、色脉、针刺、阴阳、标本、运气、汇萃，凡十二类，钞而读之。《难经》又本《素问》《灵枢》之旨，设难释义。其间荣卫、部位、脏腑、脉法，与夫经络、腧穴，辨之博矣，而阙误或多。愚将本其旨义，注而读之何如？"[②]王居中嘉许之。滑氏遂撰《读素问钞》三卷、《难经本义》二卷，流传后世，为历代医家所推重。之后，滑氏又进一步研究学习张仲景、刘守真、李明之三家之书，医术益进。不久，又学针法于东平（今山东东平县）高洞阳，得"开阖流注，方圆补泻"之法，妙悟《灵枢》经脉之要。至此，治病无不神效，遂挟技游于吴楚间，定居余姚。于元至正十九年（1359）著《诊家枢要》，共1卷20篇，介绍了脉法基础、持脉手法、临证脉象及歌诀等内容。洪武十九年卒，享年83岁（一说73岁），葬于余姚黄山九枝松。滑寿一生著述颇丰，还著有《十四经发挥》三卷、《脉诀》（又作《脉理存真》）一卷，今存。另著有《读伤寒论钞》《医家引彀》《五脏补泻心要》《医韵》《痔漏篇》等书，未见流传。门生周原启、吴温夫、骆则诚、骆则敬等，皆一时名医[③]。《诊家枢要》学术成就与学术特点主要包括以下方面：

---

①② 李茂如. 历代史志书目著录医籍汇考［M］. 北京：人民卫生出版社，1994：554.

③ 李云. 中医人名大辞典［M］. 北京：中国中医药出版社，2016：1114.

（一）以六脉为纲，厘定三十脉

脉象种类繁多，初习者难以掌握。滑寿提出："所谓脉之提纲，不出乎六字者，盖以其足以统夫表里、阴阳、冷热、虚实、风寒、燥湿、脏腑、血气也……人一身之变，不越乎此，能于是六脉之中以求之。"由此便以浮、沉、迟、数、滑、涩为脉之纲要。此六脉"浮为阳为表，诊为风为虚；沉为阴为里，诊为湿为实；迟为在脏，为寒为冷；数为在腑，为热为燥；滑为血有余；涩为气独滞也。"滑氏以此六脉作为脉象提纲，提纲挈领地归纳了脉象与疾病病因、病机的关联，使习医者易于掌握。

在六提纲脉之下，又详细划分出30种具体脉象，分别为浮、沉、迟、数、虚、实、洪、微、弦、缓、滑、涩、长、短、大、小、紧、弱、动、伏、促、结、芤、革、濡、牢、疾、细、代、散。相较于晋代王叔和《脉经》所载的24种脉象，增加了长、短、大、小、牢、疾6种。滑氏还详细分析了各脉象所主疾病，如滑脉，"滑，不涩也。往来流利，如盘走珠，不进不退"，描述了滑脉指下感觉的特征，接着说到"为血实气壅之候，盖气不胜于血也。为呕吐，为痰逆，为宿食，为经闭。上为吐逆，下为气结。"还有相兼脉的主病："滑数为结热，左寸滑，心热。滑而实大，心惊舌强。关滑肝热，头目为患。尺滑，小便淋涩，尿赤，茎中痛。右寸滑，痰饮呕逆。滑而实，肺热，毛发焦，隔壅咽干，痰晕目昏，涕唾黏。关滑，脾热，口臭，及宿食不化，吐逆。滑实，胃热。尺滑，因相火炎而引饮多，脐冷腹鸣或时下利，妇人主血实气壅，月事不通，若和滑，为孕。"对三关滑脉分主的脏腑及疾病进行了详细论述。

（二）驳七表八里九道，倡以位数情势归类

自《王叔和脉诀》成书，并提出以七表、八里、九道归类脉象以来，后世多有沿用此法者。如南宋施发及宋代朱肱均于脉法著作中以七表、八里、九道论脉。然滑寿于《诊家枢要》中辩驳道："诸脉亦统之有宗欤，盖以相为对待者，以见曰阴曰阳，为表为里，不必断断然七表八里九道如昔人云云也。"并提出诊家宗法应以位数情势之义论之。"浮沉，以举按轻重言，浮甚为散，沉甚为伏。迟数，以息至多少言数，甚为疾，数止为促。虚实洪微，以风盈言，虚以统芤濡，实以该牢革，微以括弱。弦紧滑涩，以体性言，弦甚为紧，缓止为结，结甚为代，滑以统动。长短，以部位之过不及言。大小，以形状言。"从切脉指力、至数、体性、部位、脉形、脉势

等方面对脉象相似者进行了归类、对比研究。

（三）专论妇人及小儿脉象

妇人及小儿气血及生理具有自身特点，滑寿针对妇人及小儿的平脉、病脉、妊娠及妊娠后生男女之脉专门列论。于妇人而言，其平脉可见"尺脉常盛，而右手大"，月事不调可见"肾脉微涩，或左手关后尺内脉浮，或肝脉沉而急，或尺脉滑而断绝不匀"。又云"妇人脉，三部浮沉正等，无他病而不月者妊也，又尺数而旺者亦然。又左手尺脉洪大为男，右手沉实为女。又经云：阴搏阳别谓之有子，尺内阴脉搏手，而其中别有阳脉也，阴阳相平故能有子也。"即可通过诊脉判断妇人是否妊娠，并可通过脉象判断妊娠女子所怀之胎是男是女。并且滑氏还强调对于绝经前的女子而言，无论何病，均须在问诊时询问月事情况，而对于产后女子而言，则是无论何病均须询问恶露情况。

对于小儿而言，以3岁作为分界，3岁以下小儿以诊指纹为主："虎口三关纹色，紫热、红伤寒，青惊风，白疳病，惟黄色隐隐，或淡红隐隐，为常候也，至见黑色，则危矣。其他纹色，在风关为轻，气关渐重，命关尤重也。"而对于3岁以上小儿则须诊脉，但由于小儿身高尚低，臂长较短，不宜分三指诊察，而须"一指定三关"。小儿正处于生长旺盛之期，脉之动数较成人快，"以六七至为率"。除此之外，"添则为热，减则为寒。若脉浮数，为乳痫风热，或五脏壅，虚濡为惊风。紧实为风痫，紧弦为腹痛，弦急为气不和。牢实为便秘，沉细为冷。大小不匀、崇脉，或小或缓，或沉或细，皆为宿食不消。脉乱身热汗出不食，食即吐，为变蒸也。浮为风，伏结为物聚，单细为疳。"列举了小儿常见疾病的脉象特征。另外，滑氏强调对于恶寒高热的小儿，必须问诊瘼疹发生的情况。

七、《脉因证治》

《脉因证治》旧题朱震亨撰。朱震亨，字彦修，元代婺州义乌人（今浙江义乌市），生于1281年，卒于1358年。因他所居的赤岸村有丹溪流经，故世人尊称为"丹溪翁"。朱氏早年以儒学立身，习举子业，师从理学大家许谦。后弃儒学医，游历江浙遍访医家，最终成为名医罗知悌的入室弟子。他于医道刻苦研习，以《内经》《难经》之学为根本，参合理学的哲学思想，融会金元时期刘完素、张从正、李杲诸医家之说，倡"相火论"及"阳有余阴不足论"，创立滋阴学派，成为中医"金元四大家"中的集大成者。朱丹溪平生著述颇丰，授徒众多，署名丹溪的医学文献很多为其门人整理。《脉因证治》成书于公元1775年，亦非朱氏亲笔，而是后人采辑《丹溪心法》《活法机要》《格致余论》等丹溪学派医书内容而成。

《脉因证治》共4卷（一说2卷）70篇。卷一列卒尸、痹、痉、痿、厥、伤寒、大头肿痛、霍乱、瘟病、伤暑、疟、疸、劳；卷二列热、吐衄下血、下利、泄、自汗头汗、淋、头目痛、眩晕、心腹痛、腰痛、肩背痛、胁痛、逆痰嗽、喘；卷三列宿食留饮、嗳气吞酸嘈杂、积聚、消渴、痞、肿胀、呕吐哕、噎膈、疮疡、痈疽；卷四列乳痈、瘰、发斑、丹疹、金疮、倾仆、百药中伤、癫狂、惊悸、疝、脚气、虫、喉痹、口、舌、目、耳、鼻、齿、结燥、痔漏、妇人产胎、带下、经候、崩漏、小儿证、杂证、杂治、脏证、七情证、杂脉、察视、汗。每篇内容次序皆为先论脉诊，次及病因，再次证候，末列治法，这也正是书名的由来。《脉因证治》是一本汇集丹溪学派医学观点及临证经验的综合性医书，虽然并非脉诊专著，但其中的脉学内容颇具特色，简述如下：

（一）论疾先察脉

书中每篇从脉、因、证、治4个层次论述疾病诊治。先察脉象变化，随后分析病因病机，继而阐述临床表现，最后说明外方用药。书中特别将"脉"列于每篇之首，以病家的脉象特征为首要依据来辨别病证及指导用药，体现了朱丹溪在临证之中对脉诊的重视。

（二）凭脉辨病性病位

通过诊察脉象辨别病位、病性等情况。如《厥》篇中阐述厥证有"因虚，因痰，因热，因寒"之不同，脉象是辨别厥证寒热的主要指征："沉微而不数，谓之寒厥；沉伏而数，谓之热厥。"又《痹》篇云："寸口喘而坚，痹在心；喘而浮，痹在肺；长而左右弹，痹在肝；大而虚，痹在脾；坚而大，痹在肾。"通过脉象推测病证所属脏腑。《头目痛》篇中则以脉象区分太阳头痛、少阳头痛、阳明头痛、太阴头痛、厥阴头痛及少阴头痛，谓："太阳头痛，脉浮紧，恶风寒。少阳头痛，脉弦细，有寒热……"

（三）凭脉指导用药

《脉因证治》脉证相参确立疾病治疗法则。《疟》篇曰："弦小紧者可下之；弦迟者可温之；弦数者可汗灸之；浮大者可吐之；弦数者风发也，以饮食消息止之。"中医以弦脉作为疟病的主脉象，该篇根据所兼脉象的不同指导汗、吐、下、温或食疗等不同治法。又如《疮疡》篇曰："（脉）沉实，发热烦躁，外无焮火赤痛，其邪深在内，故先疏通以绝其源。脉浮大数，焮肿在外，当先托里，恐邪入于内。脉不沉不浮，内外证无，知其在经，当和营卫。"以脉象之沉浮辨别病邪之内外所在，继而选用疏通、托里及和营的不同治法。①

---

① 王英.《脉因证治》学术特色探讨［J］.浙江中医杂志，2014，49（12）：859-860.

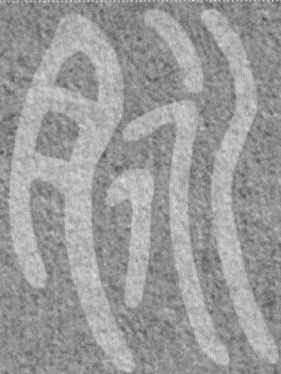

第四章

明清
脉学史

明清时期是中医脉学臻于鼎盛的时期，这一时期的脉学著作从数量上来说远超前代，而且产生了不少脉学经典名著。从史料记载来看，宫廷脉案渐为系统，由于年代较近，清宫脉案是历代宫廷脉案中唯一系统留存至今的宫廷脉学档案。通过清宫脉案，不仅可以了解宫廷御医的生存状态、脉诊水平、医疗水平，还可以了解宫廷秘史，是十分重要的历史研究参考资料。《明史》《清史稿》中记载了一些擅长脉诊的名医，如倪维德、吕复、盛寅、张璐、戴天章、徐大椿、周学海、费伯雄等。文人笔记与医话著作中，脉学的记载从前代多以"猎奇"转为出现民间讽刺，反映了脉诊在民间的普及程度。明清医家关于脉法理论、临床实践等方面的热烈探讨对民间产生了深刻影响，小说等各类通俗文学作品中对于脉诊的描述逐渐专业，贴近医家诊病的真实场景，提示当时民间对脉法的认识不再局限于感叹凭脉断病、预测吉凶的神奇，增添了对脉学常识的了解，能更为理性地看待这一诊断疾病的方法，在很大程度上促进了当时社会对脉学的认可及传播。名医脉案从留存数量来看也远超前代，其中一些（如女科）脉案是研究明清社会的重要资料。明清时期重要的脉学著作有《濒湖脉学》《诊家正眼》《太素脉秘诀》《古今医统大全·内经脉候》《景岳全书·脉神章》《症因脉治》《医灯续焰》《脉诀汇辨》《脉诀阐微》《诊宗三昧》《脉贯》《脉理会参》《医宗金鉴·四诊心法要诀》《脉确》《洄溪脉学》《脉象统类》《诸脉主病诗》《脉理求真》《三指禅》《脉镜须知》《周氏医学丛书脉学四种》等，其中尤以《濒湖脉学》《诊家正眼》《脉诀汇辨》《三指禅》堪称经典，是学习中医脉学的必读之书。

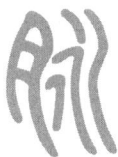

第一节
史料中的脉学记载

一、宫廷脉案

明清太医院十分重视脉诊。

明代太医院分13科，《明史·志第五十·职官三》记载："太医院掌医疗之法。凡医术十三科，医官、医生、医士，专科肄业：曰大方脉，曰小方脉，曰妇人，曰疮疡，曰针灸，曰眼，曰口齿，曰接骨，曰伤寒，曰咽喉，曰金镞，曰按摩，曰祝由。"首列大方脉，次列小方脉，大方脉相当于内科，小方脉相当于儿科，大方脉、小方脉皆以"方脉"为名，"方脉"之意乃以脉诊为规范标准指导遣方用药，可见对脉诊的重视程度。

清代太医院基本沿用明制，唯13科合并为11科，后合并为9科，后又减为7科、5科。《清史稿·志第九十·职官二》记载："院使、院判掌考九科之法，帅属供医事。御医、吏目、医士各专一科，曰大方脉、小方脉、伤寒科、妇人科、疮疡科、针灸科、眼科、咽喉科、正骨科，是为九科。初设十一科。后痘疹科归小方脉，咽喉、口齿并为一科。"清初11科包括大方脉、小方脉、痘疹科、伤寒科、妇人科、疮疡科、针灸科、眼科、咽喉科、口齿科、正骨科，后痘疹科并入小方脉，口齿科并入咽喉科，变为9科。嘉庆六年，将正骨科划归上驷院蒙古医生长兼充，道光二年，以针灸非奉君之所宜，废除针灸科，由9科减为7科。光绪年间，又将伤寒科和妇人科并入大方脉，减为5科。但无论11科、9科，还是7科、5科，大方脉、小方脉两科都首当其冲，脉证合参、因脉遣方、凭脉用药是中医内科、儿科、妇科等临床各科的内在需要。中医学经历数千年的发展，已经形成了以脉诊为主体之一的诊断体系，在这个诊断体系的基础上，最终形成了从四诊到遣方用药的辨证论治体系，故有"方脉"之名。

明清太医院的医学教育多沿袭前朝。明代太医院和御药房均同于宋金元；清代在太医院设立教习厅和医学馆，作为培养人才的学校，以《黄帝内经》《脉诀》《神农本草经》等书为基本教材。由此可见，脉诊是历朝历代医学教育必不可少的重要环节。

《明史·志第五十·职官三》记载："诊视御脉，使、判、御医参看校同，会内臣就内局选药，连名封记药剂，具本开写药性、证治之法以奏。烹调御药，院官与内臣监视。每二剂合为一，候熟，分二器，一御医、内臣先尝，一进御。仍置历簿，用内印钤记，细载年月缘由，以凭考察。"明代太医院御医或受召入宫的地方名医为统治者诊治疾病时，从诊断，到开方选药，再到煎药、尝药、进药，都要详细记录，以便考查。

清代的脉案制度沿用明制，记录了大量脉案，成为清代宫廷重要的医药档案，其中不少可以考证宫闱秘史。现存的清代宫廷医药档案皆手抄秘录，或书于杏黄册内，或书于大红笺中，间亦有书于杂色宣纸笺上者，受诊者涉及清朝历代帝后妃嫔、皇子皇女、亲王郡王、贝子贝勒、格格福晋，还包括一些宫廷重臣、太监、宫女、嬷嬷等，以《老佛爷用药底簿》《光绪用药底簿》《宣统用药底簿》《总管用药底簿》等记录最为系统[①]。脉案的记录方面，皆首先记录脉象，其次记录凭脉辨证之病因病机分析，最后记录治法、方药。兹列举清嘉庆皇帝、同治皇帝、光绪皇帝、慈禧太后脉案数则，予以分析。

（一）嘉庆皇帝脉案选析

据《清代宫廷医学精华》载录："嘉庆囗年正月二十七日，鲁维淳、陈昌浩请得皇上圣脉沉滑。系内有湿痰，外受寒气所痹，以致四肢微凉，右膊臂有时麻木。此属湿痰袭于经络所致。今议用蠲痹化痰汤，午晚二帖调理。羌活一钱五分，防风一钱五分，当归二钱，赤芍一钱五分，片姜黄一钱，炙芪三钱，茯神二钱，橘红一钱五分，半夏一钱五分、炙，枳壳一钱五分、炒，甘草五分、生。引加姜汁一茶匙。"[②]

---

① 陈可冀.清代宫廷医话［M］.北京：人民卫生出版社，2012：1-3.

② 陈可冀.清代宫廷医学精华［M］.北京：北京大学医学出版社，2019：186.

嘉庆帝的主要症状为右上肢麻木，脉案先述脉象，御医鲁维淳、陈昌浩诊其脉为"沉滑"，沉为里，滑为痰，故诊为内有湿痰侵袭于经络。从脉象沉滑来看，嘉庆帝之麻木辨证为湿痰在经络较为准确。

又载录："嘉庆□年正月初六日，商景霨、陈昌龄恭请皇上圣脉弦滑。系肝经饮热，湿气不畅，有时耳鸣。此由饮热凝滞所致。今议用和肝化饮汤，晚进一贴，安和调理。苏梗二钱，厚朴一钱五分、炒，茯苓四钱，半夏二钱、制，次生地三钱，石斛三钱，橘红一钱五分，神曲二钱，麦冬二钱、去心，枳壳一钱五分、炒，甘草五分、生。"[①]嘉庆帝主要症状为耳鸣，御医商景霨、陈昌龄诊其脉为"弦滑"，弦为在肝，滑为湿痰、痰饮，故用和肝化饮汤。本案与嘉庆帝麻木案脉象相比，同见滑脉，说明嘉庆帝当为痰湿体质。

（二）同治皇帝脉案选析

据《清代宫廷医学精华》载录："同治□年十月三十日寅刻，王允之请得皇上脉息弦软而虚。原系因病致弱，气不化饮之证。今忽然气道梗阻，有似厥闭之象。病势重大，气体太虚。今用助气化饮汤，早服一帖调理。沙参五钱，麦冬五钱，伏龙肝五钱，枇杷叶二钱，白薇二钱，陈皮二钱，五味子四分，柏仁霜二钱，引用一捻金六分冲服。"[②]同治帝19岁即驾崩，从清宫脉案来看，同治帝常年生病，身体屡弱。此案为"厥闭"，脉案先述脉象，御医王允之诊其脉为"弦软而虚"，故考虑其证为太虚所致。

同治帝身体羸弱，虽常年调治，而病情渐至危笃。清宫脉案记载了同治帝去世当日的抢救情况："同治朝，十二月初五日申刻，李德立、庄守和请得皇上六脉散微无根。系病久神气消耗，偶因气不运痰，厥闭败脱。急用生脉饮一帖竭力调理。高丽参五钱，麦冬五钱，五味子一钱、炙。水煎温服。十二月初五日酉刻，李德立、庄守和请得皇上六脉已绝。灌生脉饮不能下咽，元气脱败，于酉时崩逝。"[③]御医李德立、庄守和申时为同治帝诊脉，脉象为"六脉散微无根"，脉散而无根已为死脉，灌服生

---

① 陈可冀.清代宫廷医学精华［M］.北京：北京大学医学出版社，2019：207.

② 陈可冀.清代宫廷医学精华［M］.北京：北京大学医学出版社，2019：171.

③ 陈可冀.清代宫廷医学精华［M］.北京：北京大学医学出版社，2019：225.

脉饮也不能下咽，1个时辰后，酉时诊得其脉"六脉已绝"，同治帝于酉时去世。

（三）光绪皇帝脉案选析

清宫脉案中，光绪帝脉案内容丰富而系统，一是因时代较晚，二是光绪帝体弱多病。据《清代宫廷医学精华》载录："光绪朝，正月二十四日，张仲元、忠勋请得皇上脉息左部弦缓，右寸关滑缓。肾水不足，肝阳上越，督脉郁滞风湿，以致脊骨作痛，俯之觉甚。每值睡时，肝阳上冲，即觉心悸唇瞤，欲作眩晕，眼眩发红。谨拟养阴柔肝，祛风化湿之法，晚服调理。大熟地四钱，细生地三钱，生杭芍二钱，丹皮二钱，汉防己二钱，黄芩二钱，炒杏仁二钱、研，麻黄八分，川独活一钱五分，防风一钱五分，生粉草一钱。"①光绪帝的主要症状为心悸、眩晕、腰脊疼痛不能俯仰，脉案中亦先述脉诊情况，御医张仲元、忠勋诊其脉为"左部弦缓，右寸关滑缓"，弦为在肝，滑为湿，缓为虚，故御医辨证为"肾水不足，肝阳上越"，治以养阴柔肝、祛风化湿。脉诊与辨证甚为合拍，可惜治疗用药并未跟上脉诊与辨证，用药过轻，且麻黄、独活、防风过燥，有伤阴之虞，故而治疗无效。

其后，光绪帝病情未缓解，清宫脉案记载，两日后请御医复诊："正月二十六日，张仲元、忠勋请得皇上脉息左部弦缓，右寸关滑缓。脊骨作痛，俯之觉甚。每值睡时，肝阳上冲，心悸唇瞤，欲作眩晕。谨拟遵用古方青娥丸，早晚各服二钱，用淡盐汤送下调理。杜仲二两、盐炒，补骨脂二两、酒炒，核桃肉三个。共研细面，炼蜜为丸，如绿豆大。"②光绪帝此时以腰脊疼痛为苦，弯腰时疼痛加重，御医张仲元、忠勋的脉诊记录与两日前相同，治疗上加用了补肾强腰名方青娥丸，然病重药轻，仍然无效。

病情迁延至次月，光绪帝心悸、眩晕、腰脊疼痛等症状依然很重，未有减轻，清宫脉案载："二月初三日，张仲元、忠勋请得皇上脉息左部弦缓，右寸关沉滑。系肾水不足，肝阳上逆，以致时有眩晕，晚间睡卧心悸唇瞤，脊骨按之作痛，俯之觉甚。谨拟壮水利节丸，每服二钱，淡盐汤送下调理。细生地四钱，丹皮一钱五分，泽泻一钱五分，云苓三钱，炒乳没三钱，知母一钱五分、炒，独活一钱五分，狗脊

---

① 陈可冀. 清代宫廷医学精华［M］. 北京：北京大学医学出版社，2019：104-105.

② 陈可冀. 清代宫廷医学精华［M］. 北京：北京大学医学出版社，2019：105.

二钱，侧柏叶二钱，片姜黄二钱，海桐皮二钱，盐柏一钱五分。共研细面，蜜为小丸。"①脉诊与前两次大同小异，唯"右寸关滑缓"改为"右寸关沉滑"。光绪帝腰脊痛仍然严重，故御医加用了狗脊等强腰补肾、炒乳没活血止痛，可惜方药配伍杂乱，寒热杂投，仍然无效。

清宫档案记载了光绪帝去世当日的脉案："光绪朝，十月二十一日，子刻，张仲元、全顺、忠勋请得皇上脉息如丝欲绝，肢冷气陷，二目上翻，神识已迷，牙关紧闭，势已将脱。谨勉拟生脉饮，以尽血忱。人参一钱，麦冬三钱，五味子一钱。水煎灌服。光绪三十四年十月二十一日，回事庆恒奉旨，皇上六脉已绝。于本日酉正二刻三分，龙驭上宾。着派乾清宫总管李长喜，敬事房首领王度寿太监四名，散众首领四名，太监十二名，在檐前穿孝。所有应行一切事宜，着各该衙门照例敬谨预备。钦此。差首领张永和传。"②记录仍然首列脉诊情况，子时脉象为"如丝欲绝"，当为阳气将绝。《伤寒论·辨脉法》说："脉萦萦如蜘蛛丝者，阳气衰也。"此时治疗本当大剂回阳救逆，御医却选用宫廷常用较为"稳妥"的小剂量生脉饮。迁延至酉时，光绪帝"六脉已绝"而驾崩。由此可见，即使脉诊准确，治法、方药不符，亦于事无补。

（四）慈禧太后脉案选析

清宫脉案详细记录了慈禧太后去世当年的诊治经过。据《清代宫廷医话》载："光绪三十四年六月初六日，臣陈秉钧请得皇太后寸关涩象渐起，细而带弦，右部关上尚见滑弦，仍欠冲和之气。大致厥阴为起病之源，脾胃为受病之所。嘈杂见减，饱嗳频仍，寤寐尚和，胸胁震响。由于营阴郁热未除，气分微见虚弱，背间忽凉忽热，牵引臂部。两目垂重，肢节软倦，头有微晕，耳有金声。总核病情，谨以培脾胃之气，养肝木之阴调理。人参须一钱，杭白芍一钱五分，炒归身二钱，半夏一钱五分、盐水炙，川杜仲二钱、盐水炒，抱茯神三钱、辰砂拌，寸麦冬一钱五分、去心，桑寄生三钱，煅龙齿一钱五分，白蒺藜三钱、去刺，藿石斛三钱，新会白一钱。引用红枣三枚，竹茹一钱五分，用玫瑰花一朵泡汤炒。"③慈禧太后为当年十月二十二

---

①　陈可冀.清代宫廷医学精华［M］.北京：北京大学医学出版社，2019：105.

②　陈可冀.清代宫廷医学精华［M］.北京：北京大学医学出版社，2019：226.

③　陈可冀.清代宫廷医话［M］.北京：人民卫生出版社，2012：92-93.

日去世，去世前数月身体已渐为衰颓。此案所载慈禧太后病症为嘈杂、嗳气、头晕、耳鸣等，御医陈秉钧诊其脉为"寸关涩象渐起，细而带弦，右部关上尚见滑弦"，弦为在肝，故陈秉钧考虑病位在厥阴肝与脾胃，即肝木克土之证，其治法为"培脾胃之气，养肝木之阴"，脉诊、辨证、治法都甚为合拍，惜用药偏于滋补、阴柔，尽为麦冬、当归、白芍、石斛之品，容易碍脾助湿，影响脾胃运化。选方用药未跟上脉诊与辨证，为慈禧太后之后腹泻不止埋下伏笔。

慈禧太后病情延至九月，开始出现脾胃不适病症。清宫脉案记载："光绪三十四年九月二十一日，臣施焕请得皇太后脉左关弦，右关滑大，寸尺平。脾湿化燥，逆酸辣，腹痛而响，泄后始安，足见脾经气滞。食后背脊发热，尤为胃气欠纳。盖肝主疏泄，欲化燥湿，应先行舒肝，欲平饮诸逆，更宜调和肝胃。按法当健中平胃、舒肝调气为治。谨拟上呈：沙参五钱，白芍二钱，云苓三钱，法夏三钱，陈皮一钱五分，藿香梗八分，炙草一钱，於术一钱五分。引用麦门冬一钱、去心，淡竹茹八分。"[1] 慈禧太后此时症状主要为腹痛腹泻、反酸等，施焕为其诊脉，为"脉左关弦，右关滑大"，此为肝胃不和、肝脾不调，施焕的治疗也是从此着手，本来方向不错，惜用药亦选沙参、白芍、麦冬等养阴滋腻之品，阻碍脾胃运化，且调肝力量不足，导致错失良机，亦为脉、治不符之缘故。

其后十余日，病情无缓解，且逐渐加重，延至十月初六，慈禧太后腹泻加重。清宫脉案记载："光绪三十四年十月初六日，张仲元、李德源、戴家瑜请得皇太后脉息左关弦缓，右寸关前稍平。肠胃未和，寅卯辰连水泄三次，身肢力软。总由肺不制节，水走肠间，脾运迟慢，是以食后嘈杂等症未减。谨拟四君子汤加以扶脾胃化水之法调理。人参一钱，党参二钱，於术二钱，茯苓六钱，甘草一钱，薏米四钱。引用保宁半夏曲三钱。"[2] 御医张仲元、李德源、戴家瑜为慈禧太后请脉，脉象为"左关弦缓，右寸关前稍平"，而慈禧太后此时症状主要为"寅卯辰连水泄三次"，从脉象与症状来看，此时为肝郁脾虚、肝脾不调之证，治法应当补脾调肝。御医张仲元、李德源、戴家瑜舍弃之前施焕所用养阴滋腻之品，以补脾化湿着手，以四君子汤加减。虽以补脾化湿，然一是时机已晚，二是仍然忽视调和肝脾，故而也无效，再失

① 陈可冀. 清代宫廷医话［M］. 北京：人民卫生出版社，2012：93.

② 陈可冀. 清代宫廷医话［M］. 北京：人民卫生出版社，2012：94.

救治之机。

又过数日，慈禧太后腹泻不止，病情加重，御医张仲元、戴家瑜再为其诊治。清宫脉案记载："光绪三十四年十月初十日酉刻，张仲元、戴家瑜请得皇太后脉息左关弦而稍数，右寸关滑而近躁。肺气化燥，胃气浊滞，脾不化水，水走大肠，以致舌干口渴，胸闷微疼，食后嘈辣，小水发赤。总核病情，郁而生热，壮火食气，得食则泻，是以精神异常疲倦。谨拟育阴清燥缓肝之法调理。洋参一钱，五味子十粒，麦冬一钱五分，生杭芍一钱五分，桑叶二钱，金石斛二钱，苦梗一钱五分，羚羊六分，灯心一子，鲜青果十个。"①因先用四君子汤无效，诊慈禧太后脉"稍数""近躁"，所以御医们换了思路，从郁热来治，药用寒凉养阴，用药遂乱。慈禧太后此时"得食则泻"，精神疲惫，一派寒凉用药之后，脾胃将败。

又9日后，慈禧太后腹泻更重。从20日前的腹痛腹泻，到10余日前的晨起水泄3次，到9日前的得食则泄，直到腹泻不止，病情逐渐加重，渐至危笃。清宫脉案记载："光绪三十四年十月十九日未刻，张仲元、戴家瑜请得皇太后脉息两寸软，两关弦滑近躁。浊气在上，阻遏胃肠，是以烦躁口渴；清气在下，肺无制节，所以便泻不止，小关防觉多。燥热熏肺，时作咳嗽，顿引胁下窜痛，谷食不多，身肢软倦乏力。谨拟轻扬化燥之法调理。鲜石斛三钱，葛根一钱五分，冬桑叶三钱，杭菊二钱，鲜青果十个、去尖，麦冬三钱，诃子肉二钱、面裹煨，甘草八分，生牡蛎三钱，橘红一钱，洋参八分。引用粳米一两、后煎。"②因又添咳嗽，故仍以滋阴润燥。

1日后，慈禧太后病情再加重。清宫脉案载："光绪三十四年十月二十日，张仲元、戴家瑜请得皇太后左部弦而近躁，右寸关滑数鼓指。咽燥舌干，口渴引饮，时作咳嗽，顿掣两胁作疼，连用甘寒化燥之法，胃热不减，口渴愈盛。谨拟加味白虎汤调理。洋参一钱，石膏四钱、煅，肥知母三钱，甘草八分。引用白粳米一两、后煎。"③御医张仲元、戴家瑜诊其脉，得脉象"滑数鼓指"，改用寒凉泻火，用白虎汤加味。慈禧太后此时"滑数鼓指"之脉并非胃热，而是元气将脱，御医却继续投以寒凉，故胃气继续受损，胃气将绝，故慈禧太后死于服白虎汤2日后。

---

① 陈可冀.清代宫廷医话［M］.北京：人民卫生出版社，2012：94-95.

② 陈可冀.清代宫廷医话［M］.北京：人民卫生出版社，2012：96.

③ 陈可冀.清代宫廷医话［M］.北京：人民卫生出版社，2012：96-97.

清宫脉案载："光绪三十四年十月二十二日，张仲元、戴家瑜请得皇太后脉息欲绝，气短痰壅，势将脱败，急以生脉饮，尽力调理，以尽血忱。人参一钱半，五味一钱半，麦冬三钱。水煎灌服。十月二十二日，张仲元、戴家瑜请得皇太后六脉已绝，于未正三刻升霞。"[①]当日慈禧太后脉息欲绝，御医们仍然投以宫廷救治急症常用的小剂量生脉饮，于生死之际，病重药轻，自然无效。

从慈禧太后脉案来看，一方面宫廷御医常年只为达官贵人诊病，临证经验不足，导致脉、治、方、药难以相符，错失治疗时机，另一方面宫廷行医风险很大，故御医明哲保身，用药平淡，好用滋补，迎合统治者喜好补益的心理需求，不求有功但求无过。因此，慈禧太后从光绪三十四年九月开始腹泻，经过御医们1个多月的治疗，病情非但无好转，反而逐渐加重，渐至病亡。从这些脉案记载来看，脉象明确，辨证、治法与脉诊亦为合拍，处方用药却往往与脉诊不符，故治疗始终无效。

二、名医脉诊

《明史》《清史稿》中记载了一些擅长脉诊的名医。如《明史》记载的倪维德、吕复、盛寅，《清史稿》记载的张璐、戴天章、徐大椿、周学海、费伯雄等。另外还记载了一些名医所撰的脉学名著。

倪维德为元末明初名医，著有《原机启微》等医学名著，《明史·列传第一百八十七》有其传记，收录其医案数则，其中两案明确记载其脉诊。其一云："刘子正妻病气厥，或哭或笑，人以为祟。诊之曰：'两手脉俱沉，胃脘必有所积，积则痛。'问之果然，以生熟水导之，吐痰涎数升愈。"患者或哭或笑，旁人皆以为其邪祟，而倪维德诊其脉，发现左右手脉均为沉脉，因此断定为胃脘有积而痛，用吐法使患者吐出痰涎而痊愈。其二云："盛架阁妻左右肩臂奇痒，延及头面，不可禁，灼之以艾，则暂止。诊之曰：'左脉沉，右脉浮且盛，此滋味过盛所致也。'投以剂，旋愈。"患者肩臂连头面部奇痒，倪维德诊其脉，发现左脉沉而右脉浮盛，断定患者是过食肥甘厚味所致，按脉诊治疗，患者果然痊愈。从两则医案来看，倪维德均以脉诊为依据，准确把握病因病机，乃脉证合一、凭脉辨治之大家。

---

① 陈可冀.清代宫廷医话［M］.北京：人民卫生出版社，2012：97-98.

吕复，字元膺，元末明初著名医家。少年时孤贫，其母体弱多病，因母亲生病向当时名医郑礼之求治，遂拜在郑礼之门下学医。《明史·列传第一百八十七》说吕复在郑礼之处"得其古先禁方及色脉药论诸书，试辄有验"，其中"色脉"即中医望诊与脉诊，泛指中医诊断，"试辄有验"说明吕复所学脉诊准确度高、方药临床效果好。除在郑礼之门下学习秘传心法外，吕复还购买古今医书，如《黄帝内经》《神农本草经》《难经》《伤寒论》《脉经》《脉诀》《诸病源候论》《玄珠密语》《中藏经》《圣济经》等，昼夜研习，学成后行医，临证治病其效若神。《明史》说吕复对《脉经》《脉诀》等古医籍"皆有辨论"，对"前代名医如扁鹊、仓公、华佗、张仲景至张子和、李东垣诸家，皆有评骘"，这些前代名医大多也是脉学名家。吕复所著颇丰，包括《内经或问》《灵枢经脉笺》《五色诊奇胲》《切脉枢要》《运气图说》《养生杂言》等，由此可见吕复在脉学研究方面颇有建树。

盛寅为明朝永乐年间名医，为朱丹溪弟子戴思恭之再传弟子。盛寅曾治好一太监"胀"病，太监本苦胀将死，得盛寅治愈，令明成祖惊愕，于是明成祖召见盛寅。《明史·列传第一百八十七》载："即召入便殿，令诊脉。寅奏，上脉有风湿病，帝大然之，进药果效，遂授御医。"明成祖考验盛寅医术也是通过脉诊，方法很简单，就是让盛寅为其诊脉。盛寅诊脉后，指出明成祖患有风湿病，准确诊出了明成祖痼疾，明成祖大为惊喜，又让盛寅处方用药，一服果然灵验，于是将盛寅留在明朝宫廷任御医。考脉之风，上可追溯至汉和帝考验郭玉脉诊，不过汉和帝考验之法为"隔帷诊脉"，更具有喜剧色彩，并不完全符合医学本意，医学本意在于"诊"与"治"，"诊"则诊病要准确，"治"则治病要有效验。前文所述苏轼《脉说》一文，已有详论。而明成祖对盛寅的考验显然更加高明，先试盛寅脉诊能否诊出疾病，再试盛寅处方用药是否有效果，乃基于医疗的根本目的去考验御医的医术水平。

《明史·列传第一百八十七》记载了盛寅任御医时诊验孕否轶事一则，过程甚为惊险。明成祖时，明仁宗朱高炽为东宫太子，太子妃张氏月经不至达10个月之久，众御医都诊断太子妃有身孕，皆以"妊身贺"，唯独盛寅认为太子妃不是怀孕，而是闭经，并指出太子妃具体病症。太子妃张氏听闻后说："医言甚当，有此人何不令早视我！"肯定了盛寅的诊断，于是请盛寅为其治疗。盛寅既诊其为闭经，故方用破血活血行经药。太子见盛寅方用活血，怒，担心太子妃服药后堕胎，下令不用盛寅之药。数日后，太子妃病情更加严重，再请盛寅诊治，盛寅诊脉后，坚持说太子妃是闭经，不是怀孕，处方仍然用破血活血行经药。此次，太子妃令人进服盛寅之方。而太子仍不信任盛寅，令人扣押盛寅，若太子妃服药后堕胎，便要严惩盛寅。然而太子妃服药后，"已而血大下，病旋愈"。盛寅被太子扣押时，消息传回家，举家惊惶，都认为只有等待被酷刑治罪了，没想到3日后，盛寅"红仗前导"还家，还得到丰厚的赏赐。《明史》所载，反映了盛寅高超的脉诊水平，也反映了御医处境之艰险。

此事令盛寅心有余悸，多年后在撰写《医经秘旨》时回忆了这段经历，将其详细记录于《医经秘旨》中："忆戊子（1408年）冬，奉上命往视东宫妃张氏，经闭十月，腹胀如鼓，众医皆以养血安胎治，病加剧。予诊脉沉涩弦紧，无生气，直断为蓄血腹胀，疏桃仁承气汤合抵当法方进。东宫怒甚，羁锁禁中数日，疾益剧。命余从细复诊，脉仍如前，疏前方进，并奏明：'再三日，臣不敢疏方'。逾二日，赏赍多珍。盖妃服药，下淤块数斗，胀消腹平，遂释罪而褒荣，予之万幸也。今特记之。"盛寅详细记录了脉诊依据，太子妃经闭10个月，其他御医均以养血安胎治，唯盛寅诊脉发现太子妃"脉沉涩弦紧"。中医认为孕脉多为滑利，如《素问·平人气象论》说"妇人手少阴脉动甚者，妊子也"，而太子妃脉沉涩弦紧，为瘀血癥结在里，非孕脉，所以盛寅坚持用破血之法治疗，所用之方乃下瘀血之桃核承气汤、抵当汤。结局虽然完满，过程却惊险万分，御医盛寅数日之间命悬一线，令人感到惊心动魄。所以，宫廷御医大多为"太平医生"，常以保全自己身家性命为虑，小心谨慎，用药平淡，不求有功但求无过，从前文所述清宫脉案便可看出御医行医之艰难，盛寅这般大胆用药，实为冒险之举。

《清史稿》记录的名医甚众，不少擅长脉诊。如以下数家：

张璐（1617—1699），字路玉，后世习称其字"张路玉"，晚号石顽老人，故后世又习称其号"张石顽"。张璐为清初三大名医之一，著作颇丰，如《张氏医通》《千金方衍义》《本经逢原》《伤寒缵论》《伤寒绪论》等，皆为医学名著。《清史稿·志第九十·职官二》说张璐"论脉法大义，曰《诊宗三昧》，皆有心得"，记录了张璐脉学名著《诊宗三昧》。

戴天章（1644—1722），清代温病名家，在瘟疫研究上颇有成就，著有温病名著《广瘟疫论》。《清史稿》记载戴天章治疗瘟疫善于辨证，辨脉为其特色之一，比明末研究瘟疫的名家吴有性更加深入详尽。《清史稿·列传第二百八十九》云："其论瘟疫，一宗有性之说。谓瘟疫之异於伤寒，尤慎辨於见证之始。辨气、辨色、辨舌、辨神、辨脉，益加详焉。"

徐大椿（1693—1771），字灵胎，后世习称其字"徐灵胎"，号洄溪，江苏吴江人，雍正、乾隆时名医。徐大椿学术上颇有个性，不迷信前人，多有创见，著《医学源流论》《兰台轨范》等医学名著。《清史稿·列传第二百八十九》记载了徐大椿的主要医学见解："其论医之书曰《医学源流论》，分目九十有三。谓：'病之名有万，而脉之象不过数十，是必以望、闻、问三者参之。如病同人异之辨，兼证兼病之别，亡阴亡阳之分。病有不愈不死，有虽愈必死，又有药误不即死。药性有古今变迁，《内经》司天运气之说不可泥。针灸之法失传。'诸说并可取。"徐大椿认为脉象不过数十种，而临床病名成千上万，单用脉诊，难以尽赅各类疾病，因此主张脉诊必须与望诊、闻诊、问诊相参，即四诊合参。徐大椿虽然主张四诊合参，但在脉诊上成就极高，著有脉学名著《洄溪脉学》。

费伯雄（1800—1879），清晚期名医。道光年间，费伯雄两度应征入宫诊病，受朝廷嘉奖，乃于咸丰、同治年间医名远播。费伯雄为孟河医派奠基人，与马培之、巢渭芳、丁甘仁并称"孟河四大家"。《清史稿·列传第二百八十九》载费伯雄传记："费伯雄，字晋卿。与澍同邑，居孟河，滨江。咸、同间以医名远近，诣诊者踵相接，所居遂成繁盛之区。持脉知病，不待问。"记录了名医费伯雄诊病之盛况，求治者接踵而至，乃至其所居孟河一镇成为繁盛之区。由于求诊患者极多，费伯雄诊病以脉诊为主，故《清史稿·列传第二百八十九》说其"持脉知病，不待问"，脉诊水平固然极高，也是患者多、诊务繁忙、来不及问诊所致。

周学海（1856—1906），晚清著名医家，著作颇丰。《清史稿·列传第二百八十九》有其传："周学海，字澂之，安徽建德人，总督馥子。光绪十八年进士，授内阁中书，官至浙江候补道。潜心医学，论脉尤详，著《脉义简摩》《脉简补义》《诊家直诀》《辨脉平脉章句》。引申旧说，参以实验，多心得之言。博览群籍，实事求是，不取依托附会。"肯定了周学海在脉学方面的非凡造诣，并记录了其4部脉学名著，《脉义简摩》《脉简补义》《诊家直诀》《辨脉平脉章句》合称《周氏脉学四种》。

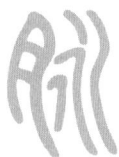

第二节
笔记与医话中的
脉诊轶事

明清时期，笔记与医话等体裁著作中，关于脉诊轶事的记载较为丰富。两晋南北朝隋唐五代时期到宋辽金元时期，笔记中关于脉诊的记载，多以赞誉名医脉诊神奇为主要内容，带有"猎奇"性质。与前代相比，明清时期的记载内容更加多样，不仅有"猎奇"性质的内容，还有不少讽刺医患现实的篇章，反映了脉诊在民间的普及程度。

一、诊脉辨病因

前文所述明代名医吕复，有一凭脉辨治"视物倒置"医案在医学史上甚为有名，明代王肯堂在《证治准绳》中记载了元末明初学者戴良所著《九灵山房集》中关于吕复一案："元末四明有吕复，别号沧洲翁，深于医道。临川道士萧云泉，眼中视物皆倒植，请治于复。复问其因，萧曰：某尝大醉，尽吐所饮酒，熟睡至天明，遂得此病。复切其脉，左关浮促，即告之曰，当伤酒大吐时，上焦反覆，致倒其胆腑，故视物皆倒植，此不内外因而致内伤者也。治当复吐，以正其胆。遂以藜芦、瓜蒂为粗末，用水煎之。使平旦顿服，以吐为度。吐毕，视物如常。"此案记录病症甚为奇特，乃"视物倒置"。吕复详细询问病因，患者说大醉呕吐，睡醒后便得此病。诊其脉，发现患者脉"左关浮促"，按中医脉诊脏腑分部来说，左关属肝胆，肝开窍于目，肝与胆互为表里，因此，吕复结合病史，判断患者是因酒后大吐、上焦反复、胆腑上倒而致"视物倒置"，故用吐法正其胆而治愈。此案不仅治法甚为奇特，辨证法亦为奇特，但其辨证参于问诊、脉诊，脉诊是辨证的重要依据之一。

二、诊脉判生死

诊脉预判生死，从古至今为世人所津津乐道，历代史籍中多有记载。明清时期的记载更为全面，有脉判生死有验者，亦有误判者。

清代陆以湉《冷庐医话》记载不少脉诊轶事，其中不乏脉诊判生死者。《冷庐医话·脉》载："姚蒙善医，尤精太素脉，邹来学巡抚召之视疾，姚曰：'公根器有一窍出汗水。'邹大惊曰：'此余秘疾，汝何由知？'姚曰：'以脉得之，左关滑而缓，肝第四叶有漏通下故也。'邹求药。曰：'不须药，到南京便愈。'以手策之曰：'今是初七，约十二日可到。'邹即行，果十二日晨抵南京而卒。夫预决死期，脉理精者能之，至因关脉之滑而缓，知其有漏通下，恐无是事也。志书好为夸张之辞，往往若是。"《冷庐医话》这段记载引自《上海县志·艺术门》，姚蒙为明代名医，精通太素脉法，为巡抚邹来学诊脉，发现其脉"左关滑而缓"。按中医脉诊双手寸、关、尺脏腑分部，左手关部脉属肝，而足厥阴肝经络阴器，故判断患者阴部有漏。更为神奇的是，姚蒙不仅诊出巡抚邹来学之隐私秘疾，还预判患者死期在12天之后。然姚蒙不便直说患者死期，只告诉患者不需要服药，并且要尽快赶往南京可愈，实际是知道患者死期不远，所以用这种方法让患者尽快回返。邹来学听从姚蒙之言，12天后抵达南京后去世。古代预判生死的医案轶事历代不绝，姚蒙不仅能通过脉诊判生死，还能通过脉诊知患者隐疾，不免太过神奇，因此《冷庐医话》作者陆以湉也怀疑这个医案的真实性，认为"志书好为夸张之辞"。

也有误判生死的。《冷庐医话》载："有更夫某者，身面浮肿，遍体作黄白色，诣局求治。薛生白先至，诊其脉，挥之去，曰：'水肿已剧，不治。'病者出，而叶天士至，从肩舆中遥视之，曰：'尔非更夫耶？此熏驱蚊带受毒所致，二剂可已。'遂处方与之。薛为之失色，因有扫叶庄、踏雪斋之举。二人以盛名相轧，盖由于此。其说得之吴中医者顾某，顾得之其师，其师盖目击云。"此记载涉及清代两大名医叶天士与薛雪，叶天士与薛雪是同时代名医，且为同里，传二人不睦，故有不少二人医术高低比试之传闻。此则患者为更夫，全身浮肿，薛雪先诊其脉，判断患者为水肿重证，已无法医治。叶天士后诊，却判断更夫只是被蚊虫叮咬所致。此医案记载，或许是叶天士支持者为编排薛雪而虚构的故事，但也说明了四诊合参的重要性，仅凭脉诊判断生死有时难免偏颇。

还有草率诊脉，误判生死者。《冷庐医话》载："吴郡某医有声于时，一达官新纳姬人，忽患心病，痰涌手厥，某诊其两手无脉，辞不治，易医诊脉，知是反关，一剂而愈，某之名望顿减。"患者本为反关脉，医者却没有认真诊脉，草草搭脉，发现患者两手无脉，便认为患者无法医治，不料患者脉位不在正位上，与普通人脉位不同，乃反关脉。一则是医者草率，没有仔细寻脉所致；二则或是受患者心病而痰涌手厥看起来较为严重的症状所惑，误判为重症所致。而另一医仔细诊脉，发现患者只是反关脉，并非重症，遂一剂而愈。草率诊脉判生死的医者声名大减。

三、诊脉辨孕

中国古代为封建礼制国家，未婚先孕关系到女子失节之事。而古代常以脉诊判断怀孕与否，有脉诊辨孕准确者，也有脉诊辨孕失误者，然无论辨孕是否准确，都容易与女子失节与否牵连起来，甚至酿成悲剧。陆以湉《冷庐医话》载："祥符县医生胡某，操技精良，当道皆慕名延致。都督某之女，与人私，偶感寒疾，招胡。故谓此孕脉也。某曰：'先生之言信乎？'故曰：'非识之真，不敢妄言也。'某乃呼女出，以刀剖其腹，视之信然。故大骇晕仆，良久始苏，归病数月即卒。胡之艺工矣！惜乎其不知顾忌也。"患者或者说受害者为都督之女，身处官宦之家，更加重视名节，然都督之女与人私通，未婚先孕，因外感寒疾请胡姓医者诊治。胡姓医者诊出了患者的孕脉，口无遮拦地告诉了都督。古代谓"女子失节事大"，又是官宦之家，故患者父亲召来女儿，剖腹验孕，结果证明胡姓医者脉诊辨孕无误，却酿成了人间惨剧，患者固然因剖腹而死，胡姓医者也因惊吓过度而病亡。陆以湉说造成如此悲剧是因为胡姓医者虽然脉诊医术高超，却不知顾忌，但其实悲剧乃因封建伦理道德及封建社会女子地位低下所致。

陆以湉《冷庐医话》中还有一则医案辛辣地讽刺了假借脉诊招摇撞骗的医者。"苏州曹某，状修伟多髯，医名著一时，而声价自高，贫家延请每不至。巨室某翁有女，闺中，因病遣仆延曹，仆素憎曹，以女已出嫁，今孕数月矣。吴俗大家妇女避客，医至则于床帏中出手使诊，曹按女脉，漫云是孕，翁大骇异。次日，延医至，使其子伪为女诊之，复云是孕。其子褰帏启视之曰：'我男也而有孕乎？诬我犹可，诬我妹不可恕也！'叱仆殴之，并饮之以粪，跪泣求免，乃剃其髯，以粉笔涂其面，纵之去。归家谢客，半载不出，声望顿衰。"曹姓医者其实并不精通诊脉辨孕之术，而受患者家仆愚弄，误以为患者怀孕数月，于是诊脉后便言患者为孕脉，由此上当被患家殴打。

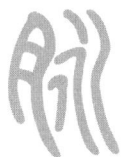

第三节
中医脉学与明清
社会文化

中医脉学源远流长，早在先秦时期便已初具雏形，司马迁云："至今天下言脉者，由扁鹊也。"此后，脉诊一直备受历代医家重视，成为诊断疾病的主要手段，并逐渐发展形成各具特色的脉学流派。脉学的起源和发展深受儒家、道家、佛家等传统文化的影响，在古代社会，脉诊除医学用途外，也被视作占卜吉凶的手段，深得百姓认可。在漫长的演变历程中，中医脉学逐渐渗透入人们的日常生活，影响到了社会文化的发展。明清时期，小说、医话、脉案、脉学著作等文献十分丰富，从这些文献可以窥见中医脉学对当时社会文化的影响。

一、脉学的社会认知

明清时期是古代中医学发展的鼎盛时期，脉学也在继承前人成果的基础上迎来了全面总结和创新发展的蓬勃阶段，这一时期的脉学专著和文献可谓汗牛充栋，远胜望、闻、问三诊，脉诊已然成为中医最具代表性的诊法。明清医家关于脉法理论、临床实践等方面的热烈探讨也对民间产生了深刻影响，小说等各类通俗文学作品中对于脉诊的描述逐渐专业，贴近医家诊病的真实场景，提示当时民间对脉法的认识不再局限于感叹凭脉断病、预测吉凶的神奇，增添了对脉学常识的了解，能更为理性地看待这一诊断疾病的方法，在很大程度上促进了当时社会对脉学的认可及传播。

（一）医家对脉学的认知

1. 升华脉学理论

明清时期，随着教育在民间的普及，儒生数量大幅增加，然而通过科举走上仕途者却凤毛麟角，由于深受儒家仁爱思想的影响，秉着"不为良相，便为良医"的观念，不乏儒生由儒入医，以此实现个人的社会价值[①]，诸如汪机、李时珍、李中梓、张景岳、叶天士、吴鞠通等，皆是其中代表。大批饱读经书，有较高文化修养的儒生雅士投身医学事业，为推动当时医学的发展注入了强劲动力。

发端于宋代的理学至明代开始备受统治阶层重视，明太祖朱元璋独尊程朱，以理学作为国家的统治思想，并一直延续到清末[②]。儒士将兴起的理学思想引入医学，产生了十分深刻的影响，尤其"太极""性命"等说，对明清医学理论的创新发展起到了重要的推动作用，医家对"阴阳学说""命门学说""相火理论"等都较前人有更为深入的阐释及发挥，温补学派、扶阳学派等新兴医学流派由此应运而生。另外，明清两朝皆有相对较长时期的政治稳定、经济繁荣局面，加之外来新学的传入渗透，掀起了一股股新的文化思潮，在这样的背景之下，中医学界也迎来了维护旧论、尊经奉典与力求革新、创立新说的热烈辩论，前人的经验成果也在辩论声中得到全面总结和批判反思，推动了中医理论和临床的突破与创新。

正是在这样的特定历史条件之下，明清医家对脉学的理论认知也上升到了一个崭新的高度。具体体现在对前人论述批判性继承，不墨守成规，以临床实践为准绳，发扬命门学说，对脉象分类、主病、鉴别及脉位与脏腑配属关系等都有新的认识。宋朝以来，《脉诀》广为流传，因言简意赅、朗朗上口而备受医家喜欢，纷纷效仿其编撰体裁，一度有"《脉诀》出而《脉经》隐"之说[③]，对后世脉学影响颇深。然而，明清医家对《脉诀》多持否定态度，如李时珍《濒湖脉学·序》云："宋有俗子，杜撰《脉诀》，鄙陋纰缪，医学习诵，以为权舆，逮臻颁白，脉理竟昧。"并列举其30余处错谬。《脉诀》以"七表""八里""九道"划分24种脉象，然多数明清医家认为以"表里"为纲划分脉象的做法有悖《内经》"察色按脉，先别阴阳"的宗旨，且临床指导性不足，故周学霆在《三指禅》中批判道："《脉诀》分类之义，想当然耳。今举为对待，配以阴阳。"此外，李延昰、李中梓、周学海等围绕脉象主病展开讨

---

① 李德锋，乔龙续. 从"独善其身"到"则为良医"：试析晚明士向医的心里归依 [J]. 中医文献杂志，2005（4）：30-32.

② 宋佳，赵艳，傅延龄. 明代中医学发展的社会文化背景概述 [J]. 安徽中医学院学报，2013，32（5）：4-7.

③ 郭利，邹蓝歆，宁静. 从元明清医家对《王叔和脉诀》的批判看脉学的发展 [J]. 安徽中医药大学学报，2021，40（5）：4-7.

论，多结合临床经验剖析脉象形成背后之机理，纠正《脉诀》中的错谬。明清医家对《脉诀》一书的批判从一个侧面集中反映了当时医学界对脉学的态度及认知，即不迷信权威，注重剖析脉象背后的原理，强调与临床实践结合，以一种更为客观、严谨的态度对待脉学。

此外，由于受程朱理学思想的影响，命门学说在明清时期逐渐发展壮大，医家积极探讨命门学说与脉学理论结合的形式。如张景岳云："太极者，天地人之心也，即所谓性命也。"人身之太极即命门，而对于命门的定位，张氏反对《难经》"左肾右命门"之说，提出"命门总主乎两肾，而两肾皆属于命门"，故而诊脉命门当候于两尺，李中梓亦持相同观点："两尺之脉，左尺主肾中之真阴，右尺主肾中之真阳，不可以左为肾、右为命门也。要知命门总主乎两肾者也。"尽管明清医家对命门的认识没有达成统一，如孙一奎认为"命门乃两肾中间之动气"，郑钦安则主张坎中真阳"乃人立命之根"，但这足以反映明清医家对于脉学理论的认知不是机械地照搬前人成果，而是在追寻宇宙、生命终极奥义的过程中不断突破、创新，脉理既是诊疾断病的基础，也是探寻天地真理的途径。

2. 临床尤重脉诊

望、闻、问、切是中医诊病辨证不可或缺的四个重要环节，明清医家大多主张四诊合参，但尤重脉诊，明代吴崑《脉语》曰："一指之下，千万人命脉所关。"徐春甫在《古今医统大全·翼医通考》中亦强调："脉为医之关键，医不察脉则无以别证，证不别则无以措治。医惟明脉则诚良医，诊候不明则为庸妄。"脉诊技术的高低常常被视作衡量医家水平的标志。

有学者统计唐至民国初年《新安医籍考》所记载的诊法类专著，共40部，其中38部均为脉学专著[1]。除脉学专著在四诊中独占鳌头外，明清医案类论著亦将对脉诊的记录、分析放在首位，如《孙文垣医案》398案涉及病种众多，几乎每案均详察脉象，分析病机、判断证候、论治处方，无不以六部脉象为依据[2]。明清医家习将医案别称为"脉案"，足见临床对脉诊的重视。

---

① 王乐匋.新安医籍考［M］.合肥：安徽科学技术出版社，1999：511-520.

② 王又闻，王键，黄辉.新安医家诊法发明［J］.中华中医药杂志，2013，28（9）：2654-2660.

李中梓门人沈朗仲校订的《删补颐生微论·医案论》中载有一则凭脉辨证的典型案例：一肠风下血患者前医予四物汤、黄芩、黄连、槐花等凉血、止血诸品久服不愈，李氏诊脉右关浮缓，辨为脾虚风湿交乘之证，改用苍术、茯苓、人参、黄芪、升麻、柴胡、防风等健脾益气、升阳燥湿之品，服4剂而下血止。全案短小，仅载脉、证、方药及预后，类似的医案记载在明清中医典籍中比比皆是。

明清医家临证对脉诊的重视势必会在与患者的沟通交流过程中体现出来，对患者及其家属产生潜移默化的影响，而凭脉辨证治愈顽疾的佳话也更容易为寻常百姓所津津乐道，长此以往，百姓对中医四诊中脉诊的印象及认知便远较其余三诊更为深刻。时至今日，仍不乏患者习惯以脉诊水平评判一名中医师的临床水平，在不少患者心目中，脉诊甚至可以作为中医最具代表性的象征。

（二）民间对脉学的认知

1. 小说中的脉学

明清通俗小说既是反映社会生活的文学载体，由于其受众广，又是印刷传播时代的大众媒介①。明末至晚清数百年间，白话小说如雨后春笋般不断涌现，在这些小说中，或多或少都有医学相关内容，甚至不乏诸如《孙真人》《医界现形记》《草木春秋演义》《二刻拍案惊奇》《野叟曝言》等以医药学为主题的白话小说②，这反映出中医文化在当时已广泛渗透入民间，医药知识也借此得以大范围传播。在社会经济繁荣稳定、印刷技术优化普及的背景下，明清白话小说较前代篇幅更长、内容更多，无疑为中医文化的传播提供了更为有利的条件。

明清白话小说对医家诊脉的描写生动且逼真，对诊脉部位、指法、注意事项、时辰，乃至脉象、脉理、主病等都有专业细致的刻画③。以《野叟曝言》为例，对主人公文素臣诊脉场景着墨颇多，有对切脉指法的描述："因浮中无脉，推至沉候，复加细诊"；有对脉象的描述："右手寸部甚是洪大，连着关脉微带弦劲，右寸洪数关似稍平，但濡软无力，两尺不起"；有对诊脉时辰及禁忌的描述："叨承厚爱，岂以

---

① 杨志君. 论明清通俗小说对古代诗文的传播价值 [J]. 中国韵文学刊，2022，36（2）：44-52.

② 梁壮. 叙事、符号与知识 [D]. 北京中医药大学，2021：33-34.

③ 连莹. 中国古典小说名著中的脉学文化研究 [D]. 云南中医药大学，2020：11.

亵渎为嫌？但诊脉须在清晨，此时酒后，恐非所宜！"再如《儒林外史》第十一回描述了陈和甫为鲁老爷诊脉后分析病机的情景："老先生这脉息，右寸略见弦滑，肺为气之主，滑乃痰之征。"这句简短的描述包含了脉位、脉象、脏腑配属关系、对应主病等丰富信息，其表述甚至与真实医案相差无几。

从明清白话小说对脉学内容的描述中不难看出，这些作者基本真实反映了医家诊脉的情景，并且对脉学文化和知识有着较为专业的认识。民间对脉学的认知之所以能达到如此深度，与明清医家临床尤重脉诊是密切相关的，脉诊几乎是每一患者看病过程中必不可少的环节，医家交代患者诊脉注意事项，进行布指、运指，屏息凝神仔细体会，诊毕告知患者脉象结果及其临床意义，然后开具方药，这些场景已经深深刻入寻常百姓脑海之中，因此，明清白话小说才会对脉诊有如此专业、细致的描述，读者读之不但不会难以理解，反而很容易被拉进小说所描写的场景之中。得益于这类通俗文学作品的助力，进一步促进了脉学文化与常识在民间的普及，加深了百姓对脉诊在评估健康、诊断疾病方面价值的认可。

2. 日用类书中的脉学

除通俗读物外，明清时期还盛行编撰、刻印、出版各种日用类书，此类书籍近似于现代的生活百科全书或科普读物。明清日用类书中多列有专门章节辑录医学知识，如《新刻天下四民便览三台万用正宗》《新板增补天下便用文林妙锦万宝全书》《鼎锓崇文阁汇纂士民万用正宗不求人全编》《新刻全补士民备览便用文林汇锦万书渊海》等[①]。上述日用类书中的脉学内容多以歌诀形式呈现，内容浅显易懂，朗朗上口，便于流传，并成为中医爱好人士、自学人士的入门读物。前文提到的《脉诀》正是被辑录入各种日用类书中而在民间广泛流传，虽然其因专业性不足而饱受明清医家的批判，但是不可否认其在向民间普通大众普及脉学常识做出的贡献，使百姓对脉学的认知从感性层面提升到了相对理性的层面。

（三）官方对脉学的认知

在皇权至上的古代封建社会，等级制度森严，侍奉君王等统治阶层的宫廷御医

---

① 张文钊. 明代日用类书中的医学知识探究［D］. 华中师范大学，2020：27.

处于弱势地位，医患之间特殊的主从关系是颠倒的，御医诊疗过程中必须严格遵循宫廷叩安、回话、退避等礼仪，权力地位的悬殊给医者带来巨大的心理负担，对医者诊疗水平的要求远高于普通民间医生。

四诊合参本是中医问病诊疾必不可少的环节，但由于君主身份尊贵，往往无法进行面诊、舌诊、问诊及闻诊，医者常常需要跪地请脉，若侍奉女主，则更需于搭脉前由宫女用绢帕覆盖手腕部，请脉毕推断症状，相符后方可听病史叙述，诊查完成后写成脉案讨论，然后开具方药。清代薛宝田编《北行日记》便有一段其为慈禧太后诊治疾病的记录："皇太后命余先请脉……皇太后出手放枕上，手盖素帕，惟露诊脉之三部。余屏息跪，两旁太监侍立。余先请右部，次请左部。"[1]因此，要求御医具备十分精湛的诊脉水平。

赵可琢等[2]分类统计明代御医所著医学文献，其中诊法类共9部，均为脉学专著，由此可见当时宫廷御医对脉法的重视程度。御医脉诊水平的高低也是皇家决定是否任用提拔的主要依据，从乾隆朝太医院事务档的几则记录便可窥一斑而见全貌。乾隆二十年七月二十四日，"总管内务府为遵旨议处太医院宫值御医王炳等事奏折"中写道："近来宫值御医等诊视脉理甚属怠忽不堪，著交总管内务府大臣严加议处。钦此。钦遵。查王炳、邵正文、孙延柱、查永泰、栗坚、王育、张如璠学艺既属平庸，每遇诊脉复又观望，互相推诿，相沿陋习，甚属不堪，应将伊等均照溺职例革职……"[3]

从上述记载宫廷御医的史料可以看出，明清执政者对于脉诊十分认可，将其视作检验医者水平的金标准，脉诊信息也是御医处方开药可供参考的最为主要的资料。官方对于脉学的认知及态度势必逐级下传，进而影响民间对脉诊的看法，因此，脉学文化在古代社会的渗透、传播远较望、闻、问三诊更为深刻及广泛。

二、明清小说中的脉学文化

中医脉学文化有着深厚的历史渊源。《史记·扁鹊仓公列传》中以战国扁鹊为脉

---

① 赵健，智宇辰，赵旭东，等.名医日记视角下清代宫廷医患关系管窥［J］.中国医学伦理学，2022，35（7）：774-777.

② 赵可琢，丁侃，张丽君.明代御医所著医学文献考略［J］.中医文献杂志，2022，40（3）：6-9.

③ 哈恩忠.乾隆朝太医院事务档案（上）［J］.历史档案，2021，164（04）：12-32.

诊之祖，后世医家诊病多赖切脉之功，大众亦视脉诊为医家神技。作为反映社会生活的文学体裁，历代小说中涉及脉学的内容并不鲜见。明清时期，随着中国古典小说发展至巅峰，许多作品中都出现了与脉诊有关的情节。对这些内容加以梳理，可以从一种医籍外的新视角认识古代社会中的脉学文化。

（一）中国古典小说中脉学内容概况

脉学内容很早便已经出现在小说的文学叙事中。宋以前的《世说新语》《搜神记》《酉阳杂俎》诸书中都可以见到脉学的身影，但往往一带而过。直至宋代，小说叙事中的脉学内容开始深化。《夷坚志》《错斩崔宁》等书中开始出现具体的脉象描述，如"细""虚""微""沉"等，并有简单的脉理分析内容。

明清时期小说文化繁荣，大量作品涌现。作者们在小说情节中言及脉诊已很普遍。依据鲁迅《中国小说史略》和北京大学中文系编著的《中国小说史》，选取具有代表性的明清古典小说38部整理统计，发现27部作品涉及脉学内容，包括《三国演义》《水浒传》《西游记》《东周列国志》《野叟曝言》《红楼梦》等。有些作品中相关内容多次出现，如《红楼梦》中言及"脉"（与脉学有关）者有20章回，《野叟曝言》则多至31章回[①]。这些小说中脉学内容的深度和专业性远非前代小说可比，并从侧面反映了与脉诊有关的社会习俗及脉诊在大众心目中的特殊面貌。

（二）明清小说中脉学叙事的内容与特色

1. 诊脉方法及注意事项

寸口诊脉法自西晋王叔和《脉经》正式确立后，为历代医家所习用。《封神演义》第十六回写姜子牙捉妖："一把将妖精的寸关尺脉门揸住。"《警世通言》第四十卷写医士唱呵："诊寸关尺三部脉，辨邪审痼，奚烦三折肱；疗上中下三等人，起死回生，只是一举手。"以上无不说明了寸口诊脉法的深入人心。此外，诊脉时间、指法及体位等种种规范在明清小说中也多有体现。

《黄帝内经》指出清晨诊脉的最佳时机："诊法常以平旦，阴气未动，阳气未散，

---

① 连莹. 中国古典小说名著中的脉学文化研究［D］. 云南中医药大学，2020：7-8.

饮食未进，经脉未盛，络脉调匀，气血未乱，故乃可诊有过之脉。"但实际病者求诊难以限定时间，故有权变之说："凡诊平人之脉，常以平旦。凡诊病脉，则不以昼夜。"清代小说《野叟曝言》第十九回中，主人公文素臣在回应丰城知县的求诊时说道："诊脉须在清晨，此时酒后，恐非所宜。"但虑及病情急迫，最终答应为其女诊治。这正反映了诊脉时间的规范和变通性。

诊脉体位的要求在小说中也有体现。《红楼梦》中叙述医者为秦可卿、贾母、林黛玉诸人诊脉时，都描写了将脉枕（"迎枕""迎手""小枕"）垫在患者腕下，使寸口部充分暴露伸展的过程。

医者的诊脉过程涉及调息准备、布指运指及时长要求等。《素问·平人气象论》云："常以不病调病人。医不病，故为病人平息以调之为法。"调息有助于医者清心宁神，更准确地感知脉象，并以自己的呼吸为标准测量患者的脉动次数。《西游记》《红楼梦》《野叟曝言》等书中都有诊脉前先调息的描写，可见这是当时小说作者们的普遍认知。《野叟曝言》作者夏敬渠是一位知医文人，从他笔下可以看到医者细致的诊脉过程。如小说第九十三回写主人公文素臣诊脉："素臣将两手脉息，细细诊视，每部候至五六十息，因浮中无脉，推至沉候，复加细诊。"《灵枢·根结》云："持其脉口，数其至也。五十动而不一代者，五脏皆受气。"故以脉搏五十动为诊脉的最低时长。文中强调"每部候至五六十息"，体现了医者的严谨；后文"浮中无脉，推至沉候"则与指法有关；诊脉时指力轻重有举、按、寻之别，又称浮取、沉取、中取，文素臣诊脉时浮取无脉，于是加大指力沉取，这是医者运用指法细致探察脉象全貌的细节描绘。

有时小说作者故意用有违脉法规范的描写来塑造人物。如明代《平妖传》称颂名医严本仁："他看脉与人不同，用三个指头略点着，便知病源。""那半仙早已切脉凭三点，若依着平常医者，调起息来，糖饼般撞起日子，也看不了许多脉。"所谓"三点"即以示、中、环三指指目接触寸口三部脉的布指之法。前文已提及，医家诊脉前应先调息，诊脉时需候五十动。而《平妖传》中作者以平常医者调息诊脉的时长对比严本仁"三个指头略点着，便知病源"，说明严本仁诊脉既快且准，用反衬的方法塑造其名医形象。

2. 脉象内容与临床意义

明清小说中可以见到大量脉象描述，基本涵盖了常见脉象名称，并涉及"真脏脉"

等特殊脉象。其后还常附脉理分析内容，据脉辨析病机、判断预后，并指导用药。

明初小说《三国演义》第四十三回中诸葛亮舌战群儒，以治病论治国，行文中明确提出以"气脉和缓"作为正气已复的指征。稍晚的《西游记》第六十九回中写孙悟空为朱紫国国王悬丝诊脉，出现了寸口六部脉象分辨病证的大段脉象分析。清代小说中脉象分析的内容更为多见，且更细致。《红楼梦》作为中国古典小说发展的最高峰，映射了传统文化的方方面面，其中有关脉诊的情节涉及林黛玉等6位重要角色。以第十回秦可卿脉案为例，张太医诊脉后分析："左寸沉数，左关沉伏；右寸细而无力，右关虚而无神。其左寸沉数者，乃心气虚而生火；左关沉伏者，乃肝家气滞血亏。右寸细而无力者，乃肺经气分太虚；右关虚而无神者，乃脾土被肝木克制。"进而阐明症状："心气虚而生火者，应现经期不调，夜间不寐。肝家血亏气滞者，必然肋下疼胀，月信过期，心中发热。肺经气分太虚者，头目不时眩晕，寅卯间必然自汗，如坐舟中。脾土被肝木克制者，必然不思饮食，精神倦怠，四肢酸软。"继而推测病因："大奶奶是个心性高强聪明不过的人，聪明忒过，则不如意事常有，不如意事常有，则思虑太过。此病是忧虑伤脾，肝木忒旺，经血所以不能按时而至。"最后给出处方"益气养荣补脾和肝汤"。这段情节既合于医理又关联了人物性格，其中有详细的脉象、病机分析，并有相应的处方用药，可谓小说脉案的典范。

《素问·经脉别论》云："气口成寸，以决死生。"推断疾病预后是脉诊的重要功能。《红楼梦》第六十四回中，贾母因丧子之痛染病，请医生诊脉下药后"至三更天，些须发了点汗，脉静身凉，大家方放了心"。外感病发汗后"脉静身凉"是邪去正安、疾病向愈的标志，所谓"汗后脉静，身凉则安；汗后脉躁，热甚必难"。《野叟曝言》第一百三十五回太上皇病重，太医入视后分析："脉象虚浮，忽断忽续，真藏脉已见……无药可施矣！"真藏脉是五脏精气衰竭的脉象，见于疾病危重期。这些内容都体现了作者对凭脉推断疾病预后的把握。

3. 脉学相关的其他文化现象

明清小说中还可以见到一些与脉学有关的文化现象，如悬丝诊脉、隔帘诊脉、考脉等。其中有些出于杜撰，有些则有现实根据。

所谓悬丝诊脉是在患者手腕系上丝线，医者执另一端，通过脉搏带动丝线震动来感知脉象。《西游记》第六十九回中，孙悟空就是通过悬丝诊脉断出朱紫国国王患了"双鸟失群之症"，导出后续营救金圣宫娘娘的情节。同时代的《三宝太监西洋记》第五十七回中也有道士张守成为万岁爷悬丝诊脉的情节。事实上，小说中此类情节的编排多为炫奇，在正史及专业医籍中未见相关记载。有一定现实根据的是隔帘、隔纱诊脉。明代李梴《医学入门》载："如诊妇女……或证重而就床隔帐诊之，或证轻而就门隔帷诊之，亦必以薄纱罩手。寡妇室女，愈加敬谨，此非小节！"可见这种诊脉形式是为了解决男女大防问题。《红楼梦》等作品里，医家给官宦贵族家庭女性诊病的场景中常见隔帘的描写，但并未以隔纱为定规。而当患者身份是普通百姓时甚至不必隔帘，《野叟曝言》第二十二回写文素臣为江湖卖艺的一对姐妹诊病："看了面色，诊一诊脉，开出方子"。可见，为妇女诊脉隔帘隔纱要求的宽严也与社会阶层有关。

另有一种考脉的现象，即求医时故意不说病情，以考察医者凭脉辨证的能力。这固然不合于中医"四诊合参"的明训，但在古代社会医疗中很普遍。《后汉书·郭玉传》就载有汉和帝考脉郭玉之事，宋代苏轼《东坡志林》也记载了当时士大夫延医时考脉的流行。反映在小说中，作者也常以诊脉技术的高下作为衡量医者水平的金标准。《红楼梦》第十回中的儒医张友士，为人谦谨、医术高超，他首次入贾府为秦可卿诊病，就主动提出先行诊脉再谈病情，凭借精准的脉理分析赢得了贾府的信任。这也是在考脉风气盛行的情况下，医者利用病家心理增进医患关系的一种手段。反面的例子如明代《醒世恒言》第二十八卷展现的医疗场景，作者以讽刺的笔墨接连塑造了3位庸医形象，在渲染3位医者讲究排场、夸夸其谈的同时，都描写了医者先详细询问症状才去诊脉，以此暗示医术不佳。

（三）明清小说中脉学叙事的背景及成因

1. 知识分子对脉学的认识提升

明清小说中脉学叙事的专业性反映了作者对脉学理解的加深，其背景是社会上文人习医的风尚。宋代后医生的社会地位较之前有所提高。北宋名相范仲淹提出"不为良相，则为良医"，《宋会要辑稿》的敕令中首次提到了"儒医"[①]，医学进入

---

① 李艳杰，刘宏岩. 北宋经学对中医学的影响［J］. 南京中医药大学学报（社会科学版），2021，22（1）：17-20.

士大夫阶层。明清时期，随着科举制度的鼎盛，大批儒士因科场受挫转而业医谋生，一般知识分子中也多有涉猎医学甚至著书立说者，其中不乏陈修园、李时珍等医药大家。《红楼梦》里为秦可卿诊脉的儒医张友士就是社会现实的映照。

另一方面，通俗性脉学著作的刊印传播也是重要助力。宋元后脉学著作的一大特色是趋于通俗化。宋代陈孔硕重刻《脉经》序云："《脉诀》出而《脉经》隐，医者不读，鬻者不售，板遂亦不存。今之俗医，问以王氏书则皆诵《脉诀》以对。"其中所提《脉诀》即《王叔和脉诀》，以歌诀形式阐述脉理，取代王叔和《脉经》成为主流。虽历代医家对此书多有非议，但宋元后此类通俗性脉著大量涌现是不争的事实。《野叟曝言》中素娥讲述学医缘起时说："奴自四五岁先父教奴识字……一二年内，把《灵枢》《素问》《难经》《脉诀》、仲景《伤寒》《金匮》这几部书都读完了。"此处不言《脉经》而言《脉诀》，且与《素问》等经典并提，侧面印证了前文所述。再者，雕版印刷术经过唐、宋、元时期的发展，至明清已经相当成熟，书籍印刷普及全国。通俗化脉著的大量刊印和传播促进了脉学知识在非医人士中的普及。

2. 大众对脉诊的心理认知及传统观念的影响

小说作为一种面向大众的文学体裁，其叙事必然在一定程度上迎合大众的心理需求，从而展现出医学专业性以外的另一番面貌。对考脉的推崇及悬丝诊脉之类情节在小说中的流行反映了大众对医学认知的隔阂及猎奇心理。脉诊自《内经》起便被赋予了决死生的能力，在中医四诊中最难把握，被普通百姓视为神技。而悬丝诊脉的奇异更符合大众的猎奇心理，故广为传播。《西游记》为朱紫国国王悬丝诊脉的孙悟空本非凡人，《三宝太监西洋记》作者更是在悬丝诊脉的情节之后借小说人物之口明言："号脉只是个衍文。"不难看出，作者虽然利用悬丝诊脉来构建小说情节，但也明白它并不可靠。

小说中的脉学叙事还受到封建传统思想的影响。隔帘诊脉、悬丝诊脉这类隔绝医患直接肢体接触的特殊诊脉形式，主要源于古代男女授受不亲的观念。虽然至迟在汉代已有女医的出现，但女医人数有限，本身也备受争议。宋以后男女大防森严，如何处理医疗中的男女接触便成为亟待解决的问题。此外，悬丝诊脉的故事常出现在帝王的诊疗场景中，这无疑与封建君主专制下维护君主至尊及神秘感有关。德龄女士《皇室烟云》中记载了太医隔着极薄的纱绸为慈禧太后诊脉的场景，李阳泉《中国文明的秘密档案》也记载了北京四大名医之一施今墨先生在清廷中悬丝诊脉这一技能，但这些诊脉方法仅流于形式，医者实际另有途径了解病情①。这些在医患间设置障碍的诊脉形式显然无益于临床，而是古代社会文化背景及道德观念的产物，使小说文学叙事中的脉学面貌有了适应性改变。

3. 文学叙事中推动情节及塑造人物的需求

小说的叙事是为了推动情节和塑造人物而服务。在《西游记》《儒林外史》等明清小说中，脉学知识逐渐融合进文学叙事当中，并在《红楼梦》中达到了顶峰，推动情节发展，契合人物性格。如《红楼梦》第十回张太医诊秦可卿、第八十三回王太医诊林黛玉，从医学脉理层面上对秦可卿"心性高强"、林黛玉"多疑多惧"的人物性格进行了细致解读；第五十七回通过王太医为宝玉诊"痰迷"之证的叙事，为宝、黛二人情感走向埋下伏笔；第六十九回通过设置胡君荣诊脉误断病证的情节，间接推动了尤二姐吞金的悲剧结局②。

脉学叙事与人物刻画、情节推动之间的关联愈加密切和圆融，是小说脉学叙事成熟的表现，但也导致了一些有别于临床实际的脉理出现在小说情节中。如《西游记》中孙悟空诊治朱紫国国王的一段脉象描写："左手寸脉强而紧，关脉涩而缓，尺脉芤且沉；右手寸脉浮而滑，关脉迟而结，尺脉数而牢。"其中不乏矛盾之处。如"尺脉芤且沉"，芤脉乃浮大中空之象，兼"浮"的要素而难与沉脉并见；又言右手关脉迟而尺脉数，寸脉浮而尺脉牢（兼"沉"），同侧三部脉象在脉位、脉数等方面差异如此之大，似也与临床实际不符。从后文分析的六部脉象所主病证来看，作者对脉理是有基本了解的。故而此段内容有可能是一种刻意安排，以复杂夸张的脉象来表现国王病势之重、相思之深。

明清小说中涉及脉学的情形十分普遍，在内容的广度和深度上也明显高于前代。小说作者在描写诊脉场景时涵盖了诊脉时间、体位、指法等各方面的规范；对于常见脉象信手拈来，并能颇有理据地凭脉分析病机、决断预后及指导用药；并把悬丝诊脉、隔帘诊脉、考脉等脉学相关文化现象融入小说叙事中。明清小说中脉学内容的呈现有其多方面的背景。首先，儒医在当时的医疗队伍中占有较高比例，知识分子多有通医

---

① 于赓哲. 疾病如何改变我们的历史［M］. 北京：中华书局，2021：102.

② 李远达.《红楼梦》诊脉书写的双重渊源与艺术呈现［J］. 中医药文化，2021，16（2）：152-159.

者，通俗易晓的脉学著作广泛传播也为文人了解脉学提供了必要的途径，这使小说作者笔下的脉学叙事更为细腻充实。其次，大众对医学的认知隔阂及猎奇心理、封建社会的一些传统观念也反映在小说叙事当中，使小说语境中的脉学面貌有了适应性调整。最后，明清小说中脉学叙事与人物塑造、情节推动之间的关联越来越密切，这是小说脉学叙事成熟的表现，但也导致了一些不同于临床实际的诊脉内容在小说情节中出现。

三、脉学文化与社会群体心理

在中医四诊中，医者可通过脉诊判断脏腑虚实、病性和疾病预后，因此，脉诊在疾病的诊疗中具有重要的参考价值。中医脉学和中国古典小说是在源远流长的中华文化基础上产生和发展起来的，具有深刻的文化烙印。因此，中国古典小说在运用脉诊场景展现社会生活的同时，也反映了社会心理学思想，对后世具有很强的理论意义和现实意义。

据连莹统计，先秦至汉唐时期有7部小说作品涉及脉学文化，宋金元时期有2部小说作品涉及脉学文化，明清时期有28部小说作品涉及脉学文化[①]。在先秦至汉唐时期的小说作品里，记载脉学文化有3种情况：第一种情况是仅出现"诊脉"二字，并附病名或病机或用药或预后；第二种情况是提及含"脉"字的书名，如《脉经》；第三种情况是借诊脉技能以表现人物的医术水平高超[②]。综合来看，此阶段的小说作品中有关脉学的内容较为简略。宋金元时期小说作品中所载脉学内容亦较为简略，相较于先秦至汉唐时期所载无明显差异。而明清时期不仅涌现了大量有关脉学文化的小说作品，而且小说中有关脉学文化的记载更加翔实，如脉诊的具体指法、诊脉部位、注意事项等。因此，笔者根据明清时期古典小说名著中的相关诊脉情节，从中国文化的角度，探究脉学发展与社会群体行为、心理的关联及其深层内涵。

受儒家"不为良相，便为良医"理念的影响，古代文人基本是知医通医的[③]，加之明清时期脉学的发展呈繁荣之态，使越来越多的文人注意到与民众生活息息相关的脉诊活动。再如《濒湖脉学》等脉学著作的问世，也为小说创作提供了较好的参

---

① 连莹. 中国古典小说名著中的脉学文化研究［D］. 云南中医药大学，2020：4-5.
② 连莹. 中国古典小说名著中的脉学文化研究［D］. 云南中医药大学，2020：8.
③ 孙悦，丁成华. 中国古典文学中的中医药文化［J］. 江西中医学院学报，2012，24（3）：10-12.

照范本。因此，这个时期的古典小说内出现了更加翔实的脉诊活动描写。黄辉认为，人们在养生保健和防治疾病的同时，也在中医药方面倾注了自己的深情意愿，深情意愿总是需要表达和释放的，中医药便成了文学艺术不可或缺的重要内容[①]。下拟探讨明清小说部分脉学文化场景中的人物心理活动及行为模式。

（一）社会效应

1. 首因效应

首因效应是社会心理学中被称为"第一印象"的认知态度，是认知新生事物时的心理反应[②]，即在社会认知中，首先接受的信息对认知结果有较大影响[③]。

1957年，首因效应由美国心理学家洛钦斯首先提出，也称首次效应、优先效应或第一印象效应[④]，是社会知觉中的一种主观倾向，指个体在社会认知过程中，通过"第一印象"最先输入的信息对客体以后的认知产生的影响作用，是人的知觉因素与情感因素相结合而产生的综合效应[⑤]。

明清时期小说中记载的两则悬丝诊脉故事情节分别是《西游记》中孙悟空为朱紫国国王悬丝诊脉，以及《三宝太监西洋记》中张守成为万岁爷诊脉，这两则故事正与首因效应有关，均体现了医者为实现良好的疗效，而充分发挥主观能动性，推进良性医患互动，进而提升患者信任度的特点。除此之外，发生在唐朝长孙皇后和清朝慈禧太后身上的悬丝诊脉之事，因属无从考证的民间奇闻，故此处不予分析。

光环效应是认知主体根据部分信息进行整体判断，从而导致以偏概全的行为。最极端的光环效应是仅仅根据印象来判断实质，"一俊遮百丑""爱屋及乌""以貌取人"就是光环效应的典型例子[⑥]。

---

① 黄辉. 文苑医药四则［A］. 中华中医药学会中医药文化分会. 第十五届全国中医药文化学术研讨会论文集［C］. 中华中医药学会中医药文化分会：中华中医药学会，2012：6.

② 王朝阳，叶梓辰. 首因效应和跨文化社群认知：文化维度视野中两种新闻形式的比较实验［J］. 新闻与传播评论，2023，76（2）：56-69.

③ 冯义昆，傅建世. 社会心理学［M］. 延吉：延边人民出版社，1989：13-155.

④ 时蓉华. 社会心理学词典［M］. 成都：四川人民出版社，1988：157.

⑤ 罗筑娟. 简论新闻采访中的"首因效应"［J］. 贵阳学院学报（社会科学版），2009，2：79-82.

⑥ 严佳怡. 光环效应理论的生发机制、重要表现及影响［J］. 社会科学动态，2022（10）：20-22.

《西游记》中，孙悟空揭榜，提出为国王诊病的请求，却遭到拒绝。从社会心理学的角度分析可知，久病的朱紫国国王首先接收到的信息是孙悟空刁钻的样貌和粗鲁的举止，并由此产生厌恶心理，从而拒绝了孙悟空的诊疗请求，纵使孙悟空以四诊合参的医理"医门理法至微玄，大要心中有转旋。望闻问切四般事，缺一之时不备全：第一望他神气色，润枯肥瘦起和眠；第二闻声清与浊，听他真语及狂言；三问病原经几日，如何饮食怎生便；四才切脉明经络，浮沉表里是何般。我不望闻并问切，今生莫想得安然。"据理力争，也无法更改国王的决定。此情节体现了首因效应带来的影响，而光环效应与首因效应有一致之处：因孙悟空最先显现的特点是样貌和举止，且这一特点对国王产生了较大影响，直接成为决定第一印象的首因，并对孙悟空的其他特点产生了干扰作用，即为光环效应。由此可见，首因效应和光环效应在医患双方进行诊疗的过程中起关键性作用。

首因效应并非决定事件结果的唯一因素，在社会认知活动的推进中，随着光环效应的改变，可产生近因效应，从而影响事件的发展。1957年，美国心理学家卢钦斯对近因效应进行了研究，发现信息呈现的顺序影响人的整体看法，先呈现的信息比后呈现的信息有更大的影响作用。他又发现，总体印象形成过程中，新近获得的信息比原来获得的信息影响更大，这个现象即近因效应。米勒和坎贝尔的研究也证实了近因效应的存在[①]。

在故事的后续中，国王因为孙悟空的"悬丝诊脉"提议，而对孙悟空产生了与第一印象相悖的最新印象，并同意其为自己诊治，这便是近因效应。近因效应主要起到一种修饰作用，在对认知对象进行修饰过后，影响了认知主体的判断，此时便是近因效应发挥主导作用。即孙悟空准确抓住民众对悬丝诊脉的崇拜心理，对自己的形象加以修饰，从而成功说服国王接受诊疗。

《三宝太监西洋记》中，张守成为万岁爷诊病时未施针药，仅悬丝诊脉一番，对方便龙颜大悦，自感百病消除。文后接着解释道："原来紫金葫芦儿里面的真性，借着这根大红线儿，透引将去了。号脉只是个衍文。"小说作者解释悬丝诊脉是医者借红线将药性传递给患者。此处情节体现了张守成在脉诊过程中通过充分发挥主观能

---

① 戴维·迈尔斯. 社会心理学 [M]. 张智勇，乐国安，侯玉波，译. 北京：人民邮电出版社，2014：192.

动性促进医患互动和收获良好疗效的特点，分别是：首先，认知对象选择使用"悬丝诊脉"这一举动符合认知主体的价值观，从而建立了良好的首因效应；其次，认知对象张守成借"悬丝诊脉"的神秘性营造出光环效应，再辅以"隔线抚摩"，从而赢得认知主体万岁爷的好感和依从性；最后，张守成作为暗示者，通过间接暗示，把紫金葫芦和红线的心理安慰作用间接提供给万岁爷这一被暗示者，从而令其感受到较好的疗效。

结合悬丝诊脉的运用场景可知，此法固然充满玄幻色彩，但亦是医者为展现自己高明医术以应对民众"考脉"，促使诊疗活动顺利进行而采取的策略，具有积极意义。至明清时期，小说作品中方才集中出现悬丝诊脉的文字记载，一方面反映出当时社会经济发展的程度较高，民众对脉诊的期待开始倾向于充满奇幻色彩的操作之法，另一方面反映了当时社会的经济发展促进了中医脉学和古典文学的发展，促使小说家搜集、整理悬丝诊脉的操作方法和使用场景，并用生动形象的描写将其记载下来以满足民众的期待。但在封建礼教的影响下，迫使悬丝诊脉之法运用的场景仅出现在上层社会中。

2. 利他动机

利他动机是促使主体做出有利于他人或社会的心理推动力[①]。若主体出于自愿以自己的行为给他人带来好处，则可看作利他行为。

《西游记》中，孙悟空根据朱紫国国王病情所开处方的药味为大黄、巴豆、马尿、锅底灰，并以无根水（此指未落地之雨水）为引，药方简练、制作过程简单，但孙悟空却让医官提供所有能找到的中药材，这便是刻意营造假象。据此，笔者认为孙悟空的行为出于希冀国王痊愈这一"利他动机"，而去付诸实践以增加自己在国王面前的好感，并达成治疗目的。具体如下：孙悟空的目的是治好国王的病，唯有国王服用此药，才能痊愈。国王身居高位，其价值观不同于常人，且病久难治，对药方的复杂性有所期待。若国王知晓药方中未用名贵药材且制作工艺简单，必不会服用此药，更遑论疗效。因此，只有当孙悟空的做法满足国王的价值观，即突出药材的珍稀性、复杂性，以及制作过程的艰难，才能获得国王的信任感和依从性，从而顺利开展治疗活动。

---

① 冯义昆，傅建世. 社会心理学 [M]. 延吉：延边人民出版社，1989：81.

《红楼梦》第四十二回，一位王姓太医为贾母诊脉视病。当贾母得知该太医与自己信任的王太医为亲属关系后，便心生愉悦。后文还有关于王姓太医人文关怀的描写："太夫人并无别症，偶感一点风凉，究竟不用吃药，不过略清淡些，暖着一点儿，就好了。如今写个方子在这里，若老人家爱吃便按方煎一剂吃，若懒待吃，也就罢了。"从这部分情节来看，贾母不仅欣喜地接受了王姓太医的诊脉，还授意家中幼童前来接受诊脉，可见其对王姓太医的信任度和配合度较高。笔者认为，本次诊脉活动的顺利开展得益于两方面原因：一方面是主体王姓太医自身的脉诊水平较高；另一方面是王太医出于"利他动机"，在本次诊脉活动中所展现的人文关怀，不仅反映出较高的脉诊水平，还争取到了患者的信任。

在《红楼梦》第一百九回的情节中因并非王太医为贾母诊脉，侍诊情况与上次相比大不相同。贾母的症状为不欲饮食、胃脘饱闷、头晕目眩，且经多次治疗仍无显著改善。贾母在妙玉前来探望时说道："刚才大夫说是气恼所致。你是知道的，谁敢给我气受？这不是那大夫脉理平常么！"随后自行选择服用调理食积的方药。由此可见，患者对此次脉诊结果不满意的原因与医者的脉诊水平不高有较大关系，而医患之间难以建立相互信任的关系，便不利于诊疗活动的开展。笔者认为，若该医者在未借助首因效应为自己创造良好光环效应的情况下，能基于"利他动机"积极发挥主观能动性，展现人文关怀，结合望、闻、问三诊完善病史采集，定能争取到患者的信任并取得良好疗效。

明清时期小说中出现了患者对脉诊结果和所处方药的不同看法，以及医者积极发挥主观能动性以增进良性医患互动和提高疗效的现象。这两方面内容不仅反映出明清时期中医脉学的普及程度，而且从侧面反映了当时大多数医者在为改变社会认知中的刻板印象做出努力。

（二）服从行为和从众心理

服从行为指按照有权力的人（如领导者、父母、师父等）指定的行动方式去行动的过程。服从行为是被迫的，具有强制性质，它是集团内的普遍人际互动方式[①]。从众心理指人们自觉或不自觉地以某种集团的规范或多数人的意见为准则，做出社

---

① 冯义昆，傅建世. 社会心理学［M］. 延吉：延边人民出版社，1989：150.

会判断或改变态度的现象①。明清时期小说里描述医者为女性患者诊脉的场景有隔帘诊脉、隔帕诊脉、直接诊脉几种情况。由于贵族群体和官宦人家同属统治阶层，受封建礼教的影响较大，且出于维护身份认同的需要，不得不服从"男女之防"②的相关规定，因此需要隔帘或隔帕才能接受诊脉。同样受封建礼教的影响，医者为贵族群体和官宦人家的女子诊病时，不得不违反心愿，出于从众心理，放弃更有利于脉象采集的"直接诊脉"，而采取隔帘、隔帕进行望诊和脉诊。医者若需问诊，只能通过患者家中男性亲属或侍者的转述获取信息；医者若需望诊和触诊，有时候可要求家属掀开帷幔，但另一些时候只能由患者身边的侍者代为望诊及触诊。但医者为平民阶层的女子诊病时，大多时候可通过直接望诊和直接脉诊获取病情资料。这些情况反映了不同阶层对"统治集团"③规范的服从行为和从众心理。

1. 统治阶层

受封建礼教的影响，贵族群体规矩森严，重视"男女大防"这一礼法观念，对直接诊脉持反对态度，并要求医者在为皇室女子诊病时，必须严格遵循隔帘、隔帕诊脉。德龄女士所著的《皇室烟云》可充分佐证这一史实，书中明确记载宫中太医为慈禧太后诊病时，是隔着极薄的纱绸诊脉的。具体场景为："（太医）他们是这样看病的：在太后的左右两边各放一张小桌子，每张桌上都有一个软垫。太后坐在御座上，两条前臂搁在两张小桌上。四位太医叩完头后，分别跪在太后的两侧。女侍官帮太后把手腕露出来。两个手腕上各盖一条极薄的手帕，因为任何男人的手都不准直接触到太后的玉体的。两位太医左右各一，用指尖触那盖着手帕的手腕。"④这一记载明确指出，慈禧太后的"两个手腕上各盖一条极薄的手帕"，太医们"用指尖触那盖着手帕的手腕"，其下文还述"太医跪在太后脚下通过薄丝手帕给太后把脉"⑤。

医者在为皇室女子诊病时，除严格遵循隔帘、隔帕诊脉外，对于望诊或触诊，也只能交由侍者代为进行。如《野叟曝言》第五十回，景王宠妃难产，由文素臣为

① 冯义昆，傅建世. 社会心理学［M］. 延吉：延边人民出版社，1989：149.
② 杜家骥. 明清医疗中女性诊病的男女之防问题——兼析"悬丝诊脉"之说［J］. 历史档案，2018（1）：74-79.
③ 冯义昆，傅建世. 社会心理学［M］. 延吉：延边人民出版社，1989：151.
④ 德龄. 皇室烟云［M］. 顾秋心，邓伟霖，译. 江苏：凤凰出版传媒集团、江苏教育出版社，2006：161.
⑤ 德龄. 皇室烟云［M］. 顾秋心，邓伟霖，译. 江苏：凤凰出版传媒集团、江苏教育出版社，2006：162.

其诊治。文素臣在隔帘隔帕诊脉后需进行望诊和触诊，便交由一旁的侍者代为操作，即"看那指甲，并无青色；令老宫人捏定中指节，有无跳动；看明面色、唇色，系何颜色。宫人说是面白唇淡，指节跳动非常"。

官宦人家与贵族群体同属于统治阶层，亦沿袭并严格遵守隔帘隔帕诊脉这一规定。如《红楼梦》第六十九回，胡君荣为尤二姐诊病时，双方都严格遵循隔帘隔帕诊脉，随后医者根据病情的需要提出望诊要求，虽得到家属的同意，但对方配合度不高。笔者认为这一情节从侧面说明民间大夫与在朝廷供职的太医受礼法影响的程度不同，因而才会出现主动提出望诊要求的情况。贾府从属于统治阶层，在"集团规范"①下所形成的价值观是符合封建礼教的，纵使医者出于利他动机提出望诊要求，也无法争取到患者家属的好感和积极配合。而且此类情节也从侧面反映出，官宦人家这一群体是借隔帘隔帕诊脉这类服从行为，来彰显自己的社会地位和身份的。

2. 平民阶层

隔帘隔帕诊脉这一要求在平民阶层被明显放宽，由此，平民阶层对于医者的诊脉行为基本持赞成态度。如《野叟曝言》第二十二回，患者是一双"卖解"的姐妹，症状为口吐白沫、昏迷不醒。医者文素臣根据望诊和脉诊的结果，为其开具处方。从原文的描写中可知，家属没有要求医者隔帘隔帕诊脉，因此医者为患者诊病的过程中并未隔帘，也未隔帕。

隔帘隔帕诊脉这一特有的脉学文化现象，体现了不同阶层对脉诊活动的不同态度。在中国封建社会中，统治者为了维护其长久的统治，必然要对民众，尤其女性的思想和行为进行约束，方可维持符合其价值观的社会秩序。一方面反映了统治集团对各阶层群体的压迫，另一方面反映了封建礼法对社会群体的心理和行为都有深刻的影响，同时展现了古代社会大多数女子长期压抑的生活状态。随着封建时代的结束，各阶层群体受到的压迫逐渐解除，女性也获得平等与自由，接受诊脉时不再需要隔帘隔帕。

（三）心身疾病

中医学的"天人合一"思想包含人自身的形神统一和人与自然的统一，并且

---

① 冯义昆，傅建世. 社会心理学［M］. 延吉：延边人民出版社，1989：151.

人类具有特殊的社会属性，身心状况势必受到社会环境的影响①，如此，中医学研究"人"时，侧重4个方面的属性或特点：其一，自然属性的人；其二，社会属性的人；其三，精神情志属性的人；其四，人的整体状态特点。随着社会经济的发展和医学的进步，"生物-心理-社会"这一新兴医学模式越来越受到重视②，而中医学"天人合一"思想与之有异曲同工之处。从中医学角度解读《西游记》《红楼梦》《野叟曝言》等小说作品时，可知作者在描绘部分脉诊场景时，致力于通过不同的描写手法将"人物""心理""社会"三因素融入故事情节中，从而带动读者思考人物所患疾病与其性格及所处自然、社会环境的关系。

《西游记》中孙悟空为国王诊脉结束后，辨此为"双鸟失群之症"，并详述脉象和病机"左寸强而紧者，中虚心痛也；关涩而缓者，汗出肌麻也；尺芤而沉者，小便赤而大便带血也。右手寸脉浮而滑者，内结经闭也；关迟而结者，宿食饮留也：尺数而牢者，烦满虚寒相持也。诊此贵恙是一个惊恐忧思，号为双鸟失群之症"。由文中情节可知，朱紫国国王平素喜食肥甘厚味，且疏于锻炼，其病起于饮食积滞，加之国事繁重，必长期忧思，而致肝郁气滞，由食积与情志相兼为患，故见此证。

《红楼梦》第十回，作者详细描写了医者张友士为秦可卿诊病的过程，脉象为"左寸沉数，左关沉伏；右寸细而无力，右关虚而无神"，并着重描写医者对脉象和病机的解释："其左寸沉数者，乃心气虚而生火；左关沉伏者，乃肝家气滞血亏。右寸细而无力者，乃肺经气分太虚；右关虚而无神者，乃脾土被肝木克制。心气虚而生火者，应现经期不调，夜间不寐。肝家血亏气滞者，必然胁下疼胀，月信过期，心中发热。肺经气分太虚者，头目不时眩晕，寅卯间必然自汗，如坐舟中。脾土被肝木克制者，必然不思饮食，精神倦怠，四肢酸软。"由此可知，秦可卿平素自尊心较强，常思虑太过，一方面忧思伤脾，且有肝气郁结之虞，另一方面，长期忧思必然暗耗心血，故为肝脾不和证，出现月经不调症状。虽然医者未四诊合参，仅凭脉诊就判断病机未免不严谨，但结合秦可卿的性格和生活遭遇，可知符合生物-心理-社会医学模式，即心理因素导致身体疾病的发生，同时，身体疾病又反过来影响心理状态。因此，医者的判断具有一定的可信度。

① 黄培冬，石国旗，潘友灿，等.从郁证看医学背景下的《红楼梦》[J].医学争鸣，2018，9（1）：44-47.
② 李致重.中医学的科学定位——科学、哲学、人、中医、名实[J].中华中医药杂志，2009，24（4）：410-418.

又如《野叟曝言》第十九回，任公子小女患病，文素臣四诊合参后得出结论："令爱面色青黯，两目风轮无光，声涩而滞，病在左胁，肝脉结涩，月事不行，非肝经积血而何。"女子多郁，加之封建社会中女子生活常受到一定限制，对其身心健康无益，故而多见心身疾病。

《西游记》《红楼梦》《野叟曝言》对相关剧情的描写，有助于在生物-心理-社会医学模式和中医学"天人合一"思想指导下，探索出人物所患疾病的病因病机，如朱紫国国王、秦可卿、任家小女分别因为不同程度的心理问题导致或加重了疾病，或因机体病情的加重影响到心理稳态。而影响机体健康状态的心理因素又与自然、社会环境有关。因此，从中医学角度解读《西游记》《红楼梦》《野叟曝言》等小说作品里的脉诊场景，可得知特定历史文化背景下人物所患疾病与自身、社会因素有密切联系。

随着古代社会的发展，中医脉学和中国古典小说的发展日趋成熟，对社会群体在脉诊活动中的行为表现和心理动态展现得更为细致。脉诊作为四诊之一，虽无法全面概括病因病机，但脉象对病位、病性、病势的判断具有重要作用。对古典小说中脉诊场景的研究，有助于更好地了解当时中医脉学发展的繁荣景象和较高的脉学普及程度，从而增强中医药文化自信。由此可见，中国古典小说中的脉学文化内容及其蕴含的心理学思想对后世有较为深远的影响。古为今用，将有利于在中医临床实践中继续探索中医脉诊结合"主体""心理""社会"等方式，并对疾病进行综合分析，以促进医患互动和提高疗效。

四、女科脉案与社会女性观

脉案是古代中医处方前记录的病状、脉象及用药方法[①]。据《史记·扁鹊仓公列传》记载，汉初名医淳于意的"诊籍"中记录了两例女科脉案，是我国现存最早的女科脉案[②]。自此以后，女科脉案便成为中医脉案的重要组成部分。古代女科脉案主要集中于三类著作中，分别为综合性医案著作中的女科部分、女科医论专著中的附案及女科脉案的专门著作。中国古代社会受封建礼教的束缚，女性在社会生活中的角色及地位因父权及儒家思想的影响而具有特殊性。在中国古代，女性的社会生活

---

① 汉语大词典编辑委员会，汉语大词典编纂处.汉语大词典［M］.上海：汉语大词典出版社，1997：3909.
② 于凌.从淳于意与华佗医案比较观汉代医事［J］.医学与哲学，2021，41（3）：73-76.

凡是涉及医疗活动过程，必然会受到封建礼教的影响。通过审读女科脉案记录的女性疾病诊疗过程，可以探析中国古代女性在社会、宗族、家庭内部的地位、享有的权利和需要承担的职责，以及其与疾病的关系。

（一）古代女性的社会地位

中国古代社会讲求"男女有别"（《礼记·郊特性》），女性从出生之日起，不论在生活、政治、经济，还是受教育方面，都受到禁锢。《诗经·小雅·斯干》云："乃生男子，载寝之床……乃生女子，载寝之地……"描述了男女婴出生之后受到的不同对待方式，其中体现着严重的男尊女卑思想。这种思想不仅被处于统治地位的男性认同，女性群体也对其表达了赞许，如用于固封古代女性行为准则的"三从四德"，就是由被誉为"圣女"的汉代才女班昭所著《女诫》提出的。一些文献中虽然出现过夫妇"同尊卑也"（《礼记·郊特性》）的记载，但实际上表达的意义是妇女的社会地位从属于丈夫，而享受与丈夫相同的社会待遇。可见，女性在古代社会的身份缺失催化了中国古代社会男尊女卑思维模式的延续，而这种思维模式普遍映射于社会生活的多个方面，在各类女科脉案中也多有体现。

1. 女性姓名权的缺失

诸多女科脉案虽然专论女性疾病，但是在介绍患者信息时均以某某之妻、某某之母、某某之女作为称呼，这是古代女子没有独立姓名权的一种体现。未嫁婆的女子在家庭内部仅拥有作为个人标识的"名"，在社会生活环境中没有实际意义。待成年行"笄礼"后虽会取"字"，也仅是排行的顺序[1]。成婚后女性的称呼则通常于本姓前冠夫姓。从《春秋》《左传》等先秦文献的记载来看，女性的名字主要由母家国名、夫家国名、母家姓、母家氏、夫家氏、排行、夫谥、自谥等组成。因此，先秦时期女性名讳的主要功能除识血缘、别婚姻外，还能够反映其籍贯、家庭背景等，对于古代女性来说，姓名就如同一个身份标签，亦是古代社会女性依附于男性的反映[2]。随着历史的发展，从汉代开始，受到儒家伦理纲常的影响，社会性别文化逐渐

---

① 王歌雅. 中国婚姻伦理嬗变研究 [D]. 哈尔滨：黑龙江大学，2006：62.

② 田恒金. 从《春秋》《左传》看先秦时期女性的名字及其文化内涵 [J]. 河北师范大学学报（哲学社会科学版），1998（3）：49-52.

强化，出现了以妇德标准、花草珠宝等来命名女性的方式，自此，名字不再只是女性身份的标识，但仍然没有脱离女性依附于男性的社会事实①。如《名医类案》卷十一专论女科，而所有脉案中均未出现患者姓名，已婚女性多数以"一妇""一妇人"称之，对于丈夫有官职在身者则以其夫的官职作为标识进行称谓，"娠症"中有两处分别以"士人陈尧遵妻""虞部员外郎张咸之妻"称呼两位不同的女性患者。这种女科脉案中女性姓名缺失的现象，便是古代社会男尊女卑现象的一种映射。

2. 性别隔离

从古代女科脉案中可以看到，性别隔离的制度在一定程度上限制了医家为女性患者诊治病所采用的手段。《礼记·内则》云："子生七年，男女不同席，不共食。""男不言内，女不言外，非祭非丧，不相授器……外内不共井，不共湢浴，不通寝席，不通乞假，男女不通衣裳，内言不出，外言不入。""道路，男子由右，女子由左。"在"礼"束缚下产生的性别隔离制度，导致古代女性在社交、话语权、生活空间等各个方面都受到限制。如《三国志·魏书》记载华佗曾分别诊治两位胎死不下的患者，在诊断及治疗时，采取的均是"使人摸""使人探"的方法，而非医家亲自探查，这便是受"男女授受不亲"思想影响而选用的间接诊治方法。

此外，性别隔离的限制也使一些古代女性在患病时有苦难言。如《名医类案·经水》记载一位在室女患经水不行，且腹大如孕而脉怪，医者皆不能言其病因所在。后寻至名医吕沧州门下，在吕沧州的开导下，女子方才对其侍妪说："去夏追凉庙庑下，薄暮，过木神心动。是夕梦一男子，如暮间所见者。即我寝亲狎，由是感病，我惭赧不敢以告人。"这种因性别隔离导致误诊漏诊的案例在古代社会比比皆是，因此，明代文学家闵齐伋曾于《女科百问·序》中批判道："其为证候也，非关经产即属带淋……问之则医危，不问则病危，虽然胡可问也，于是，病者择言而授指奶妪，奶妪展转，而传语主人，主人未言先赧其面，欲言更恶其词，乌三变而成白，尚有真病入于先生之耳哉？"甚至还出现了因拒绝男性医生看诊而丧命的案例，这种轻视生命，将礼教置于生命之上的愚昧认知，并没有受到鸿儒硕学的谴责，反而被写入《列女传》中受到世人的赞许和传颂②。

---

① 焦杰. 从中国古代女性名字的演变看社会性别文化的构建［J］. 郑州大学学报（哲学社会科学版），2006，39（6）：25-28.

② 罗思航. 明代女医谈允贤《女医杂言》研究［D］. 昆明：云南中医药大学，2018：32.

（二）古代女性的社会职事分工

古代女性社会地位低下，受"女正位乎内，男正位乎外"（《易传·象传·家人卦》）的影响，形成了"男主外、女主内"的传统思维，这种思维模式对古代女性社会生活的各个方面都造成了深刻的影响。处于支配地位的男性可以从事"在外"的各项社会活动，读书、科考、从政都是古代男性的专利，而女性就要从"内"在家，承担与家庭责任相关的各项事务。如《尚书·周书·牧誓》云："牝鸡无晨；牝鸡之晨，惟家之索。"《诗经·大雅·瞻卬》云："妇无公事，休其蚕织。"均从各个角度强调男女性职事分工之不同。尤其结婚后的女性，更要遵从"妇顺"之礼，万事以夫家家庭事务为重。《礼记·昏义》云："妇顺者，顺于舅姑，和于室人；而后当于夫，以成丝麻布帛之事，以审守委积盖藏。是故妇顺备而后内和理，内和理而后家可长久也。"这些基于传统的刻板印象不仅是古代女性生活中的沉重枷锁，亦是造成各类女性疾病的重要原因。

1. 承担家务

古代女性需要从事繁重的家务劳动，这一现象在各类女科脉案中亦可窥见。如《名医类案·崩漏》载："一妇身瘦面黄，旧有白带，产后忧劳，经水不止，五旬余。"妇女产子损气耗血，易致气血亏虚，正如《景岳全书·妇人规》所谓："产后气血俱去，诚多虚证。"这位妇人却于产后气血虚弱需要将养之时忧思劳力，而致血崩近两个月。社会大众认为女性需要承担家务劳动，《说文解字》云："妇，服也。从女持帚洒扫也。"可见，女子在古代社会的主要职责就是操持家事，从事家务劳动。这些现象在其他女科脉案中亦斑斑可纪，如《女医杂言·血淋》云："一妇人年三十八岁，得患血崩三月不止，转成血淋三年，服药无效。"问询之下，方知女子家中以烧窑为生，如若丈夫外出，则须其独自承担劳作，一次恰逢经期，连续劳作一昼夜，因而致病。从这些脉案中可以窥见，古代社会对于女性需要承担家务劳动存在较为严重的刻板印象，甚至女性在经期、胎产等特殊时期仍需承担繁重的劳作。

2. 承担生育职责

生育本是人类繁衍生息的自然现象，但随着宗法制的诞生，生育不再只是维持生命延续的自然现象，还成为维系家族兴盛的命门，如《礼记·昏义》云："昏礼者，将合二姓之好，上以事宗庙，而下以济后世也。"受到这种思想的影响，以及生殖系统解剖知识的缺乏，古代社会形成了女性婚后的主要职责是为夫家"传宗接代"的认知。甚至女性婚后无子，是可以被丈夫抛弃的，《大戴礼记·本命》记载的丈夫"七出"妻子的理由中就有"无子"一项，并认为"无子"会导致家族"绝世"。受到这种认知的支配，封建礼教中出现了男性是家族地位、财富继承者的思维模式，由此形成了要求女性"多生多育""必欲生男"的认识。

各类女科脉案中记载了许多由多生多育引起的女性疾病。女性有经、带、胎、产、乳等特殊的生殖生理现象，这些生理现象的产生和调节，均与脏腑、天癸、气血、经络、胞宫有密切的关联。《经效产宝》指出："妇人产后，复乳其子。产既损气已甚，乳又伤血至深。"因此，生育过多、小产、堕胎等都会损伤女子的脏腑气血，导致多种疾病。春秋战国时期出现的小农经济形式需要大量劳动力，而古代医疗卫生水平落后，孩子早夭的情况也较为普遍。因此，为了平衡孩子早夭带来的风险，以及提高生产效率，人们主张扩大人口规模，倡导多生多育①。《诗经·国风·周南·螽斯》云："螽斯羽，诜诜兮。宜尔子孙，振振兮。螽斯羽，薨薨兮。宜尔子孙，绳绳兮。螽斯羽，揖揖兮。宜尔子孙，蛰蛰兮。"然而，多生多育是需要女性付出健康成本的。《名医类案·带下》记载明代医家韩懋曾医治一位妇人，年30余却经历了18次胎产，所生17个孩子多没能活到成年便夭折，这种多胎多产的经历使该女子气血亏虚甚重，而带下如注。《女医杂言》中亦有因多胎多产而严重损害女性身心健康的案例，"滑胎"一案记录了一位二十六七岁的妇人，却已怀过六胎，然六胎均乃小产，谈氏认为频繁小产让患者思想负担极重，肝气不舒，内郁化火，是故重加其疾。而"恶露不尽"案中一位38岁的女性，更是因为先前已产十胎，"后有孕怕生"，便自服药堕胎，却导致"恶露不尽，将死"。可见，多胎多产不仅对女性的身体造成了损害，也对女性的心理布下了极重的阴影。

必欲生男是在男尊女卑思想影响之下形成的以"重男轻女"为主导的生育观，《妇人大全良方·转女为男法》中记载了生男孩的6种偏方，《续名医类案·求子》中则收录了3种生男孩的方法、方药，这些方法都是受封建迷信思想影响产生的，没有科学依据。"重男轻女"的观念可追溯至奴隶占有制社会时期。以父权家长制为基础

---

① 贾晓旭.唯物史观视域下的中国女性生育观研究［D］.长春：吉林大学，2017：71.

而形成的宗族是宗法制的基本社会结构，宗法制以血缘关系为纽带，决定着贵族阶层的亲疏、等级、分封和世袭关系，是巩固分封制的重要手段①。在这种观念的引导下，社会各阶级均强化了男性继承人在宗族中的重要性，并形成了必欲生男的生育观。

（三）古代女性的人际交往关系

1. 夫妻关系

中国古代夫妻双方在婚姻关系中的地位是不平等的，这是古代女性许多女科疾病的病因所在。古代社会婚姻关系中，妻子必须顺从丈夫是"三纲"的内容之一，《韩非子·忠孝》云："臣事君，子事父，妻事夫。三者顺则天下治，三者逆则天下乱，此天下之常道也。"更有甚者，妻子是丈夫的个人财产，在特殊时期可以被变卖交易，《淮南子·本经训》云："末世之政……居者无食，行者无粮；老者不养，死者不葬；鬻妻鬻子，以给上求。"古代社会要求女性婚后对丈夫从一而终，即使丈夫去世也不能改嫁。《礼记·郊特性》谓："信，妇德也。壹与之齐，终身不改，故夫死不嫁。"如《名医类案》卷十一共记录了4位嫠妇，所患疾病均与寡居有关。但男性除有正妻外，尚可有媵、妾等。《女医杂言》"隔气""丹毒""胎自堕""不孕"等脉案中的妇女，皆是因为丈夫在外纳妾或嫖娼而忧忿成疾②。这种夫妻间不对等关系，还有一种更为极端的表现，即在宫廷之中，皇帝的妃嫔亦会因复杂的夫妻关系而思虑过度，发生各种"郁"疾。《清宫医案研究》记载了乾隆皇帝的惇妃汪氏，身处深宫之中素有肝郁气滞之证，乾隆四十三年又遭降迁之惩，导致肝郁气滞、克伐脾土、肝失藏血、脾失统血，而致崩漏③。

2. 姑媳关系

在中国古代社会，女性的主要人际交往范畴就在家庭内部，除夫妻关系外的主要人际关系就是姑媳关系。女性长期受舅姑训诫，生活各方面受到限制，导致自我意识淡薄，情绪郁结不得疏泄，诱发各类情志疾病，《古今医鉴》谓："气血冲和，百病不生，一有怫郁，诸病生焉。"明代初年学者宋濂曾感叹："呜呼！子壮而分，

---

① 朱绍侯，齐涛，王育济. 中国古代史［M］. 福州：福建人民出版社，2015：63.

② 罗思航. 明代女医谈允贤《女医杂言》研究［D］. 昆明：云南中医药大学，2018：26.

③ 陈可冀. 清宫医案研究［M］. 北京：中医古籍出版社，2003：75-83.

妇姑反唇相稽，秦之俗已然矣。"说明姑媳关系不和谐自古有之。女性在夫家受到"既嫁从夫"思想的影响①，认为嫁人之后就要以夫家为重。《赞崔氏夫人》云："拜别高堂日欲斜，红巾拭泪贵新花。徒来生处却为客，今日随夫始是家。"表明古代女性走入婚姻之日起，就要将侍奉公婆、敬爱丈夫、照顾子女、延续香火视为己任。《礼记·内则》强调了对古代女性的教育，要求女性对丈夫家族保持忠诚，尤其是子媳侍奉舅姑的内容，多达9条②。由此可见，古代女性在夫家家庭内部关系中的地位是最低等级的。《孔雀东南飞》云："十三能织素，十四学裁衣……君既为府吏，守节情不移，贱妾留空房，相见常日稀……非为织作迟，君家妇难为！妾不堪驱使，徒留无所施，便可白公姥，及时相遣归。"描写了妇人向丈夫倾诉其不在家时自己与婆婆之间的矛盾，表现了古代社会女性为人子媳的不易。《大戴礼记·本命》提出了"不顺父母"是7条"出妻"理由中的第一条。《女医杂言·疟痢》记载了一位怀胎六月的孕妇，因偶食鸡面而受到"翁姑"的嗔责，出现疟痢3个月不愈；另在"癥积"一案中记载，一位衣食无忧的富家女嫁到夫家之后，受到翁姑的苛待，同时丈夫年少不能处事，母家游宦不在身边，于是忧愁成疾，结块腹中③。

女科脉案是女科中医师处方前记录的病状、脉象及用药方法，是研究古代医疗史的重要依据。中国古代形成了以父权、夫权为主导的社会体系，以此为基础产生的宗法制度强化了贵族阶级的亲疏、等级、分封和世袭关系，并制定了相应的"礼制"，统治者将其作为教化民众的主要手段，渗透到社会各阶层。在这些"礼教"制度的影响下，形成了以男尊女卑、男外女内为主的中国古代女性观，体现在女性社会生活的各方面，成为束缚女性的沉重枷锁。在"礼教"制度的重压之下，女性常处于劳逸失度或情志失调的状态，这些因素是各类内伤疾病的重要病因。此外，女性还具有经、带、胎、产、乳等特殊的生理现象，内伤病因往往会引起这些生理现象的紊乱，产生相应的疾病。因此，女科脉案亦是研究古代女性疾病的重要文献，对研究古代女性疾病的病证、病因、病机都有重要意义。

① 刁培俊. 北宋女性"既嫁从夫"规范的践行 [J]. 社会科学战线，2013（7）：104-111.
② 焦杰. 传统女性的刻板模式与男性审美视角的矛盾——以中国古代姬妾妓娼现象为例 [J]. 厦门大学学报（哲学社会科学版），2012（1）：33-40.
③ 罗思航. 明代女医谈允贤《女医杂言》研究 [D]. 昆明：云南中医药大学，2018：107，111.

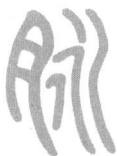

第四节
明清时期的
名医脉案

早在战国时代，以扁鹊为代表的医家已经将脉诊由单纯的触摸脉动发展为以脉合证、色脉合诊的脉诊初成体系，在这一体系中，脉借由气这一天地间无处不在的精微物质，向内与脏腑相应，向外与天地相合。在生理上，人体血脉贯通全身，内连脏腑，外达肌表，如环无端，周流不息；在此生理基础上，人体病理变化皆可见于脉中，脉与证在病理上密不可分，以脉合证、脉证合诊成为重要的中医诊断手段。

明清两代，中医脉学进入稳定发展的阶段，许多医家对脉学的研究取得了长足的进展，尤以李时珍、张景岳、李中梓、张璐、周学海等医家为突出代表。李时珍《濒湖脉学》是脉学稳定发展的标志，其规范的27种脉象及其主病成为多数医家临床辨证的主要依据。《景岳全书》设"脉神章"详述《内经》《难经》及张仲景等诸家脉义，对脉之神、十六部正脉、脉之常变及脉有无胃气等阐释至详。李中梓《诊家正眼》阐释中医脉学的基本理论。朱栋隆《四海同春》重视脏腑诊治及二十四脉辨别，在脏腑脉证的辨治方面有独到之处。清代李延昰《脉诀汇辨》汇集诸家脉学，结合李中梓所传脉法，以脉参证，灵活运用脉法辨治疾病。周学霆著脉学专著《三指禅》，将脉诊与病因、病理及疾病转归变化紧密结合，进行周详的分析阐发，最终确定治法方药，贴合临床实用，最为医家推崇。此时期医家对脉义进行了更深层次的发挥，脉诊在辨证中的地位愈发凸显，医家在脉证合参、辨证治疗的同时，凭脉判断生死预后的案例也越来越多。

一、脉证合参

元末明初名医吕复（晚号沧州翁，故又称吕沧州）精于诊脉，著有《切脉枢要》

《运气图说》等书。《名医类案》载："沧州翁治一人，病寓湖心僧舍，以求治。翁至，其人方饭，坐甫定，即抟炉中灰杂饭猛噬，且喃喃詈人。命左右掖之，切其脉，三部皆弦，直上下行，而左寸口尤浮滑。盖风留心胞症也，法当涌其痰而凝其神。既涌出痰沫四五升，即熟睡，竟日乃寤，寤则病尽去。徐以治神之剂调之，神完如初。"患者发病如狂，切脉都需旁人左右掖之。吕复诊其脉，脉象皆弦，寸口脉尤其浮滑，认为乃风痰蒙闭心包所致，治疗当以涌吐之法涌出其痰为要。最终以吐法涌出痰沫多达四五升，病即安和，患者方能睡去，次日病除。此案脉证合参，辨证准确，寸口浮滑之脉，寸主上焦，当遵"在上者，因而越之"的基本法则，涌吐其痰治之才能如此迅速转安。

伤寒邪气伤于体质壮实之人，多有邪气入里化热的转变，尤其阳明经热证，症见大热、大汗、口渴等，更甚者热结于阳明大肠腑，症见大便不下、神昏谵语等；热入营血则症见发斑。《名医类案》载医家吕复一案："一人伤寒旬日，邪入于阳明。俚医以津液外出，为脉虚自汗，进玄武汤以实之，遂致神昏如熟睡。吕切其脉，皆伏不见，而肌热灼指。告其家曰：'此必荣血致瘀而脉伏，非阳病见阴脉比也。见瘀则应候，否则蓄血耳。'乃去其衾褥，视其隐处及小腹，果见赤瘀，脐下石坚，且拒痛。为作化瘀汤半剂，继进韩氏生地黄汤逐其血，是夕下黑矢若干枚，即瘀消脉出。后三日又腹痛，遂用桃核承气以攻之，所下如前，乃愈。"吕沧州认为，此患者脉伏不见，若是阴寒虚证，手足必定厥冷不暖，其不见厥逆，乃伤寒旬日之后，邪传阳明化为热邪，又经医者误用玄武汤（即真武汤）实其火热之邪，最终热甚神昏，实热内伏，热迫营血，将作化瘀也，故以化瘀汤凉血消瘀、生地黄汤凉血逐瘀而向愈。可见，脉证不相参，仅对症发药，并不能准确把握病机，指导正确的治疗。

明代医家汪机（汪石山）重视脉诊，曾亲自补订元代医家戴起宗所著《脉诀刊误》一书，博采诸家脉书要语及自己所撰《矫世惑脉论》附录于书后。汪机博览脉家群书，广取众长，不仅在脉学上多有见解，于临床上应用脉证合参更至炉火纯青之境界。汪机曾诊一人，幼时误服毒后腹痛泄泻不止，"今虽能食，不作腹痛。每至六七月，遇服毒药之时，痛泄复作，善饥多食，胸膈似冷，夜间发热，嗜卧懒语，闻淫欲动，盗汗阳举。心动惊悸，喉中有痰。小便不利，大便或结或溏，过食则呕吐泻泄"。此患者病情复杂，自幼时起已迁延数年，数年来未有起色，已病重难治。汪机细诊其脉，"脉皆濡弱而缓，右脉略大，尤觉弱也。次日，左脉三五不调，或一二至缓，三五至驶，右脉如旧缓弱"，认为"左脉不调者，此必欲动淫其精也。右脉尤弱者，由于毒药损其脾也。理宜固肾养脾。遂以人参钱半，白术、茯苓、芍药、黄芪、麦门冬各一钱，归身、泽泻各八分，黄柏、知母、山楂各七分，煎服旬余而安"。汪石山又治一人"体肥色白，年近六十，痰喘声如曳锯，夜不能卧。汪诊之，脉浮洪，六七至中或有一结。曰：喘病脉洪，可治也。脉结者，痰碍经隧耳。宜用生脉汤加竹沥服之。至十余帖，稍定。患者嫌迟，更医，服三拗汤，犹以为迟，益以五拗汤，危矣。于是复以前方，服至三四十帖，病果如失"。可见，对于此类病情复杂的患者，脉证合参乃察病机关所在，诊脉之微才可见病之著。若诊脉不慎，不参脉证，易犯虚虚实实之戒，患者危矣。

其大无外，其小无内，天地四时合于气而见于脉中，脉证同诊参以四时变化，方知患病之缘由、发病之机理，汪机深知其道。汪诊一人"形长，色苍瘦，年逾四十，每遇秋凉，病痰嗽，气喘不能卧，春暖即安"，他医"用紫苏、薄荷、荆芥、麻黄等以发表，用桑白皮、石膏、滑石、半夏以疏内，暂虽轻快，不久复作"，汪石山诊之，"脉颇洪滑，曰：此内有郁热也。秋凉则皮肤致密，内热不能发泄，故病作矣。内热者，病本也。今不治其本，乃用发表，徒虚其外，愈不能当风寒。疏内徒耗其津，愈增郁热之势。遂以三补丸加大黄酒炒三次、贝母、瓜蒌，丸服，仍令每年立秋以前服滚痰丸三五十粒，病渐向安"。患者病秋凉咳嗽10余年，秋凉时肌腠致密，热不能发泄，故病咳嗽，春暖时腠理开则安，郁热于内，脉见洪滑。该病案脉、证、四时三者合参以诊病机，可知脉与证并非独立个体，其联系于脏腑，亦与四时相关。

汪机精通脉诊，可凭脉证判断疾病病势，决生死之分。其诊一妇人，脉皆萦萦如蛛丝，遂判断此人是夜将亡，果应验当夜而逝。又诊一妇人突然大喘，痰涌如泉，身汗如油，诊其脉浮而洪，作肺气欲绝之状，断为命绝之象，急以生脉散固其气，方见气喘稍安，身汗亦收。生死之脉，关乎胃气，脉细如蛛丝，胃气将绝，是夜即亡；肺绝之脉，脉浮而洪，如风吹毛，浮而无胃，命绝之象。

汪机虽精于脉诊，但不只重脉诊，他于《矫世惑脉论》提出："故专以切脉言病，必不能不至于无误也。"提倡望、闻、问、切四诊合参。《石山医案》载汪机治一人病疟，望其面色形态，色黑形瘦，乃气实血虚之象，诊其脉，六至而数无力，亦是血虚之象，但其证汗多、消谷善饥，为表阳虚、胃阳虚之候，脉证不合。汪机细思之，四诊合参，从证不从脉，以阳虚论治，投以参、芪、术与当归、生地气血并补，服20余剂病方愈。望、闻、问、切四诊，切在望、闻、问之后，若只以脉诊病，难得精详。脉证不合，病难诊治，更应四诊同察，方不失周全。

明代另一位医家薛己在运用脉证合参诊疗疾病方面亦颇有心得。人有不同，病亦有万千变化，同病异治、异病同治之机要全在脉证，以薛己治疗中风为例，加以阐释。

薛己治疗车驾王用之，证见卒中昏愦、口眼㖞斜、咽中痰鸣，脉见六脉沉伏，脉沉主里，伏为邪气郁闭，六脉沉伏为邪气闭于里，元气虚而风邪外袭，故以人参扶助正气，补助真气，三生饮化痰祛风、温经通络而愈。同为中风病，薛己治艾郭武，牙关紧闭，左侧肢体瘫痪，口不能言，口眼牵动，神昏欲绝，却见六脉沉细，薛己据脉判断患者非中风邪而中寒湿，治疗在祛痰的同时以附子、五积散等方药温散寒湿之邪。薛己治一男子卒中，口眼㖞斜，言语不能，遇风寒则四肢拘急，脉浮而紧，虑其为风寒邪气中于阳明经脉，以秦艽升麻汤发散阳明经之风寒后又随脉用药，最后以补中益气汤加山栀子而告愈。薛己治顾宪幕中风初起，因饮食起居失宜，出现左半身并手不遂，汗出神昏，痰涎上涌，用参、芪大补之剂，病情大为好转，但患者不遵医嘱，犯治疗之禁，后出现左腿自膝至足肿痛胀大，重坠如石，痛不能忍，其痰甚多，薛己并未仅凭证而予化痰或活血止痛之剂，而是诊其脉，肝脾肾脉洪大而数，重按则软涩，断为元气虚而肝脾之气下流，以补中益气汤及地黄丸加味交替服用，补元气而升举肝脾之气，数剂诸症悉退，但元气已大伤，但自弛禁，不能痊愈耳。

以上4例，症状有相似之处，皆有肢体活动不灵、神昏，但治疗各不相似，盖以症测病，以脉分证。脉见沉伏，邪气郁闭于里；脉见沉细，内中寒湿之邪；脉见浮紧，风寒中于阳明；脉见洪大而数，重按则软涩，元气虚耗，肾精亏损。脉证合参以辨病证，同病异治，凭证初步判断疾病，凭脉决定治疗。

这样的案例不止见于薛己一人。江应宿治淮商朱枫野，患中风月余，口角流涎，言语謇涩，呕吐，脉滑数弦长，但重按无力。脉滑数弦长为痰热，重按无力为本虚，本虚标实当标本同治，以六君、六味丸治其本，秦艽、天麻、黄芩、黄连、瓜蒌等清热化痰、祛风通络治其标而渐愈。后易医，予滚痰丸下之，伤其正气，遂大泻神脱而厥，亦从侧面证明江应宿辨证准确，正气虚为本不可攻之。

虞恒德治一妇，年五十七，身肥白，一尊荣人也，痰湿素盛。原文记载："春初得中风，暴仆不知人事，身僵直。口噤不语，喉如拽锯，水饮不能入。六脉浮大弦滑，右甚于左。"脉见弦滑，口中痰声如拽锯，弦滑为实，病由痰实所致，故以藜芦涌吐出一升许痰，而后人即清醒而能识人，身体略能举动。

《名医类案》载休宁程少溪中风一案。休宁程少溪淋雨后湿衣而睡，风寒湿邪入体，遂患中风，出现"左手足不遂，口眼歪斜，言语謇涩，面肿流涎，口开眼合手撒，喉如拽锯，汗出如油，呃逆不定，昏愦，头痛如破，烦躁不宁"症状，诸医环视之，视为风痰所作，投以二陈汤加味无效。江民莹诊视，"六脉浮大弦滑，重按豁然，右大于左一倍，此平日酒色过度，兼之外感风邪，脏腑俱受病，而阳明经居多"。脉浮为表，脉弦滑为痰湿内蕴，重按豁然，知脏腑元气亏虚，脉不内敛，故以白虎汤清阳明邪热，小续命汤温经通阳、扶正祛风而效。后服他医寒凉之药，阳气内损，龙雷之火上腾，虚热弥漫，而见鼻疮、目眦赤烂、胸乳胀痛、烦躁益盛，用六味丸料加参、附、麦冬、五味子等扶阳益阴而愈。

此3例亦属中风，脉见弦滑，痰实作祟；脉滑数弦长但重按无力，本虚标实；脉浮大弦滑，重按豁然，右大于左一倍，痰湿风邪所凑，元气亏虚。

仅以中风一病列举数例，可知明代诸医家重视脉诊并长于此道，正如《古今医统大全》所言："医道以脉为先，苟不明脉，则无以别证。"明代医家明脉理、察脉象，脉证合参以探究病机所在。在这一时期，脉证合参已成为诊病辨证之必要手段，不知脉证，难为良医。

医门广博，脉理幽微，病证变化中脉证难应，病机难察，稍有不慎，即难免于误诊。薛己《内科摘要》记载："一上舍呕吐痰涎，发热作渴，胸膈痞满。或用清气化痰降火，前症益甚，痰涎自出。"他认为此为脾胃虚寒，胃不生津所致，须温补脾胃。然患者不信其言，仍服前医之药，虚其虚也，脉洪欲绝，虚阳浮越殒于昼。不辨病本，只见表象，见呕吐痰涎，胸膈痞满，以为痰涎壅盛，妄用清气化痰降火之法，大损正气，致病情加重，至饮食不入，呃逆不绝，虚阳浮越之绝境。

《名医类案》记载数例误诊医案。刘宗序治一妇，六月间劳倦而中暑，其兄以方书对证，予六和汤、香薷饮之类，病不减反见虚火上升，面赤身热。刘宗序诊之六脉疾数，寸、关、尺三部皆豁大而无力。脉豁大而无力，是胃气大虚之无根脉，更况患者面赤身热，此阳虚将要亡脱。刘宗序辨证准确，急予补中益气汤加附子、干姜，以益气温阳，病方转安。

吴茭山治一人患内伤郁痰气虚，诸医以气有余论之，投以消导之剂，气不降反升而似火，又予寒凉之剂服之，病情增剧，四体瘦削，早晨气潮若火焚状。吴茭山诊其脉，浮大无力，浮大无力之脉是虚证，此病乃气虚而清气下陷。以补中益气汤倍人参、黄芪而热退，最后以蠲饮枳术丸导痰而出，病乃向愈。

吴茭山又治一男子，因卧卑湿之地，寒湿之邪侵犯入里，遂患溢饮之证，头晕目眩，怕见日光，寒热时作，四肢历节疼痛。他医见四肢历节疼痛，作风治，或作虚治，半年不效。吴茭山诊其脉，见寸口脉沉而滑，两尺脉弦，认为并非虚证，乃溢饮，故发其汗、逐其饮，而获良效。

壶仙翁治瓜州赵按察，病膜胀不能食，小便遗血，前医以为热证，以大黄等寒凉攻下方药治之，反见神乏气脱而夜不能寐。壶仙翁诊之，见寸脉沉而关脉弦涩，尺脉反盛。其脉如此，弦涩不通，乃劳伤心血，脾胃俱虚，中焦失于运化，升降停滞，郁闭于中下焦所致。此因虚致实，治疗当补虚解郁，故壶仙翁以八补之剂兼五郁之药治之即愈。

陶尚文治一人，伤寒四五日之后吐血，前医以犀角地黄汤欲凉血止血而病反剧。陶尚文诊其脉浮而数，知乃因伤寒表邪未解而作，故遵仲景法度：伤寒脉浮紧，不发汗，因致衄血者，麻黄汤主之。以麻黄汤发其汗则热越而出，血即自止。

上述数例误诊医案，或只见表象，不辨病机；或不察脉象，只凭证论治。病情变化难测，症状易察，病机难寻，脉证合参才是治病之根本，只辨脉而不问证，只识证而不知脉，恰如管中窥豹、坐井观天，难识病之全貌。

有脉证相合亦有脉证不合者，脉证相合，吉而易治，脉证不合，病不应脉，脉不应病，凶而难治。俞子容治岭南一大商，胸中痞闷烦躁，昏不知人，欲得凉药以清利胸间膈上，然患者脉沉而微，此乃阳虚阴盛，格阳于上，上热而下寒，致人胸痞烦躁。若不识其脉，以凉药治之，更伤阳气，性命即危。与此案不同，上文所举汪机之案，则是从证不从脉。脉证不合时，舍脉从证或舍证从脉并无一定之准则，辨证论治，四诊合参，医者应审慎辨之。毋庸置疑，脉证合参是不可或缺的诊断方法，以明病因、察病机、测病势，免犯虚虚实实之戒。

明代医家万密斋凭脉以六经辨证治其县之人伤寒。原文载："万密斋治县尹唐肖峰二月间患伤寒，医进九味羌活汤不效。又云内伤挟外感，进补中益气汤不效，又进柴苓汤去人参，病略减，四日复发热，头苦痛，医欲下之，未决。万脉之洪长而弦，曰：此元气素虚，因起早感寒得之，今病在阳明并及少阳，乍热乍凉者，少阳也，头苦痛者阳明也，宜小柴胡（少阳）合葛根葱白汤（阳明）。唐曰：吾素多痰火病，勿用人参。万曰：元气不足，乃虚火也，实火宜泻，虚火宜补，幸勿疑。一剂而病愈。"此患者二月间病伤寒，屡治不效，原因是病位错辨。《伤寒论》第265条云："伤寒，脉弦细，头痛发热者，属少阳。"患者发热"乍热乍凉"，属少阳往来寒热的范畴，弦脉亦属少阳。洪脉主热盛，多为阳明气分热证，《伤寒论》第25条云："服桂枝汤，大汗出后，大烦渴不解，脉洪大者，白虎加人参汤主之。"《灵枢·经别》云："足阳明之正……上循咽出于口；上频颇，还系目系。"因而阳明证也可以出现头痛。脉证合参，万密斋认为此病属于少阳阳明合病，以小柴胡汤合葛根葱白汤治之而愈。

万密斋又治一例伤寒，原文载："李养晦患伤寒，苦右胁痛，医用陶节庵法以小柴胡加枳壳、桔梗服之，无效，已十七日。万脉之沉弦且急，曰：此水蓄症也。经云：沉潜水支饮，脉弦急，必得之饮水过多。问曾服何方，以前药对，万曰：只用此方，再加牡蛎，以泄其蓄水可耳。一服而痛止。"此案患者病伤寒而苦右胁痛，用小柴胡汤加枳壳、桔梗而不效，乃因病因辨别不准确。少阳经脉循行于身之两侧，故感受外邪可由腠理直中少阳，导致水火运行受阻。万密斋诊得脉沉弦且急，断定患者胁痛是因为邪传少阳，导致三焦水液运行受阻，结于胁下。《伤寒论·辨脉法》说："沉潜水蓄，支饮急弦。"《金匮要略·水气病脉证并治》云："脉得诸沉，当责有水……"故在小柴胡汤原方的基础上加牡蛎，牡蛎入肝，软坚而去水，一方面可以消痞，另一方面可以利水，从而消除胁痛，遂即获效。若不识此脉，不明脉理，自然不知以牡蛎消散水饮，治之难获速效。

在辨证论治过程中，阴阳、寒热、虚实、表里八纲辨证是医家的重要辨证手段，而脉象有时或可诊断其他三诊所不能诊出之内容。《续名医类案》载："吴子玉病发热头痛，腰疼烦躁，口渴无汗，有主麻黄汤者，有主羌活冲和汤者。脉之阳部浮数而不甚有力，阴部沉弱而涩，谓曰：此症此脉有两感之象，必重有所用力，兼之房劳而得者，不可轻汗，宜先投补剂托住其气血，待日期而汗之。或曰：太阳症而用补，仲景有此治法乎？曰：虽无此法，而未尝无此论，太阳症宜汗，假令尺中迟，不可发汗，何以知之？以荣气不足，血少故也。今寸脉浮数而无力，表症不甚急，尺脉沉弱而涩，则里虚可知。伤寒有失汗而传里者，亦有误汗而传里者，此症是矣。众不决，姑服羌活冲和汤，一日夜二剂，前症俱剧，仍不得汗，拟麻黄者以药轻病重，欲大汗之。陆曰：若服麻黄汤，亡阳谵语即见，毙可立俟也。乃用补气养荣汤，二剂病未减亦不剧，诊之寸关如故，两尺稍有神，再二剂，又约一日夜，方以参苏饮，微汗之后诸症悉愈。"此案患者寸脉浮数而无力，尺脉沉弱而涩，属于伤寒表证夹虚的范畴。《伤寒论》第50条云："脉浮紧者，法当身疼痛，宜以汗解之。假令尺中迟者，不可发汗，何以知之然？以荣气不足，血少故也。"明确指出伤寒表证夹虚，不能轻易发汗。《濒湖脉学》云："涩缘血少或伤精……尺为精血俱伤候。"此案尺脉沉弱而涩，沉弱主里虚之证，涩主血少精伤，患者为阴血大虚之证，当谨慎对待，不可轻易发汗，更不能用麻黄汤类辛温峻汗之剂，否则有亡阳的可能。此时唯以案中补气养荣汤等温养气血之法先扶助正气，待"两尺稍有神"营血足后方可用参苏饮扶正解表。可见脉象细微之处对辨证治疗影响甚大，医者临证诊脉务必细致详尽，避免犯错。

龚子才脉证合参辨治高中玄大学士。病头目眩晕，耳鸣眼黑如在风云中，目中似溜火而过，前医或予清火化痰，或予滋补气血之剂治疗，都没有效果。龚子才诊其六脉洪数，认为此乃火动生痰之证，以酒蒸大黄三钱为末，茶下一服而愈。患者六脉洪数，"洪为盛满，气壅火亢"，"数脉主腑，其病主热"，《濒湖脉学》云："数脉为阳热可知，只将君相火来医，实宜凉泻虚温补……"火可以动风，火可以动痰，也可旁走经络，如用三黄泻心汤等治疗头晕头痛、中风等。火动脉即见洪数。大黄可以清热泻火，酒制之后可以行药势，更与茶饮服之，借茶饮之力直上头目清窍助大黄清火。前医未从脉中诊出细微之处，故虽用清火化痰之法治之却无效。

明末清初医家喻嘉言通晓脉理亦精于诊脉，《续名医类案》记载："治石开晓伤风咳嗽，未尝发热，自觉急迫欲死，呼吸不能相续，诊之见其头面赤红，躁扰不歇，脉亦豁大而空，谓曰：此症颇奇，全似伤寒戴阳症，何以伤风小恙亦有之？急宜用人参、附子等药温补下元，收回阳气，不然子丑时一身大汗，脱阳而死矣。渠不以为然，及日落阳不用事，愈慌乱不能少支，忙服前药，服后稍宁片刻，又为床侧同寝一人，逼出其汗如雨，再用一剂，汗止身安，咳嗽俱不作。询其所由，云：连服麻黄药四剂，遂尔躁急欲死，然后知伤风亦有戴阳症，与伤寒无别，总因其人平素下虚，是以真阳易于上越耳。"大脉的产生机理有虚实两端，实者火热等病邪亢进，正亦不虚，正邪相搏而现大脉，脉大而有力，如《伤寒论》第189条云："伤寒三日，阳明脉大。"虚者，正气大虚，阳气浮越于体表，而现反强之相，此时脉必虚大而空，如《金匮要略·血痹虚劳病脉证并治》云："夫男子平人，脉大为劳，虚极亦为劳。"喻嘉言诊患者脉豁大而空，随即辨其为虚阳外越、元气暴脱之证，故见急迫欲死、呼吸不能相续、头面赤红、躁扰不歇等似戴阳之症。

清代名医张璐（张路玉）曾治一妇人呕逆不食一月有余。在张路玉诊治之前曾服宽膈理气之剂20余剂，病未见缓，反致几乎绝粒不食，痞胀异常。张路玉诊其脉虚大而数，按仲景脉法云："大则为虚此胃中阳气大虚，而浊阴填塞于膈上也。"所以选用连理汤，予人参三钱服之，4剂而痞止食进，随后用异功散调理而康。此患者呕逆不食，服行气消痞之剂不效，其痞益甚，已到难以进食的程度；脉虚大而数，虚大为阳气大虚，数亦主虚。医者不识，虚实错辨，本胃气大虚，却误用行气消导之品，其气更虚，犯虚虚之戒，故药后病不退反增。

张路玉诊脉细致入微，《续名医别录》载："张路玉治汤伯乾子年及三旬，患呕吐经年，每食后半日许吐出原物，全不秽腐，大便二三日一行，仍不燥结，渴不喜饮，小便时白时黄，屡用六君子、附子理中、六味丸，皆罔效，日频于危。诊之两尺弦细而沉，两寸皆涩而大，肾脏真阳大亏，不能温养脾土之故。遂以崔氏八味丸与之。或谓附子已服过二枚，六味亦曾服过，恐八味未能奏效也。张曰：不然。此症本属肾虚，反以姜、附、白术伐其肾水，转耗真阴，至于六味，虽曰补肾，而阴药性滞无阳，则阴无以生，必于水中补火，斯为合法。服之不终剂而愈。"此患者反胃，食后半日吐出原物，全不秽腐，且大便不燥结，渴不喜饮，小便时白，似无阳也非热也。张路玉诊之，见两尺脉弦细而沉，两寸脉皆涩而大，抓住此关键点，遂辨其乃肾阳大亏，不能温养脾土之故。治疗宜补火暖土，选用八味丸治之。《医宗金鉴》云："命门之火，乃水中之阳，夫水体本静，而川流不息者，气之动，火之用也……若命门火衰，少火几于熄矣。欲暖脾胃之阳，必先温命门之火，此肾气丸纳桂、附于滋阴剂中十倍之一，意不在补火，而在微微生火，即生肾气也，肾得气而土自生也。且形不足者，温之以气，则脾胃因虚寒而致病者固痊，即虚火不归其原者，亦纳之而归封蛰之本矣。"呕吐反胃虽是脾胃之疾，然病因不只在脾，张路玉细查其脉，方知此脾胃虚寒之本在肾火不足，肾气不温脾土，故前医以六味地黄丸治之不效，张路玉用八味肾气丸治之乃愈。

又有命门之火不能上温脾土一案。明代名医孙一奎治何洗心胀泻不止，何洗心每饮食稍冷，必病胀泻不爽，且经服理脾之剂良久病亦未瘳。孙一奎诊之，见其脉左三部濡弱，右寸亦然，右关滑尺沉微。俱此脉证，孙一奎认为此下元虚寒所致，法当温补。以补骨脂、杜仲、菟丝子各二钱，山茱萸、人参、山药各一钱，茯苓、泽泻各八分，肉豆蔻五分，服数剂即愈。《濒湖脉学》云："濡为亡血阴虚病，髓海丹田暗已亏。汗雨夜来蒸入骨，血山崩倒湿侵脾。寸濡阳微自汗多，关中其奈气虚何。尺伤精血虚寒甚，温补真阴可起疴。"说明濡脉主精亏、气血亏虚，主气分湿邪，濡脉在尺主水火无根。该患者左三部脉皆濡弱，右关滑尺沉微，乃命门火衰，火不暖土，而气分有湿。这正是前医健脾不温肾而不效的原因所在。可见，不忽视脉证，详察其脉对辨证大有裨益。

明代医家陆养愚脉证合参治许默庵泄泻。许默庵素有肠风，经常服寒凉之药，中年后肠风幸愈，然而凉药伤脾胃，竟成泄泻之症。初起泄泻时服胃苓汤一贴便愈，病程渐久则服之不效，更见四肢浮肿发厥，肚腹膨胀而鸣，面色萎黄而带青。陆养愚诊其左脉沉缓而迟，右脉沉弱而弦。他说："诸缓为湿，应泻而浮肿；诸迟为寒，应厥而苦冷；右弦为木乘土位，应腹胀而面青。沉者阳气不升也，弱者阴精不实也，脉色与症悉相应。"辨证已明，遂用人参、白术、黄芪、炙甘草为君，炮姜、附子为臣，以温其寒；升麻、防风为佐，以升其阳；茯苓、泽泻为使，以胜其湿。10剂而诸症减，又合八味丸间服而愈。盖《濒湖脉学》云："缓脉营衰卫有余，或风或湿或脾虚。"四肢厥冷、脉迟，为里寒，如《脉诀汇辨》所云："尺脉主脏，其病为寒……有力冷痛，无力虚寒。浮迟表冷，沉迟里寒，迟涩血少，迟缓湿寒。"腹胀肠鸣，面色青者，右脉弦为肝木乘脾土，如《脉诀汇辨》所云："弦为肝风，主痛主疟，主痰主饮。"面色萎黄，脉沉弱，主脾虚而清阳不升。脉证相应，故治以温阳散寒、健脾补虚、升阳化湿而愈。

明代陆家三代医家皆重视且擅于诊脉，陆祖愚亦有治泄泻一案："陆祖愚治潘古臣母患脾泄久，多啖水果泻更甚，尝因经行腹痛服攻瘀去血之剂，致淋沥不止，肌肉枯槁，身体发热，不能转侧，不思饮食，气短口渴，夜卧不安，服麦冬、生地枣仁等，而泻不止。脉之两寸关虚数，两尺隐隐若无，此下元不足，中气虚寒，虚火上炎之症。乃用人参、炮姜、白术、陈皮、山楂、木香、苡仁、木通、山药、甘草、豆仁，服之颇觉相宜，又用肉果、人参、白术、炮姜、枣肉为丸，日服两次，一月泻止，两月肌肉渐长，月事亦调。"此患者泄泻良久，久病必虚，脉又见虚象，两尺更甚，脉证合参，温下元健中化湿即中病矣。

陆养愚精于脉理，辄以脉象指导辨证施治。《续名医类案》载其温补脾肾治口渴一案："两广制府陈公，年近古稀而多宠婢，且嗜酒，忽患口渴，茶饮不辍，而喜热恶凉，小便极多，夜尤甚，大便秘结，必用蜜导，日数次，或一块，或一二块，下身软弱，食减肌削，所服不过生津液，润燥清凉而已。脉之浮按数大而虚，沉按更无力。曰：症当温补，不当清凉。问：消本热症，而用温补，何也？曰：经谓脉至而促，按之不鼓，诸阳皆然。今脉数大无力，正所谓促而不鼓，无阳脉也。以症论之，口渴而喜热饮，便秘而热偏多，皆无阳症也。曰：将用理中、参、附乎？曰：某所欲温补，在下焦，而非上中二焦也。经曰：阳者，从阴而极起也。又曰：肾为生气之原，今恙由于肾水衰竭，绝其生化之原，阳不生则阴不长，津液无所兼以出，故上渴而多饮，下燥而不润，前无以约束而频多，下无以转输而艰秘，食减肌削，皆下元不足故也。曰：予未病时，阳已痿，病后从不近女色，肾未必衰竭。曰：肾竭于未病之前，痿是肾竭明验。既痿之后，虽欲竭而无从矣。彼虽不悦，而心折其言，遂委治之。乃以八味丸料加益智仁煎人参膏糊丸，每服五钱，白汤送下，日进三服，数日溺少，十日溺竟如常，大便尚燥。每日一次，不用蜜导矣。第口渴不减，食尚无味。以升麻一钱，人参、黄耆各二钱，煎汤送丸药数服，口渴顿止，食亦有味。又十日，诸症全安。"此案患者脉浮取数而虚，《伤寒论》第137条云"数则为虚"，因此数脉亦可见虚证，若大而虚主正气大虚。《金匮要略·血痹虚劳病脉证并治》云："夫男子平人，脉大为劳，虚极亦为劳。"患者脉"沉按更无力"，说明肾阴阳两虚。肾为阴阳水火之脏，内寓真阴真阳。患者年近古稀而多宠婢，房劳过度，损伤肾精，且嗜酒酿湿生热，日久导致阴阳两虚。肾阳不能蒸腾气化，津不上承故口渴，又不能化气以摄水则小便多，夜尤甚。肾阴不能润肠，导致肠燥津亏因而大便秘结。真阴枯竭故下身软弱，食减肌削。法宜阴阳双补，八味丸加减。可见，脉象对辨证并指导选方用药具有重要的作用。

脉诊分左、右之寸、关、尺三部，每部又分浮、中、沉三候。名医李士材临证验脉细致入微，《续名医类案》载其一案："高兵尊患两足酸软，神气不足，向服安神壮骨之药，不效。改服滋肾、牛膝、苡仁、二妙散之属，又不效。纯用血药，脾胃不实。诊之脉皆冲和，按之亦不甚虚，惟脾部重取之涩而无力。此上虚下陷，不能制水，则湿气坠于下焦，故膝胫为患耳。进补中益气，倍用升麻，数日即愈。夫脾虚下陷之症，若误用牛膝等下行之剂，下愈陷，此前药之所以无功也。"一般认为涩脉主血少精伤、气滞血瘀、饮食或痰饮内停等，但是涩脉亦主湿阻气机。如《伤寒论》第177条云："伤寒八九日，风湿相搏，身体疼烦，不能自转侧，不呕不渴，脉浮虚而涩者，桂枝附子汤主之。"此患者脾部脉重取涩而无力，乃为脾虚不能运化水湿。湿性趋下，故导致两足酸软，《素问·生气通天论》云："因于湿，首如裹，湿热不攘，大筋软短，小筋弛长，软短为拘，弛长为痿。"可见，临证详诊脉象，能诊断出其他诊法所不能诊出之病机，对辨证大有裨益，医者不可忽视脉诊。

二、预判生死

明清诸多医家批判时人只重脉诀而不深究脉理，汪机在《脉诀刊误·序》中指出："故人皆知口熟《脉诀》以为能，而不复究其经之为理也。"徐春甫在《古今医统大全·内经脉候》中言："高阳生，五代时人，著《脉诀歌括》，托为王氏叔和，而今本杂以洁古《伤寒脉入式歌》，又被熊宗立妄注，大为俗学之惑。叔和晋人也，自有《脉经》，尚复抵牾大段古书，难尽信也。"脉乃气血昼夜运行不息之道路，脉象自有万千变化，岂可以刻板之脉诀度量恒动之脉象？唯有因时、因地、因人、因证可诊一时之脉，故脉诊贵在变通灵活，合于证，合于望、闻、问三诊，共察病机。

明清时期中医学繁荣发展，在继承前人之学的基础上予以发挥，形成以温补学派、温病学派为代表的诸多学派，脉学亦蓬勃发展，多有创见。脉诊也广泛应用于临床，脉诊理论摒弃泥古之风，反对套用脉诀，强调脉证合参。脉诊的应用范围除诊病外，还扩大至判断预后、诊病势吉凶顺逆、决死生之分，集前人之大成，承上而启下。明清时期医家在总结前人凭脉判断预后的基础上不断实践，积累了更多应用脉象判断预后的医案。

诊脉判断生死预后有较久的历史，尤其对死脉的总结，历代都有不少的医案记载。《续名医类案》载名医魏之秀一案："张司阍年六十余，嗜饮病喘，吐痰无算，动则痀龉，抬肩倚息。或与杏仁、枳壳、苏子、前胡之类十余剂，喘益甚，枯瘠如鬼，辞不治矣。余与二地、二冬、米仁、蒌仁、沙参、杞子、枳椇子、女贞子等八剂，全愈。戒其勿饮，初稍节，久仍纵恣，年余复作，左脉如按琴瑟弦，此真脏见也。不与药，月余而没。"《素问·玉机真脏论》云："真肝脉至，中外急如循刀刃，责责然，如按琴瑟弦，色青白不泽，毛折乃死。真心脉至，坚而搏，如循薏苡子累累然，色赤黑不泽，毛折乃死。真肺脉至，大而虚，如以毛羽中人肤，色白赤不泽，毛折乃死。真肾脉至，搏而绝，如指弹石，辟辟然，色黑黄不泽，毛折乃死。真脾脉至，弱而乍数乍疏，色黄青不泽，毛折乃死。诸真脏脉见者，皆死不治也。"左脉脉来弦急，如循刀刃，如按琴瑟弦，此为真脏脉中之无胃气之脉，主正气大虚，加之患者动则痀喘，抬肩倚息，枯瘠如鬼，亦为元气大虚之表现，故病情危笃，预后不良。医者临证不可不察，尤其要掌握这类脉象的识别。

诊脉象，见微而知著，司外而揣内，通过脉象可预知治疗效果。《名医类案》记载医案一则，患者病疟疾，胡仲礼诊其脉，认为此乃疟母，服药须至百剂才能痊愈。然患者服药50剂后即暂停服药，病未痊愈。后经孙姓医者脉诊，告知患者此病尚需服50剂药方痊愈。最后，患者再服50剂后病即痊愈。孙姓医者乃胡仲礼之婿，授业于胡仲礼，两人都精于诊脉，通过脉诊判断预后，预见所需的治疗量。

项彦章治一女，腹痛，腹部胀大如鼓，四肢消瘦，六脉弦滑且数。弦为血气不和，气逆邪胜，则积聚胀满；滑为痰血内积，瘀血内聚而血行不畅，故作腹痛；数乃痰瘀互结，郁而化热，为实证，可下。故以苏合香丸行气止痛，以芒硝、大黄峻下瘀血，瘀血得下，气血通畅而病愈。而另一女同病，脉虚，元气夺矣，不治。同病而脉象不同，预后亦各异，若脉虚，则为气血两虚，元气不足，预后不良。以脉合以四时，可预判病情在天气变化后如何发展。项彦章治建康万夫长廉君，其人平素嗜烧酒，湿热内积，见哕作声，食入即出，大便秘结，脉细数而滑。脉细数滑脾虚兼湿热、酒食积滞之证，予葛花解醒汤健脾利湿，化积消食，加黄芩清热燥湿，切中病机，故服后病减。众医竟以药性过寒而阻止患者服用此方，项彦章叹言患者二月当死，盖患者病由湿热内蕴，二月为卯月，日照东方，阳气升发，万物茂盛，二月之气候对患者而言即火上浇油，故推测二月死，果验，患者二月卒。

人体生理病理变化见于脉中，以脉可预知人之生死。平脉者有胃、有神、有根。脉以胃气为本，有胃气者生，少胃气者病，无胃气者死。有胃气之脉，不浮不沉，不疾不徐，从容和缓，节律一致；无胃气之脉，真脏之气外泄。心绝之脉，如掺带钩，但钩无胃；肝绝之脉，劲如全张弓弦，全无胃气；脾绝之脉，急硬流散，胃气败绝；肺绝之脉，如风吹毛，浮而无胃；肾绝之脉，弹石辟辟，但石无胃。明代医家项彦章治一女，腹痛，腹部胀大如鼓，四肢消瘦，六脉独弦。项曰："真脏脉见，法当逾月死。"后皆如之。《素问·玉机真脏论》云："真肝脉至，中外急如循刀刃，责责然，如按琴瑟弦，色青白不泽，毛折乃死。"六脉独弦，弦而不见从容徐和之感，如刀刃，如全张弓弦，乃无胃之脉，已绝生机。

脉神之有无，在于脏腑功能与精气盛衰。有神之脉，柔和有力，节律整齐；无神之脉，节律散乱，时大时小，时急时徐，时断时续。虞恒德治一妇，患瘟疫三日而逢经期，热甚，病至七八日胸痛不能卧，虞恒德诊其脉，六脉俱微，数极而无伦次，又若虾游状。《察病指南》描述虾游脉："浮而再起，寻还退没，不知所在，起迟而去速，曰虾游，是脾胃绝死脉也。"虾游脉极浮，脉律紊乱，乃无神无根之脉，见此脉者阴绝阳败，主死。然或因患者经水下而中气虚，暂时出现脾胃绝之脉，脾胃尚存一线生机，虞恒德予黄龙汤、四物汤、小陷胸汤合之，三合汤一剂，两服热退，诸症皆减。

江篁南治程钜医案中，程钜乘船归家时在江中遭遇盗匪，跃入中流，浮水游江至岸边，衣服湿透，赤身奔回家的过程中风露侵袭，回家后，又伤于房劳、饮食过度。由此，病作肌热汗出，不时发作晕厥。江篁南诊其脉，两手脉见浮大，脉大为劳，故以参、芪、归、术等治之，晕厥即止。江篁南还根据其脉象判断预后，以其脉尚有神，判定尚可救治。

《难经·八难》云："诸十二经脉者，皆系于生气之原。所谓生气之原者，谓十二经之根本也，谓肾间动气也。此五脏六腑之本，十二经脉之根。"脉之根在肾气，脉之有根、无根全在肾气盛衰。明代名医汪石山曾治"竹园陈某，形瘦而苍，年逾五十。居士诊视其脉，皆弦涩而缓，尺脉浮而无根"。弦为肝脉，涩为精伤血少，缓为脾胃虚弱，患者脉弦涩而缓，为肝气乘脾，脾失健运，胃虚不能受纳，发为噎膈。尺脉沉取应指有力为有根脉，尺脉浮则肾气衰败，肾失潜藏，为无根之脉。

先天后天之气皆败绝，人之生机全无，无药可济，病膈而亡。脉中可窥人之生机有无，若病情危急，脉尚有胃、有神或有根，生机尚存；若脉无胃、无神或无根，脉已绝，生机全无。

《名医类案》记载元末明初名医吕复脉断生死医案："吕沧洲治一人，病伤寒十余日，身热而人静，两手脉尽伏，俚医以为死也，弗与药。吕诊之，三部举按皆无，其舌胎滑，而两颧赤如火，语言不乱。因告之曰：'此子必大发赤癍，周身如锦文。夫脉，血之波澜也。今血为邪热所搏，淖而为癍，外见于皮肤，呼吸之气无形可依，犹沟隧之无水，虽有风不能成波澜，癍消则脉出矣。'及揭其衾，而赤癍烂然，即用白虎加人参汤化其癍，脉乃复常，继投承气下之，愈。"此案中，前医以患者脉尽伏而认为属死证，待吕复诊之，脉依然如故，但吕复认为其脉当在癍消后出现，以白虎加人参汤化癍后，脉出复见。可见脉象确对预后的判断有指导作用，不同水平的医生，凭脉并结合病证对病情的预后判断亦不同。

清代名医龚子才亦有凭脉证判断患者已不可救的医案："龚子才诊熊槐二官，年六十余，身体胖大，其脉下手即得五至一止，乃惊曰：君休矣。渠曰：连日微觉头晕，别无恙也，何故出此，愿实教焉。龚曰：越十日用药。相哂而退。少顷闻中痰，求救于龚，知其必不可治，令以香油灌之即醒，逾十日果卒。"此患者脉五至一止，乃为促脉。《脉诀汇辨》云："促为急促，数时一止，如趋而蹶，进则必死。"《濒湖脉学》云："促脉数而时一止，此为阳极欲亡阴。"促脉主阳盛之病，气、血、痰、饮、食等实邪阻滞，影响气血的运行，因而有歇止。患者形体肥胖，平素痰湿为患，头晕而见促脉，乃风痰上扰，痰阻气机，导致气血运行不畅。龚子才但见其脉，即知此患者不可救治矣，其经验之丰可知。

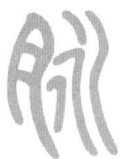

第五节
明清时期的
脉学名著

明清时期，脉学专著大量涌现，数量远超前代，其中《濒湖脉学》《脉诀汇辨》皆为脉学经典著作。《明史》《清史稿》"艺文志"部分均列举了不少脉学著作。《明史·志第七十四·艺文三》列脉学名著5部："李泂《集解脉诀》十二卷""杨文德《太素脉诀》一卷""李言闻《四诊发明》八卷""李时珍《濒湖脉学》一卷""方谷《脉经直指》七卷"。《清史稿·志第一百四十七·医家类》亦列脉学名著5部："《诊家正眼》二卷，李中梓撰""《诊宗三昧》一卷，张璐撰""《四诊抉微》八卷，林之翰撰""《脉诀汇辨》十卷，李延是撰""《脉理求真》一卷，黄宫绣撰"。本节选取明清脉学名著21部进行详细介绍。

一、《濒湖脉学》

《濒湖脉学》为明代李时珍所撰脉学著作。李时珍，字东璧，晚号濒湖老人，蕲州（今湖北蕲春县）人，生于1518年，卒于1593年。李时珍的祖父及父亲都是当地名医，他自幼羸弱，随父习医。青年时期习举子业，后因仕途失利放弃科举，立志从医。李时珍曾被楚王府聘为奉祠正，后又被举荐至太医院任院判。他历时30年著成的《本草纲目》是其影响最大的代表作，而《濒湖脉学》则是在脉学方面的重要著作。该书是李时珍晚年之作，成书于嘉靖四十三年（1564），全书以歌诀形式论述脉理，言浅义深，便于传记，是初学诊脉者登堂入室的阶梯。

《濒湖脉学》共1卷，内容分为两部分。第一部分论述27种脉象，每种脉象先引前代脉学文献所述，次以七言歌诀的形式写成"体状诗""相类诗"及"主病诗"，描记脉象特征，鉴别相似脉象，并阐发脉象主病，论脉简要而不失生动，从易学中吸取精华，类比卦象，善于运用"象"思维的特点统领脉学，使各类"象"得以归类，用于临床①。这是《濒湖脉学》一书的主要部分。第二部分为李时珍之父李言闻在南宋崔嘉彦《崔真人脉诀》基础上删补而成的《四言举要》，概述脉象机理及诊脉方法等。该书主要成就及学术特点如下：

（一）描记27种脉象

晋代王叔和《脉经》明确了24种脉名及定义。《濒湖脉学》在《脉经》二十四脉的基础上增加了长脉、短脉及牢脉3种，记录了27种脉象，即浮、沉、迟、数、滑、涩、虚、实、长、短、洪、微、紧、缓、芤、弦、革、牢、濡、弱、散、细、伏、动、促、结、代。"体状诗"多用日常物象比喻脉象，如"浮脉惟从肉上行，如循榆荚似毛轻""濡形浮细按须轻，水面浮绵力不禁""细来累累细如丝，应指沉沉无绝期"，形象生动，声韵协调，易学易记。现行《中医诊断学》28种脉较此书增加"疾脉"，脉象的归纳与定义很大程度上借鉴了《濒湖脉学》的相关内容。

（二）以阴阳为脉之大纲

《濒湖脉学》以阴阳为汇总诸脉之大纲，所述27种脉按照脉象特征及所主病证分为阴、阳、阴中阳、阳中阴4类。具体而言，浮、数、实、长、洪、紧、动、促脉属于阳，沉、迟、涩、虚、短、微、缓、革、濡、弱、散、细、伏、结、代脉属于阴，滑、芤、弦脉属于阳中阴，牢脉属阴中阳。举例来说，芤脉体状"浮大软如葱，按之旁有中央空"，主"脱血之象也"，浮大之象属阳，中空之象则属阴；主下血、赤淋、崩漏等血证，亦属阴。故综合脉象特征与主病，将芤脉归属为"阳中阴"。

（三）继承正统，博采各家

《濒湖脉学》的撰著参合了许多前代脉学文献，李时珍列于"考证诸书目"中，包括《内经》《难经》《脉经》《针灸甲乙经》《扁鹊脉经》《玄珠密语》《备急千金要方》《千金翼方》《外台秘要》等。李时珍在描述脉象体状时往往引用前代论述并标明出处，如论洪脉："洪脉，指下极大（《脉经》），来盛去衰（《素问》），来大去长。（《通真子》：洪脉在卦为离，在时为夏，在人为心。《素问》谓之大，亦曰钩。滑氏

---

① 张锦祥，黄遂和，邱芬梅，等.《濒湖脉学》研习与思考［J］.中医学报，2021，36（2）：267-270.

曰：来盛去衰，如钩之曲，上而复下。应血脉来去之象，象万物敷布下垂之状。詹炎举言如环珠者，非。《脉诀》云：季夏宜之，秋季、冬季，发汗通肠，俱非洪脉所宜，盖谬也。）"其中引用了《素问》《脉经》《脉诀》《通真子》诸书。这使读者能更为直观地了解同一种脉象在不同文献中的相关论述，也使脉象的公认特征更为客观明晰。此外，书中四季平脉、五脏脉、分候脏腑、脉象鉴别等方面的论述也多引《内经》《难经》《脉经》等书而加以阐发。

（四）脉证相参以辨证

《濒湖脉学》论脉理与临床相结合，在阐述脉象主病的同时注重结合临床症状，对病位、病性做出更准确的诊断。在"主病诗"中，除记叙脉象所主病证外，还有据症辨证的内容。如论濡脉主病："濡为亡血阴虚病，髓海丹田暗已亏。汗雨夜来蒸入骨，血山崩倒湿侵脾。寸濡阳微自汗多，关中其奈气虚何。尺伤精血虚寒甚，温补真阴可起病。"濡脉既主血虚之病，又为伤湿之征。主病诗中"汗雨夜来蒸入骨，血山崩倒湿侵脾"论及同样表现为濡脉的盗汗和血崩，盗汗之濡为阴虚火旺所致，而血崩则属邪湿侵脾[①]。

二、《诊家正眼》

《诊家正眼》为明末医家李中梓所撰脉学专著。李中梓，字士材，号念莪，别号尽凡居士，明末华亭（今上海松江）人，生于1588年，卒于1655年。李中梓出身官宦世家，因其子被庸医误治而死，加之科举不第等因素，转而钻研医术。李氏对《内经》等医学经典有深入的研习，积累了数十年的临证经验，一生勤于著述，撰有《内经知要》《医宗必读》《诊家正眼》等20余种医学著作。《诊家正眼》的成书与高阳生《脉诀》的流行有关，李氏认为当世医家对脉学的认识浅薄是受高阳生《脉诀》的影响，故秉持正本清源的思想在晚年著成此书。书成于明崇祯十五年（1642），后李氏门人将此书与他书合为《士材三书》刊行于世。书中行文通俗易懂，辨析详尽，对于脉学的普及推广有重要贡献。

《诊家正眼》全书两卷。卷一总论脉学知识，列有脉之名义、气口独以为五脏主、

---

① 赵方舟，刘玥芸，陈家旭.李时珍《濒湖脉学》对中医脉学的传承与发展［J］.世界科学技术-中医药现代化，2017，19（4）：563-568.

脉辨至数、日夜五十营、诊贵平旦、寸关尺之义、三焦分发三部、重轻审察、阴阳辨别等47篇，内容包括脉象机理、诊脉方法、平脉病脉、妇人脉法、小儿脉法等各方面，除脉诊外，还列有望色、形诊、闻声、问诊、望舌等专篇。卷二以四言歌诀形式重点论述浮、沉、迟、数、滑、涩、虚、实、长、短、洪、微、细、濡、弱、紧、缓、弦、动、促、结、代、革、牢、散、芤、伏、疾二十八脉的体象、主病与兼脉，附以诸家脉说，详细分析。书末有"脉法总论"一篇，言"脉状颇多，未可以二十八字尽之也。然于表里阴阳、气血虚实之义，已能括其纲要矣。"其主要成就与学术特点如下：

（一）增加疾脉为独立脉象

《诊家正眼》在脉学方面的重要贡献是将"疾脉"列为一种独立脉象，收入二十八脉之中。在王叔和《脉经》中，疾脉并未作为单独的脉名提出，元代滑寿《诊家枢要》首次定义疾脉为呼吸之间脉七至。明代李时珍《濒湖脉学》立二十七脉，《诊家正眼》在此基础上增加了"疾脉"，最终形成二十八脉的体系，沿用至今。卷二"疾脉（阳）"记叙了脉象体状"数之至极；七至八至，脉流薄疾"，以及主证"疾为阳极，阴气欲竭。脉号离经，虚魂将绝。渐进渐疾，且夕殒灭。左寸居疾，弗戢自焚。右寸居疾，金被火乘。左关疾也，肝阴已绝。右关疾也，脾阴消竭。左尺疾兮，涸辙难濡。右尺疾兮，赫曦过极"，并附有按语阐发。

（二）强调必先问明然后诊脉

李中梓强调望、闻、问、切四诊合参。《诊家正眼》中专门有"必先问明然后诊脉"一篇。其中引《素问·征四失论》及《素问·疏五过论》并加以阐发："不问其症之所由起，先与切脉，未免模糊揣度，必不能切中病情者矣。"批判了医者时弊："近世医者既自附于知脉，而病家亦欲试其本领，遂绝口不言，惟伸手就诊，而医者即强为揣摩；若揣摩偶合，则信为神手，而揣摩不合，则薄为愚昧。"再引王海藏、苏东坡的名家言论，一再提醒学医者切勿一味拘泥于脉诊，故在书中又设望色、形诊、闻声、问诊、望舌诸篇。由此可见李中梓求真务实的治学精神。

（三）综合诸家，辅以新说

李氏注重引述《内经》《难经》《脉经》等经典中的脉学理论，并结合金元后诸家脉说。如"辨七表八里九道之非"一篇中依次引录谢缙翁、吴草庐、戴同父、李时珍等医家的论述，辨别高阳生《脉诀》之非，又提出"因形气以定诊说""脉无根有两说"等脉论，反映了作者本人的脉学见解和临证心得。

三、《太素脉秘诀》

《太素脉秘诀》作者为医家张太素，号青城山人，生平里居不详。古人多认为该书出自隋唐医家杨上善，因其著《黄帝内经太素》，但经学者考证，《黄帝内经太素》与《太素脉秘诀》在内容上并无关联，后考证该书作者应为明代医家张太素。张太素通晓儒学，亦精于医，尝摘录《内经》之微旨，深研王叔和脉理的奥义，并以五行为说理工具，体一元而予以通变，著成《太素张神仙脉诀玄微纲领宗统》及《太素脉》。近代名医裘吉生将其收入《珍本医书集成》，刊行于世，更名《订正太素脉秘诀》。

太素脉是一种古脉法，亦被认为一种方术，这种脉法可以通过人体脉动变化预言人的贵贱、吉凶、祸福等，因为通过中医诊脉方法达到这个目的，所以被看作一种特殊的相术。太素脉就是在形质已备的条件下，运行太极（阴阳）发展为八卦，加以五运（干支配合五行）、六气（二十四节气分为6个阶段），参照河图生成及天符岁会，配合七表八里（15种脉象）、五脏主病，推断疾病死生和富贵贫贱[1]。虽然这种脉法之实用性及科学性长期以来受到学者的质疑和批判，但从医学文化视角来看，该脉法颇具研究价值。

太素脉的源流，说法颇多，多与道教关系密切。有说为崆峒山翁传于樵者，有说杨上善立太素脉法者，有说起源自北宋智缘僧者，目前比较一致的看法是隋朝杨上善以清浊而决贵贱寿夭，开太素脉之先河；清朝高味卿对太素脉的一些质疑加以解释，提出太素脉"明医之术"的观点。北宋时有智缘、王扑、张扩精通太素脉见诸于史传，特别是智缘僧人，有《太素脉法》传世。清有彭用光，将太素脉扩增到18种脉象，各有所属，病脉中也有人事之窥察。而以明代青城人张太素所著《太素秘诀》较为详尽，后世医家多视之为学习太素脉之要籍[2]。由此可见，太素脉在唐代

---

① 董浩. 太素脉与《太素脉秘诀》[J]. 浙江中医学院学报，1981，（3）：30-31.
② 刘兴. 太素脉浅探 [J]. 上海中医药杂志，1995，（11）：1-3.

逐步发展为以诊脉断人之寿夭祸福的方法，宋代以前多在道教师徒中口耳相传，随着宋朝皇室对道教的重视，以及占卜之风的盛行，太素脉法在宋代实现了文本化，明清时期道医对其进行了传承与改进①。

所谓"太素"，根据《易经》记载，是"五太"之一。"五太"即太易、太初、太始、太素、太极。民国时期医家董志仁在考订《太素脉秘诀》时曾云："《列子》曰：圣人自阴阳以统天地，有形者生于无形。故曰有太易、太初、太始、太素也。太易者，未见气也。太初者，气之始也。太始者，形之始也。太素者，质之始也。此明言天地未分之前，先有太易，而后有太初、太始、太素，气形质具而未离。故万物皆浑浑沌沌无分彼此。及变化究极，始有太极。《易》曰：易有太极，是生两仪。易，变易也。自太易数变而为太素，由无气而有气，转生形质，均在浑沌时代。至太极始有两仪，此则表示太极前之太素为先知先觉者。故以名诊察过去、未来之脉曰太素脉。"②

《太素脉秘诀》的学术成就主要包括以下几个方面：

（一）浓重的命理象数色彩

《太素脉秘诀》认为人之脉动变化与天干地支、阴阳学说、五行生克、八卦理论、河图洛书之象数关系密切。如《太素脉秘诀》中借生成数解释事物发展变化的规律。奇数属阳，象天；偶数属阴，象地。《太素造化脉论》曰："夫天一生水，地六成之。地二生火，天七成之。天三生木，地八成之。地四生金，天九成之。天五生土，地十成之。盖奇偶之数，而以为类分。其奇数属阳，天之象也。偶数属阴，地之象也。天一者少阳，地六者太阴也。少阳太阴，交而生水。地二者少阴也，天七者少阳也。少阴少阳，交而生火。天三者少阳也，地八者少阴也。少阴少阳，交而生木。地四者少阴也，天九者太阳也。少阴太阳，交而生金。天五地十，交于中而生土也。此阴阳太少，判合万物，生成变化之道也。"另如，结合河洛数理与五行生克以说明人身脏腑、气血变化与贵贱贫富、寿夭祸福的关联。《五运》曰："《太玄》所谓木火土金水，以木上水在下，所谓相生之无穷，表《河图》之数也。《尧典》所谓水火金木土。各五行相克者，《洛书》以相克而成也，人身亦然。人禀天地

---

① 相光鑫.宋金元脉学典籍考［D］.济南：山东中医药大学，2021：91.
② 张太素.订正太素脉秘诀［M］.北京：学苑出版社，2010：5-6.

之气以生，故五行之气，隐于五脏，见于六腑。自肾水生肝木，肝木生心君火，心君火生三焦相火，相火生脾土，脾土生肺金，肺金复生肾水，以相生而成也。且如水生木，是水为母，而木为子也，木复生火，是木受窃气，故水怒而克火。所谓子逢窃气，母乃力争。火又生土，是火为母，土为子，土见火被水克，故怒而克水。所谓母被鬼伤，子来力救。相生相克，展转无穷，此人身之太极也。故善观脉者，切造化之功，巧体阴阳之正，穷一动之微，究万物之失。虽脉分六部，变应万殊，医家分为七表八里九道等脉。详考参论，深切甚明，其书数千百家，不啻数千万言，纤悉备具，罔有或遗。然究取用，互有得失，率未尽其机要，而得太始、太素之外者。而不知在天地间者众人之五行其气散，在人身者一人之五行其气专。气散者难以明，气专者易以见。故君子以脉而有得焉，阳气未尽，阴未散之时，一举指之间，而知其平生当为若何人、当受若何用，富贵贫贱，寿夭正邪，若辨黑白，若数一二。有父母妻子之所不能知，身心之所不能悟，无不了明。此无他，至于理而止耳。"

（二）深受道教思想影响

《太素脉秘诀》的作者张太素是明代青城山一带的道士，研究道教文化，深受道教思想影响。太素脉的指导思想源于对事物宏观、整体、有机统一的把握，是在道家天人合一观念下产生的。《太素脉秘诀·太素造化脉论》曰："夫人者禀阴阳五行之秀气以生，身居天地之中，心居人身之内，备万物之理，为万物之灵，识天时，知地理，通人事，明物情，善万物声色气味，故灵于万物者人也，主人之一身者心也。夫五运六气，乃天地阴阳运行升降之常道也。五运流行，有太过不及之异。天地升降，有逆从胜复之明。天气动而变，地气静而常，乃备五行之化气，然后合其用。凡万物未有不赖天地之气而化生者也。善脉者，知阴则知阳，知阳则知阴。然而可以心察，可以指别，可以类求，可以意识，可以全生。至道玄微，变化无穷，熟知其源，形表气里，而为相成也。"这是从宏观角度整体把握太素脉诊脉的原理。而在具体应用时，乃以指下寸、关、尺三部六脉为依据，以心、肝、脾、肺、肾五脏为核心，紧密联系五行、四时，以及五官、五情、五用、五德、五事、五味、五色、五数、五音、五方等内容，对诊脉方法及结果细微把握，把天地、时空、自然、社会、人事等因素落实到疾病的诊断和治疗中。[①]

---

① 刘兴. 太素脉浅探 [J]. 上海中医药杂志，1995（11）：1-3.

（三）诊脉辨官品

明朝时期为封建君主专制社会，社会、百姓均重视入仕为官之事。《太素脉秘诀》中记录了大量诊脉辨官品的内容，反映了这种社会文化现象。诊脉辨官品一方面可以从五脏脉入手，如《定心脉见官品》云："心脉分明紧秀洪，此人必定是三公。专寻三按俱无绝，到老须持国柄雄。"指出心脉紧秀洪大为至贵之人、官职三公之象，详审之下，若其脉迢迢不绝，其人至老必为将相。又如《定肺脉见及第》云："三台华盖要须浮，指下虚浮事不虚。若更再三无实大，文章高折一枝归。"肺为华盖，其气轻举上浮，因此肺脉浮而清者为顺、为上，其人必中及第。另外，这种通过脉象辨别官品的方法还需要与时间相结合，如《定甲乙灾福肝脉属木》云："甲乙来游动更弦，为人尊重有威权。若还三按俱无断，三品高官一世贤。"他如《论庚辛灾福肺脉属金》云："庚辛忽然滑实来，一生刚烈有文才。如逢撞指来相应，须折月边丹桂回。"

（四）诊脉辨贵贱

《太素脉秘诀》提出诊脉辨贵贱的基础是诊四营脉，所谓四营脉，即轻、重、清、浊也。其中，轻、清属阳，重、浊属阴，并认为脉清则提示神清，神清则能气清，气清则骨肉、形体所禀受之气亦清。

书中《论四营脉》云："四营者，轻重清浊也。轻清者阳也，重浊者阴也。夫欲知人贵贱贫富寿夭，须于四营脉中求之。若前论五阳、五阴脉者，只言脏腑之偏。此四营之论，为统贯一体，而精神魂魄、气血升降靡不与焉。故脉清则神清，神清则气清，气清则骨肉形禀之亦清矣。此则轻清重浊，故可知也。夫欲切此脉，须忆叔和脉中求之有疾。疾则变而难审其证。盖五脏六腑，或为邪气所袭故也，今明轻清重浊四脉于后。"而对于轻、清、重、浊的指下感觉及所主贵贱，则提出依循以下规律："清者，如指摸玉，纯粹温润，识性明敏，禄位权贵。轻者，平清而浮，状如轻羽，不沉不濡，隐隐常动。浊者，缓而粗，以手按之其脉浊。脉浊气亦浊也。重者，中浊而沉如紧。索隐重浊，亦在究其本原。"另外，还需依据五脏之不同进行判断，《论五脏重浊轻清》云："肝部轻清贵禄荣，堂堂之貌足人情。数逢大应享通泰，恭谨尤加自自明。心部轻清应在神，聪明须作庙堂人。旺看甲乙无留滞，二十年来贵显身。肺部轻清显义才，皮肤润滑善诙谐。看看无阻名初显，仕路功名蹈玉阶。肾部轻清知巧多，聪明接物与人和。声清调畅无凝滞，一六相逢贵奈何。脾部轻清长远虑，信诚无谄貌堂堂。只看五数相成就，富贵声名定远扬。肝家性浊重何如，狼狈无情主下愚。不是其中无贵相，奈缘精滑甚粗儿。心脉重浊主无神，性僻情乖终杀身。眼视不明且舌短，夭亡难得侍双亲。肾家重浊再无情，主之多愚反灾轻。此部又无清一点，平生那得见身荣。肺脉重浊人无义，性好贪淫礼更疏。贫贱半生无别事，一朝之忿损身躯。脾家重浊主风狂，无信欺人命不长。纵使在心清应指，也应中富不能良。"

（五）诊脉辨德性、气运

《太素脉秘诀》从八卦取象，结合男女脉象之不同以判别运气。《八卦论初主末主》分别论述了诊脉辨男女德性、气运之不同："大抵男子以肝木上沉取震卦，以看其初年，中取以看其中主，右关脾脉以断末主，沉取方是。女子以肺部沉取兑卦，以决初年，中取以断中主，脾部沉取以断末主。且如肝脉上逢一数而止，即是乾卦之事，二十五岁以前气数。二数而止，即是兑卦行运。余仿此。大抵男子宜行东南气运，离、巽、震、坤是也。取其气运相生，不克不悔滞。女子宜行西北，乾、兑、坎、艮是也。取其气揪敛为合其宜。倘若男子得西北之运，为悔滞，为事多有成败。女子效此。出身之脉，以断脉德性。心脉上沉取，若应指得一数而止，即是乾卦，为出身。盖乾、兑之卦，为性温和宽大，胸襟平坦。震卦则心直口快，不受激触。离卦、巽卦，为性胸襟光霁。坎、艮二卦，为性沉执，狼毒不常，每有利己损人之心。坤卦为性迟缓，有载物细汗之心。以此参断，决无参差。肥壮人宜沉细脉，按之至骨。瘦人脉浮大应指，至筋骨为合度。富贵人脉宜沉静，不宜急躁，下指至骨方应。沉静之中，色藏如珠分明，为入格之脉。女人出身，肝部沉静。取卦数以断性行，兼心性推论。"

（六）诊脉辨灾喜、祸福

《太素脉秘诀》中有多篇论述提出可通过诊脉辨灾喜。

《定五行见喜》云："木中若见火来时，为事欢欣必可知。居官转职仍加禄，求望亨通不用疑。火脉之中见土来，其人喜庆足文才。更加洪滑时时应，出外求财必定回。土运逢金气是宽，乐然无诏也加官。脉中若见逢浮滑，才帛徐徐尽自宽。金脉当秋动清时，官贤必定喜迁移。细看若见弦长者，家道兴隆喜可知。肾脉于中弦且长，一身荣贵寿高强。忽然缓缓来相应，求财何用作经商。"基于五行相生之理，结合五脏所主，平脉以定喜，母子相生气运旺则见喜。

《定阴阳灾福》云："久时玄妙自然通，心脉纯阳主有名。纯阴一世不聪明，阳中见阴官多失。阴内阳生是贵人，肺脉纯阳入宅旺。纯阴必定是贫人，阴中见阳贫亦富。阳中见阴伤儿女，阴内生阳旺外人。脾脉纯阳求事快，纯阴为事亦难通。阴中见阳无心得，阳内生阴得亦空。肾脉纯阳妻位正，纯阴不用任媒人。阴中见阳因妻富，阳内生阴有外情。命脉纯阳奴仆好，纯阴一个也难留。阴中见阳因他富，阴内生阳见物偷。心脉纯阳富贵全，纯阴贫贱不堪言。阴中见阳终身富，阳内生阴祸晚年。阳在肝脾乐一生，纯阴无事也相争。阴中见阳仍寿命，阳内生阴寿不亨。两肾纯阴是小人，纯阳必定是官身。阴中见阳为人善，阳内生阴定是军。六脉纯阴无造化，寻常求事最难通。君子得之犹自可，小人得之定遭凶。六脉纯阳定静时，一生富足少人知。若还阴脉微微动，不是生灾必死期。"

由此可见，总体来说《太素脉秘诀》认为脉中见阳为顺，见喜福；脉中见阴为逆，见灾祸。《定心部见喜》云："当春心脉要洪弦，看取清明节候边。须见迁除并喜事，脉未宽缓一生贤。"心主时之脉见洪秀弦紧，为顺，主有喜悦之事。若春季见之，母子相生而旺，至四六月见喜，若脉来宽大而缓和，其人贤哲、无灾。《定肾脉见喜》曰："左右须明两尺当，福神皆喜更无双。细观洪紧心流利，克日须知进六乡。"肾者，主水，其方位在北，尺脉清澄喜福无双。若同时见寸脉洪而紧，则可于月中见贵人有喜事。反之，若脉虚散，则会有无妄之灾。

其他篇章中还分五脏详论之，《定甲乙灾福肝脉属木》《论丙丁灾福心脉属火》《论戊己灾福脾脉属土》《论庚辛灾福肺脉属金》《论壬癸灾福肾脉属水》均是结合不同年份的气运与脉象以推测人的灾喜、祸福的。如《定甲乙灾福肝脉属木》云："甲乙来游动更弦，为人尊重有威权。若还三按俱无断，三品高官一世贤。甲乙太过细寻之，先抛头子与前妻。却有文章多学艺，中年破败走东西。甲乙如毛命不长，动滑来时事可伤。破财争讼多忧险，及到中年在外乡。甲乙分明指下迟，少年多病最难医。如逢举按初无力，破散分离定可知。甲乙全然指下沉，心中忐忑见灾临。若还火气来相应，婢走奴逃不可寻。"

四、《古今医统大全·内经脉候》

《古今医统大全》为明代徐春甫撰著的医学全书。徐春甫，字汝元（或作汝源），号东皋，又号思鹤、思敏，新安祁门（今安徽祁门）人，生于1520年，卒于1596年。徐氏早年业儒，专攻举子业，后因体弱多病拜名医汪宦为师，治学严谨，博通各科，曾于太医院供职，又在江浙一带行医多年。徐春甫是在中医学术史上有重要地位的医家，也是新安医学的奠基人。他与其师汪宦等组织成立了首个民间医学学术组织"一体堂宅仁医会"，并定立22项条款，提倡医德，切磋医理，交流经验。徐氏一生勤于著述，留下诸多代表作，而《古今医统大全》是其中极有影响的一部。该书成书于嘉靖三十五年（1556），作者自序言"援上古之法，以迨历世之良，而兼总于今日"，故名为"古今医统"。

《古今医统大全》共100卷，内容包括历代医家传记、《内经》要旨、经络针灸、临床各科，以及本草、养生等方面。徐氏在该书凡例中说道："纂是书以黄帝《内素》为宗，及史书诸子之集，凡有一节之所长，可以羽翼医学人，悉探而附之。"并强调临床治病以诊脉为先："医道以脉为先，苟不明脉，则无以别证。今世医言脉者，多以《脉诀》七表八里九道为名，左心小肠为宗。部位错乱，而诊候必不准矣。"该书卷之四为《内经脉候》，分列脉诀辨妄、内经气口诊候、内经三部九候脉法、诊候有三、脉状奇偶、庞安常脉论、持脉总论、脉分三部五脏、脉有七诊九候、诊脉三要、脉察六字、脉明表里虚实、神门命门人迎辨、四时脉候、二十六脉主病、统属诊法候病、脉分三部主病、脉形气逆顺、脉病逆顺、六部平脉等52篇，在经典脉学的基础上总结了古今脉学成就。

《古今医统大全·内经脉候》以《内经》脉学理论为宗旨，结合王叔和《脉经》、滑寿《诊家枢要》等历代医学脉论及自身经验加以阐发。该卷论述了古今诊脉法，包括三部九候诊法、人迎寸口趺阳三部诊法及后世常用的寸口三部九候诊法，强调切脉是临床诊治的关键、判断预后的凭据、辨证用药的线索，欲成大医必精于察脉。徐氏博综百家思想，尊重经典而不拘泥，擅引古书之论加以阐发。如"内经三部九候脉法"篇，引述《素问》中的"三部九候论"及"脉要精微论"，之后论述《难经》等后世文献中寸口诊的变迁，并引其师汪宦《医学质疑》中的论述细化寸关尺所候区域："内外每部有前后，半部之分也。脉之上至，应前半部，为外属阳；脉之下至，应后半部，为内属阴。上至者，自后而进于前，阳生于阴也。下至者，自前而退于后，阴生于阳也。"书中还驳斥了宋元后流行的高阳生《脉诀》。徐氏对凭脉决死生特别关注，卷四末列有真脏止脉、无脉候、南北政脉不应、五逆脉、六绝脉、七死脉、至脉损脉死期脉候、久病死期候、虚数死期候、死脉总类等篇，详细阐述了各种脉诊死候。

五、《景岳全书·脉神章》

《景岳全书》由明代张介宾所撰，成书于1624年。张介宾，字会卿，又作惠卿，号景岳，别号通一子，生于1563年，卒于1640年。张氏祖籍四川绵竹，后其先世因军功世袭"绍兴卫指挥"，迁居浙江会稽（今浙江绍兴）。张景岳幼即聪颖好学，博览经史百家典籍，通晓术数、兵法、医术。少年时他随父至京师，拜名医金英为师，尽得其传。壮年从军，足迹遍及北方，晚年归乡专心于医，声名隆盛。张氏选取《内经》《难经》《伤寒论》等经典及历代医家论述，并结合自身经验，晚年撰成《景岳全书》。此书也是张景岳学术思想和医疗经验的集成之作。

《景岳全书》共64卷，内容涉及中医基础理论及临证内、外、妇、儿各科，是一本综合性医学全书。全书包括《传忠录》《脉神章》《伤寒典》《杂证谟》《妇人规》《小儿则》《痘疹诠》《外科钤》《本草正》及《新方八阵》《古方八阵》等16种医书。其中《脉神章》三卷，列于卷四至卷六，依次为"《内经》脉义""通一子脉义""《难经》脉义"及"仲景脉义""滑氏脉义"等，对传承和弘扬传统脉学理论、发展各家脉学精义有重要的推动作用。《脉神章》的主要学术特点如下：

（一）以阴阳为纲归类诸脉

《脉神章》中设立正脉16部，包括浮脉、洪脉、滑脉、弦脉、芤脉、沉脉、迟脉、微脉、涩脉、结脉、数脉、紧脉、缓脉、伏脉、虚脉、实脉。张氏在论述脉象属性时本于《内经》思想，以阴阳为纲，将16部正脉分为阳脉、阴脉及有阴有阳脉三大类。又根据脉象的特点及形成机理进行归类，将具有相同特点的脉归纳为一类，便于理解。如论浮脉，先描述脉象定义"浮脉举之有余，按之不足"及阴阳属性"浮脉为阳"，其后以浮脉统类具有浮这一因素的诸脉："凡洪大芤革之属，皆其类也。"接着论述脉象的临床意义："为中气虚，为阴不足，为风，为暑，为胀满，为不食，为表热，为喘急。"浮脉临床之中多有兼脉，张氏对浮脉兼脉的临床意义进行了鉴别："浮大为伤风，浮紧为伤寒，浮滑为宿食，浮缓为湿滞，浮芤为失血，浮数为风热，浮洪为狂躁。"条分缕析，为客观辨证提供依据。

（二）以脉诊为四诊之末

由于脉诊形式特殊、脉理深奥难明，在古代的社会医疗中脉学有被神秘化的趋势。普通大众夸大脉诊功效，甚而有考脉之风，即在医者治病时故意不透露病情而考察其凭脉断病的能力。张氏在《脉神章》中特别提出医者临证时不能只依据脉诊而轻忽望、闻、问三诊："故凡值疑似难明处，必须用四诊之法，详问其病由，兼辨其声色，但于本末先后中，正之以理，斯得其真。若不察此，而但谓一诊可凭，信手乱治，亦岂知脉证最多真假，见有不确，安能无误？"认为在临证之时，望、闻、问的先后次序根据实际情况而定，而以切脉为末，并引经典印证："故《难经》以切居四诊之末，其意深矣。"张氏此论并非不重视脉诊，而是为了革除以切脉代替其他三诊的不良风气。①

（三）知常达变谨察脉象

《脉神章》提倡诊察脉象知其常达其变："故凡诊脉者，必须先识脏脉，而后可以察病脉；先识常脉，而后可以察变脉。"临床上，脉象与病证的对应关系复杂，脉象所主并非绝对，对于脉象兼杂或脉证不符的情况，张氏强调不可偏执，必定要仔细体察脉象差异，并结合患者症状、体质等全面分析病情。脉象有可疑之处时，应结合经典脉理及临床经验辨伪存真。仍以浮脉为例，张氏对"浮为在表"的脉理详加辨析："虽曰浮为在表，然真正风寒外感者，脉反不浮，但其紧数而略兼浮者，便是表邪，其证必发热无汗，或身有酸疼，是其候也。若浮而兼缓，则非表邪矣。"并对浮脉之有力无力所主病机进行鉴别："大都浮而有力有神者，为阳有余，阳有余则火必随之，或痰见于中，或气壅于上，可类推也。若浮而无力空豁者，为阴不足，阴不足则水亏之候，或血不营心，或精不化气，中虚可知也。若以此等为表证，则害莫大矣。"更有预后凶险的关格脉："其有浮大弦硬之极，甚至四倍以上者，《内

---

① 王佳佳，王文娟，杨铮.《景岳全书》之脉理探微［J］.上海中医药杂志，2018，52（7）：37-39.

经》谓之关格，此非有神之谓，乃真阴虚极而阳亢无根，大凶之兆也。"警示学医之人谨察脉象准确辨证。

六、《症因脉治》

《症因脉治》为明代秦景明撰著，清代秦皇士补辑。秦昌遇，字景明，号广野道人，江苏省松江县（今上海松江）人。秦昌遇天资聪颖，因体弱多病而志于学医，尤精于内科及儿科，在地方上医名隆盛，求诊者众。撰有《症因脉治》《幼科折衷》《幼科医验》等多部医书，《症因脉治》为其代表性医著。元代朱震亨有《脉因证治》一书，秦昌遇仿效此书并改以症、因、脉、治的先后次序论述病证，撰著《症因脉治》。自言："窃比丹溪先生《脉因证治》篇。但先生凭脉寻因、寻症施治，暗中摸索，后人苦无下手。是以王宇泰先生著《准绳》书竟取证治立名，则有确据下手矣，然不详及脉因二条。余又恐其脱略，今更其名曰《症因脉治》，则四科俱备，开卷了然，亦足以为初学之津梁矣。"该书著成于崇祯辛巳年（1641），之后由其孙整理付梓。

《症因脉治》刊行于1706年，共5卷。首卷为6篇医论，阐述《内经》《金匮要略》《医宗必读》及《医贯》诸书之症因治法。卷一至卷四分列中风、伤寒、中热中暑等临床常见病症共43种，每病症中又详立外感、内伤。每篇以症、因、脉、治四者为纲依次论述。"先辨其症，次明其因，再切其脉，据症、据因、据脉用治。"如外感中风，先列症状："卒然倒仆，身热口噤，志乱神昏，四肢俱废，良久不省……以上乃外感真中风之症也。"后述病因："或坐卧当风，风入五内，或衣单被薄，卒遇暴风，或披星戴月，风露袭人，外邪乘虚入于诸经，而中风之症作矣。"再述脉象："左关浮弦，病在足厥阴、少阳。左寸浮弦，病在手少阴、少阳。左尺浮大，病在足少阴、太阳。右寸浮洪，病在手太阴、阳明。右关浮大，病在足太阴、阳明。"最后据脉、症、因确立治法："初起宜祛风涤邪，有表者，小续命汤、羌活愈风汤汗之；有里者，三化汤下之；表里俱见者，大秦艽汤、防风通圣散和之；痰涎壅盛者，竹沥二陈汤，合胆星汤……"全书条理清晰，章法井然，选方切于临床实用。

该书在脉学方面的学术特点如下：秦氏在临证治疗上主张以"症"为首，探明病因结合脉象以定治法方药。据症、辨因、察脉、组方是秦氏治病的常规思路，但临证时情况复杂多变，脉象与症状并不总是相符合。针对此类情况，秦氏提出了变通之法——若症脉相合，则据脉用方；若脉象模糊，则据因施治。他在该书凡例中说道："用药之法，须寻实据之症固已。然有症脉相应，根据脉用方，而为正治者；亦有症象分明，脉象模糊，难于根据脉立方，而必随症施治者。余于治法中立此两条，则从症从脉，自有准绳，玄机之士，所当触类而旁通也。"在治法中设有"从脉"与"从症"两法，并附有方药的加减运用。"从脉"者如肺虚腹胀之治，肺气不足，脉濡软，治以四君子汤、补中益气汤；肺阴不足，脉虚细数，治以人参固本丸、生脉散。"从症"者如肺热腹胀之治，喘息倚肩，不得仰卧，烦闷咳逆，治以葶苈泻肺汤合泻白散；胃火熏蒸，腹胀作痛，大便结者，治以枳桔大黄汤。[①]这些体现了秦氏在察脉辨证施治中的知常达变。

七、《医灯续焰》

《医灯续焰》，又名《崔真人脉诀详解》，为明代王绍隆所传，清代潘楫注释的脉学专著。王绍隆，名继鼎，号负笈先生，原籍徽州，后徙居武林（今浙江杭州），生于1565年，卒于1624年。王氏门徒众多，潘楫为其弟子之一。潘楫，字硕甫，号邓林，仁和（今浙江杭州）人，生于1591年，卒于1664年。潘氏因亲人患疾拜师王绍隆，朝暮随从，在其师教导下精研《内经》《难经》《伤寒论》《金匮要略》《脉经》等经典，遍览诸家医论。他承继王氏临证经验，于脉理及药物炮制方面极为擅长，医治多奇效，深受当地白姓称誉。《医灯续焰》为潘楫取南宋崔嘉彦撰、明代李闻言删补之《四言举要》一书加以注释而成。自序曰："以先生（王绍隆）平日所教者注解之，而后附以方。命曰医灯续焰，意谓挑灯而续其焰耳。""今本编注成，先后翻阅，皆本先生胸臆，故不敢僭为己有。"该书成于清顺治七年（1650），初刊于顺治九年（1652），后收入曹炳章《中国医学大成》。

《医灯续焰》共21卷。卷一至卷十七分列血脉隧道、法地合心、始生营卫、气动脉应、寸口大会男女定位、七诊九候等脉论81篇；卷十八与卷十九为"补遗"，论嘈杂、吞酸、自汗等临床诸症疗法，以及望、闻、问三诊；卷二十与卷二十一为"附余"，列"为医八要""病家须知"等医论多篇。全书在《四言举要》原书的基础

---

① 林晓华，钟伶.秦景明《症因脉治》初探［J］.江西中医药，2009，40（11）：8-9.

上广征博引，融汇诸家，注解十分详备。该书的主要成就及学术特点如下：

（一）六纲论脉，四诊合参

《医灯续焰》是在明代李闻言删补《四言举要》的基础上增注而成，其脉学内容依准该书加以发挥。脉学自《难经》确立独诊寸口，以浮、沉、迟、数四者为纲。晋代王叔和《脉经》进一步以寸口三部脉分主脏腑，并定立24种脉名，后世脉法在此框架下有所增补调整。至明代李时珍《濒湖脉学》，增加至27种脉象。《医灯续焰》在前代脉著基础上，以"浮""沉""迟""数""长""短"6脉为总纲，卷一总论脉理，末6篇专论以上六纲脉；卷二至卷四列浮脉、沉脉、迟脉、数脉、滑脉、涩脉、弦脉、紧脉、长短、浮沉、洪细、缓类、濡弱、微脉、动脉、革脉、促结、代脉的机理与主病；卷四至卷十六依次论述了中风脉证、风寒脉证、暑湿脉证等47种临床疾病的脉证及治法，注释详细，体现了清代脉学临证的发展。《医灯续焰》虽以阐发脉学为主旨，但不忽视四诊其他，书中卷十九专门辑录了《内经》《难经》等经典中与望诊、问诊、闻诊相关的内容，以示四诊合参不可偏废之意。

（二）祖述经典，汇通诸家

《医灯续焰》的注释体现了作者对中医经典及金元各家流派的融会贯通。在注释行文中处处可见引据《内经》《难经》《伤寒论》《金匮要略》《脉经》等典籍的内容，并有宋金元时期易水学派、河间学派诸位大家的医论，可以说以脉学为聚焦点，汇集了前代诸医家的医学见解。如卷一"血脉隧道第一"的注释中就援引了《素问·阴阳应象大论》《灵枢·动输》等《内经》中的多篇内容及《难经·二十二难》的记载，从而说明"脉""血"等概念的内涵，并讨论呼吸与血脉的联系。而对于其授业恩师王绍隆，潘氏更是推崇备至，在自序中言"下以先生平日所教者注解之"，依据王氏所传临证思路与经验丰富注释。明清时期江浙医学繁荣，钱塘名医云集，有聚众研习经典、探讨医道的风尚。《医灯续焰》的成书正与这种治学风气相关①。

---

① 江凌圳，裘石亮，安欢.《医灯续焰》内容特点与作者考证［J］.浙江中医药大学学报，2018，42（4）：297-299.

（三）注重临床，脉证详备

《医灯续焰》论脉注重与临床相结合，各脉主病皆附有方药。书中还依次论述了中风脉证、风寒脉证、暑湿脉证等47种临床病证，另有补遗17种，涉及内、外、妇、儿及五官各科，脉证相参，理法方药齐备。以卷四"风寒脉证"为例，原文引《四言举要》云："风伤于卫，浮缓有汗。寒伤于营，浮紧无汗。"潘氏注释尊《伤寒论》之旨："风为阳邪，卫为阳气。风阳空疏，卫阳浮越。寒为阴邪，营为阴血。寒阴敛束，血阴凝泣。故风必伤卫，寒必伤营者，皆类同而象似也。空疏浮越，自当有汗而脉缓矣。（仲景桂枝汤证。）敛束凝泣，自当无汗而脉紧矣（仲景麻黄汤证）。"其后附方仲景桂枝汤及仲景麻黄汤。这体现了作者扎根临床，注重医疗实践。

八、《脉诀汇辨》

《脉诀汇辨》为明末清初医家李延昰所撰。李延昰，原名李彦贞，字我生，华亭人，生于明万历年间，卒于1697年。因生于明末清初之际，曾参与抗清活动，因此多次改名、改字、改号，故后改名李延昰，又名李延是，改字辰山，又字期叔，号寒村、漫庵、西园老人等。李延昰出生于官宦世家，其先祖、祖父、父亲皆为明朝官员。其叔为明末著名医家李中梓，著有《医宗必读》《诊家正眼》等医学名著，为士材学派开山鼻祖，明代温补学派代表医家。李延昰既为世家子弟，从小饱读诗书，又跟随乃叔李中梓学医，遂精通医药。明末清初之际，李延昰曾在南明王朝为官，后南明覆灭，李延昰乃北返故里，隐居于浙江平湖一带，专心医药，以医为业。李延昰推崇乃叔李中梓脉学名著《诊家正眼》，青年时便以《诊家正眼》为蓝本，融汇脉学百家，经过20多年，著成《脉诀汇辨》十卷，成为集大成的脉学名著。

《脉诀汇辨》共10卷，卷一为脉学方面的医论著述，卷二为脉诊方法及原理，卷三、卷四论二十八脉，卷五为各科脉证，卷六论奇经及真脏脉，卷七论望诊、闻诊、问诊，卷八论运气学说，卷九为李中梓医案，卷十论经络。《脉诀汇辨》集明末以前脉学之大成，博采众家，内容宏富，并纠正了前代的一些谬误，对高阳生《脉诀》进行了批判与正误。其学术成就与学术特点主要包括以下方面：

（一）脉象提纲说

中医脉学脉象纷繁，基础脉象即有28种之多，为便于学者掌握，历代不少医书提出"提纲脉"，如《灵枢》以缓、急、大、小、滑、涩为提纲脉，《素问》以小、大、滑、涩、浮、沉为提纲脉，《难经》以浮、沉、长、短、滑、涩为提纲脉，张仲景《伤寒论》以弦、紧、浮、沉、滑、涩为提纲脉，滑寿《诊家枢要》以浮、沉、迟、数、滑、涩为提纲脉。

李延昰认为诸家之说大同小异，提出不如直接以表、里、寒、热、虚、实为纲。他指出："浮为在表，则散大而芤可类也。沉为在里，则细小而伏可类也。迟者为寒，则徐缓涩结之属可类也。数者为热，则洪滑疾促之属可类也。虚者为不足，则短濡微弱之属可类也。实者为有余，则弦紧动革之属可类也。"这样一来，浮、沉、迟、数、虚、实六大类脉象便落实到表、里、寒、热、虚、实六大证之上，便于学者掌握。前代医书提纲脉指出的多是几种代表性脉象，而李延昰指出的提纲脉实际已经升华到脉证的层次，直接以表、里、寒、热、虚、实六大证统摄诸多脉象。中医脉诊的根本目的是审证求因，最终要落实到病位、病性的具体辨证上面，而表、里、寒、热、虚、实正是脉诊最终所要了解的病位、病性。所以，李延昰提出的提纲脉直指脉诊的根本目的，在实践中有直奔脉诊主题的巧妙。

（二）脉无根有两说

早在《难经》，便以脉是否有根判断患者生死，认为无根者为死证。然而何谓有根，何谓无根，历代脉书记载有所差异。李延昰在《脉诀汇辨》中指出脉之无根有两种情况：一种是以尺部脉为根，犹如树之有根，此说与《难经》同；另一种是以诊脉时沉取为根，此说与《脉经·诊五脏六腑气绝证候》"诸浮脉无根者皆死"相同。李延昰指出这两种说法看似有异，但实无二致。两尺部脉之无根，沉取脉之无根，皆为肾水枯涸之重病。李延昰脉中求理，不囿于脉象之表征，深入思考其中机理，从而能融汇两家之说。

（三）脉证结合

《脉诀汇辨》卷五为脉证，汇集外感、杂病、外科、妇科、儿科各科代表性病证，阐述各科脉证，以脉断病。李延昰说："病有不尽凭于脉者，然凭脉以断者，十居其九，乃取其宜忌者而标示焉，使不啻影之随形。"脉象之于病证，如影之随行，故可以脉测证。如喘息一证，李延昰认为喘证病因无非风与痰。风在脉为浮脉，痰在脉则为滑脉，所以喘证以浮滑为顺。但若脉为沉、为涩，则为里虚，便为逆证。若喘证见散脉，则为元真之气将散竭，为死证。李延昰重视脉证，亦不拘泥于脉证，《脉诀汇辨》指出："脉之合证，是其常也。又有不当执者，更不可不知，于伤寒尤为吃紧。"并以《伤寒论》条文为例，说明临证有时要从证不从脉，有时要从脉不从证。

（四）脉案结合

中医历代脉学著作可谓汗牛充栋，但脉诊为中医实践之技术，前代脉学著作多讲脉理脉法，有脉诊指导具体临证实际案例者少，大多有论无案。《脉诀汇辨》很好地处理了理论与实践结合的问题。该书卷九为医案部分，收录了作者叔父李中梓医案58例，这些医案多包含理、法、方、药各个环节，论脉详尽，大多以脉诊求因，以脉诊确立治法，以脉诊指导方药，因此也可以称为"脉案"。

如治疗新安吴文邃医案。吴文邃患眩晕已有3年，恶寒战栗，因怕冷严重，整日居于帏帐之内避风避寒，且须数名小妾"拥之"取暖，五月还要烤火。延请他医，皆以寒者热之之法，屡投干姜、桂枝之类温阳散寒，但服温热药后反而加重。患者延请李中梓诊治，李中梓诊其脉，发现患者之脉浮取细小，而沉取搏坚有力，根据脉象判断其为真热假寒证，为郁火内伏所致，不可用温热药，而须用火郁发之之法，遂用栀子、黄连、黄柏、柴胡、甘草、生姜等泻火发散之品，后疾病痊愈。脉案后讨论了辨证机理，指出本案辨证全凭脉理，患者脉虽细，但按之有力搏指，故为真热假寒证。

李延昰在《脉诀汇辨》卷九开篇小序中说："医之有案，如奕者之谱，可按而覆也。然使失之晦与冗，则胡取乎？家先生之医案等身矣，语简而意明，洵足以尽脉之变。谨取数十则殿之，由此以窥轩岐之诊法焉，千百世犹旦暮也。"《脉诀汇辨》全书有论有案，目的在于向读者展现脉诊的实际运用，所附李中梓医案既讨论了脉理，又予读者以示范，一例例以脉诊指导辨证论治的精彩案例跃然纸上。

九、《脉诀阐微》

《脉诀阐微》，又名《鬼真君脉诀》，为清代陈士铎所撰脉学专著，成书于清康熙二十六年（1687）。陈士铎，字敬之，号远公，别号朱华子，又号莲公，自号大雅堂主人，浙江山阴（今浙江绍兴）人，生卒年代不详，约生活于明天启至清康熙年间。陈氏为明清之际典型的儒医，自幼习儒，后因科举屡试不第转而研习医学。其曾孙陈凤辉言其仕途失利后"出游京师，复不得志"，"遂究心于医学"。陈氏还提出"治病忘其功，不报而功大。要当存一救人实意，不当惟利是图"，治病不计报酬。陈士铎精研医典，博集诸家，结合自己的临床实践著书立说，有《本草新编》《辨证录》《洞天奥旨》等书传世，《脉诀阐微》是其在脉学方面的代表作。陈氏于自序中记述此书由来："《脉诀》自王叔和传后，世鲜其人，谁知叔和止注脉经，误传有《脉诀》也。叔和既无《脉诀》，何传诀而不传经？以《脉经》之多不及《脉诀》之约也。然《脉诀》始于高阳生，非叔和原文也。铎遇云中逸老于燕市，传法之备，而不传《脉经》者，以《素问》《灵枢》二书言脉之多也。虽然，于多之中而求其约，安在必求脉于《灵》《素》哉？"

《脉诀阐微》全书不分卷，共5篇。第一篇总论脉理，指出"脉理之不明也，久矣。以致看病不真，用药寡效，是脉之精微不可不讲也。然而精微出于浅近，过求乎窈杳，反致失之。此鬼真君脉诀之妙，妙在浅近，使人人易知而深入也"。注重辨别脉象的细微差异，如论数脉："数则为热，热乃火病，火性炎上，其性最速，故数脉作热论也。但数不同，有阴数阳数之异，有初数久数之分，然而热则一也。"强调因时、因地、因症、因人灵活运用，如论弦脉："弦则为风，弦乃春天之正脉，春天见弦脉，正风木之得令，非病也，苟见于夏秋冬季，则弦为风矣。"第二篇指出人之疾病发展变化多端，脉象亦随病情千变万化，所谓"人身之病，变迁原非一致，人身之脉，纷纭必有殊形。故六部之中，每显各异之状，一经之内，常呈兼见之端"。又以浮、沉、迟、数、涩、滑、濡7种脉为纲总括诸脉，便于理解。第三篇论述寸、关、尺三部脉候察脏腑虚实之法。第四篇论凭脉决死生，根据脉象推测疾病之可治不可治，重视神气、胃气："死亡之脉，全在看脉之有神无神，有神者有胃气也，无神者无胃气也，故有胃气，虽现死脉而可生，无胃气即现生脉而必死，又在临症而消息之也。"第五篇专论妇人、小儿之脉。全书论脉深入浅出，切于临床。

十、《诊宗三昧》

《诊宗三昧》为明末清初医家张璐所撰。张璐，字路玉，晚号石顽老人，江南长洲（今江苏苏州）人，生于明万历四十五年（1617），约卒于清康熙三十八年（1699）。张璐生于官宦之家，是明按察使张少峰之孙。张氏幼习儒业，聪敏好学，博通经史，因久困场屋，弃儒习医，于明末战乱时期隐居于洞庭山中十余载，著书自娱，专攻医业。晚年回到苏州故里，开医馆，除疾疢，济苍生，曰张氏医馆，后由扬州八怪郑板桥为其更名牌匾曰苏轩堂。张璐潜心医药，所著《张氏医通》于康熙四十四年（1705）圣祖南巡时，由其子张以柔进献，御医张叡谓此书可比《证治准绳》。张璐一生穷究医理，著述甚丰，于脉学上更是有着独到的见解与感悟，其所撰《诊宗三昧》专明脉理，文辞隽永，论理透彻，颇有见地。

《诊宗三昧》共12篇，第一至二篇论述医学宗旨，第三篇论色脉相合，第四至六篇论脉位、脉象与经络，第七篇详论32种脉象，第八篇以问答形式论12则古今各脉异同，第九至十二篇则论脉之逆顺与婴妇之脉。此书文深义奥，于脉理论述上尤有新意，其学术成就与学术特点主要包括以下方面：

（一）色脉合参

色诊一法早在《内经》时期便已明训，色诊来源于五行学说，认为青、赤、黄、白、黑五种颜色是人食天地间的五气、五味所化，以色之善恶测病之吉凶。《素问·阴阳应象大论》言："善诊者，察色按脉，先别阴阳。"《史记·扁鹊仓公列传》记载了扁鹊为齐桓侯治病，齐桓侯讳疾忌医，最后病入骨髓，体痛致死的故事。正所谓"望而知之谓之神"，从这个故事不难看出扁鹊的望诊已达到出神入化的地步。面部色泽是由气血上荣于面而成，凡面色荣润光泽者，大多无病或病轻，凡面色枯槁晦暗者，大多病情深重。张璐在《诊宗三昧》中亦有提及："其间奥妙，全在资禀色泽，以参脉证，如影随形，守一勿失。"假使黄属脾胃，若黄而肥盛，即为痰湿蕴胃；黄而枯槁，则为胃火炽盛；黄而色淡，则为脾胃虚衰；黄而色黯，则为胃阴不足。

除色诊外，脉诊亦是研判疾病不可或缺的诊断方法与客观依据。脉为营气所主，气血之源，故能交通脏腑经络，于指下窥见方圆端倪，以推阴阳表里寒热虚实之机要。《诊宗三昧》载："古人虽有浮沉滑涩等辨论之法，然究其源，有形之脉，乃水谷之精所布，禀乎地也。其鼓运之象，是无形之气所激，禀乎天也。"故脉能交通天地，燮理阴阳，一人一脉，各有所主，如同人身之五官，细察观之，于千万人中未见一雷同者。

（二）从脉从证，以明逆顺

《脉诀汇辨》有云："脉之主病，有宜不宜；阴阳顺逆，吉凶可知。有是病则有是脉，与病相宜则顺，不相宜则逆。"从脉从证，应通权达变。张璐指出少阴病脉促者为阳盛，当用茯苓、葛根之类以清之；若脉促厥冷，此促非阳盛，当灸百会以通其阳。再如阳明病脉迟者，脉迟本为寒，当用干姜、附子以温之，然此寒非明寒，当用大承气汤以下之。上述两例皆从证不从脉，盖因其证凶险危急，寒极似热，热极似寒，脉证不符，当舍脉就证。

至于病之逆顺，当以脉诊为要，若逆顺不明，则阴阳虚实死生不别也。以肺系疾病为例，张璐详细地阐述了各病逆顺之脉象。如肺痈者，脉微数为顺，洪大为逆；肺痿者，脉虚数为顺，短涩为逆；上气喘咳者，肺软弱缓滑为顺，涩数坚大为逆；劳嗽骨蒸者，脉虚小缓弱为顺，弦细数疾为逆。

（三）清浊辨证

清浊二脉首见于明代张太素所撰《太素脉秘诀》。该书卷上《论四营脉》中有言："四营者，轻重清浊也。轻清者阳也，重浊者阴也。夫欲知人贵贱贫富寿夭，须于四营脉中求之。"张太素在书中除总论清浊脉外，还对五脏清浊加以阐述，后世医家张景岳、李中梓、冯兆张等也多有发挥。张璐便在前人的基础之上，详加论述，贯以己意。他认为，清脉轻清缓滑，流利有神，为气血平调之候，若病则虽剧无害，宜温补之法助其真元；浊脉重浊洪盛，腾涌满指，为禀赋昏浊之象，若病则脉象鼓盛，宜攻下发汗开泄其邪。

《诊宗三昧》还提及以清浊脉来预测人之贵贱贫富，此说法虽与相卜、星算之术比邻，却也为中华传统文化增添了一抹神秘的色彩，读者应取其精华，去其糟粕，万不能囫囵吞枣，以致医理宗旨愈学愈昧。

十一、《脉贯》

《脉贯》为清代医家王贤所撰。王贤，字世瞻，浙江桐乡县人，生卒年代不详。

据该书序言可知，王贤是清康熙年间（1662—1722）浙江医家。

《脉贯》成书于康熙庚寅年（1710），全书共分9卷。卷一为19则脉论，包括"提纲论""脉有亢制论""脉位法天地五行论""脉有不可言传论""从证不从脉论""从脉不从证论"等；卷二为"脉旨论"，主要讨论脉诊的原理、部位、方法、时间等；卷三包括"肺脏脉法""心脏脉法""四时五脏平脉""五邪脉""南政北政有不应之脉""六气司天所主民病"等内容，主要讨论五脏脉法、四时五脏平脉，以及脉与运气的关系；卷四主要讨论"十二经络""奇经经络"，并有"仰人骨度部位图""伏人骨度部位图""十二经络图""内景图""宗营卫三气图""六气合六部诊候图"等图解；卷五为"发明杂证生死脉""杂病生死脉摘要"；卷六包括"浮脉（阳）""沉脉（阴）""迟脉（阴）"等27脉，按照经论、发明、辨误、体象、相类、主病、分部、贯释、先哲格言、参治活法10个方面逐一论述27个脉象；卷七论述"督脉""任脉""反关脉"等内容；卷八主要讨论妇人脉象，包括"妇人脉""妊娠脉""妊娠分男女脉""临产脉""产后脉"；卷九包括"望诊""闻诊""问诊""面部图""脏腑色见面部图""肢节色见面部图"。其学术成就与学术特点主要包括以下方面：

（一）采集群书，承前启后

《脉贯》在内容上可谓采集群书，博采众长。王贤在自序中言："余不揣谫陋，纂集《脉贯》一书，采集群书，芟其繁芜，纂其奥旨，更以前贤所未发者，略陈管见，以补未备。"可见，《脉贯》一书是王贤对先贤脉学经典做出的系统整理，并在前人的基础上结合自己的临床经验而有所阐发。王贤在开篇即明确列出了考证书目，共69本。如卷六，其内容是王贤在李时珍《濒湖脉学》、王宏翰《四诊脉鉴大全》基础上的进一步丰富。《濒湖脉学》中，李时珍从"经说""体状诗""相类诗""主病诗"4方面论述二十七脉。王宏翰在李时珍《濒湖脉学》的基础上著《四诊脉鉴大全》，从"经论""发明""正误""体象""相类""主病""分部""鉴释""参治活法"9方面论述二十七脉。王贤博采众长，从"经论""发明""辨误""体象""相类""主病""分部""贯释""先哲格言""参治活法"10个方面详细论述二十七脉，逐步丰富了脉学内容。王贤《脉贯》较王宏翰《四诊脉鉴大全》增加了"先贤格言"内容，主要是对历代医家的脉学理论进行归纳，如浮脉的先贤格言："李士材云：肺掌秋金天地之气，至秋而降……吴鹤皋云：瘦人得浮脉，三部相得曰肌薄；肥人得之，未有不病者也。"这为后世医者学习相关内容提供了文献出处，可以说是一种进步。可见，王贤对先贤的脉学理论不仅是归纳、整理，还有自己的阐扬发展，为脉学的发展起到了承前启后的作用。

（二）归纳总结，亦有辩驳

王贤在收录、编纂前人的脉学理论时绝非照本宣科、生搬硬套，而是有自己的质疑和辩驳。如在讨论弱脉时，言："《脉诀》云：轻手乃得。李氏譬如浮沤。皆是濡脉，非弱脉也。愚按：伪《诀》误以濡脉为弱，弱脉为濡，况濡在浮分，而弱在沉分也。其鲁莽特甚！即李氏浮沤之譬，亦踵高阳生之弊，不可不详加考据也，宜辨之。"对《脉诀》中将濡脉、弱脉混淆的事实进行了批驳。又如在论及产后脉时言："《脉经》曰：新产脉沉小缓滑者生，实大弦急者死。""《脉经》曰：诊妇人生产之后，寸口脉洪疾不调者死，沉细附骨不绝者生。吴鹤皋曰：新产伤阴，出血不止，尺脉不能上关者，必死。丹溪曰：产脉细小，产后脉洪大者，多死。又曰：产前脉当洪数，既产而洪数如故者，主死。"前人大多遵循《脉经》所言，产后脉洪数者死。但王贤提出了质疑："愚谓此亦大概言之。今见产后岂无脉洪数而生者？盖洪数中得胃气者亦生，坚强者死。宜审之。"认为产后亦可见洪数脉，如果洪数中有胃气，则为生脉，如若洪数而坚硬，则为死脉，临床需审慎鉴别。

王贤《脉贯》采集群书，芟其繁芜，旁征博引，条理清晰，将脉学知识进行了归纳总结，并在此基础上结合自身实践有所阐扬和发展，是理论与实践结合之作。

十二、《脉理会参》

《脉理会参》为清代医家余之儁所著。余之儁，字柳庵，安徽歙县人，生于明末清初，约卒于康熙五十二年（1713）。[①]

《脉理会参》共上、中、下三卷。上卷为四脉统领，列浮、沉、迟、数统领其他脉象；中卷为二十八脉详辨，对二十八脉呈象主症及兼脉主症剖析入微；下卷为脉法备录，列妇人脉、小儿脉、怪脉（死脉）、诸病宜忌脉、男女脉异、老少脉异、六

残脉、决死生、持脉论等，共37篇，是对前两卷的补充、对二十八脉体系之外其他脉法的说明及对学脉者的谆谆教诲。此书对脉理分析透彻，内容详尽，条理清晰。其学术成就与学术特点主要包括以下方面。

（一）列出四纲，分为五类

《脉理会参》以"浮""沉""迟""数"4个基本脉象为纲。浮脉统洪、虚、散、芤、濡、微、革7脉；沉脉统伏、牢、实、弱、细5脉；迟脉统涩、结、代、缓4脉；数脉统滑、紧、促、动、疾5脉。又因"浮、沉、迟、数俱有弦脉，故不专贯于一脉之内"，即弦、长、短3脉可与浮、沉、迟、数4脉相兼，故附于四脉之后。余之儁列四纲、分五类的方法，条理清晰，便于学习和记忆。另外，在"四脉统领"已陈其大略的基础上，又对二十八脉详加辨析，正如余之儁所言："二十八脉之统于四纲领。前篇既陈其大略矣，然差之毫厘，失之千里。况人命死生寄于三指之下，岂得仅以简便为贵乎。故于各脉之呈象主症，以及兼脉主症，又复详加订正。"如此，在对各脉总体认识的基础上，又分别详细叙述每脉之脉象、主症，使读者更易学习、理解。可见，余之儁治学之严谨、周全。

（二）脉法备录，独具特色

"脉法备录"为《脉理会参》下篇内容，共37篇，补充了二十八脉以外的其他脉象。

"妇人脉"篇补充了妇人孕产脉；"小儿脉"篇补充了小儿病证之脉，主张"半岁以下，于额前眉端发际之间，以名中食三指候之（儿头在左，举右手候；儿头向右，举左手候。食指近发为上，名指近眉为下，中指居中）。三指俱热，外感于风，鼻塞咳嗽。三指俱冷，外感于寒，内伤饮食，发热吐泻。食、中二指热，主上热下冷。名、中二指热，主夹惊。食指热，主食滞"的诊脉方法。

"怪脉（死脉）""诸病宜忌脉""脉忌无根""脉贵有神""脉嫌先见"篇主要论述通过脉象判断疾病预后的方法。"男女脉异""老少脉异""脉合形性""脉分五脏""脉分四方""脉分病期"篇体现了余之儁认为脉象受多种因素的影响"因人而异、因时而异"的思想，诊脉时不可不察。"阴阳相乘""阴阳相伏""阴阳亢制""重阴重阳""脱阴脱阳"篇运用阴阳、易理阐释脉理，独具特色，如在论述阴阳亢制时，余之儁言："阳实者脉洪大，极则反伏匿，此乾之亢龙有悔也。阴虚者脉细微，极则反燥，此坤之龙战于野也。"用易象阐释阳实至极、阴虚至极时出现相反脉象的原理。"六残脉""上鱼脉""胃气脉""神门脉""冲阳脉""太溪脉"篇主要补充了余之儁对一些脉象、脉位所候的看法。"奇经八脉"篇不仅论述了各奇经之循行主病，而且阐述了修道之机，如："凡人有此八脉，闭而不开，惟神仙以阳气冲开，故能得道……倘能知此，使真气聚散，皆从此关窍，则天门常开，地户永闭，雪里花开，道在是矣。"三焦""人迎气口"两篇补充了两种脉。"五脏平脉""五脏病脉""五脏死脉"篇用《素问·平人气象论》中论述概括其理。"七诊"篇用《素问·三部九候论》中相关论述分析、推求原理。"分配脏腑定位""分析脏腑阴阳"则以《素问·脉要精微论》《脉经》中相关论述辨析脉象原理。"推法""决死生"篇论述了通过脉象判断疾病病位、病势的方法。"诊脉初之"篇则是对脉学基本术语加以说明。最后一篇"持脉论"将《素问·脉要精微论》中持脉需"虚静为保"与今人诊脉"诊视之际，如优人登场，关目略具而已，又且意在探病。罔窥精微，心忆方书，瞻顾不定，此全恃闻问工夫。与虚静二字相反者也"做对比，强调凝神诊脉的重要性，又言"但用和平轻淡之品，无论寒热虚实，人人可服用。服之不效，则久服之。久服不效，则归于命数。不知和平轻淡之品，虽不杀人，然实不能泻，虚不能补。病久渐深，日即于殆。犹之治国，大奸不除，大荒不救，养成祸乱，以致危亡。不杀之杀，深于杀矣"，批评了一些医者不明脉理、不辨虚实寒热，于是在处方时用平和轻淡之剂，以至于延误救治，使病情深重，而致难治。这样的行为"不杀之杀，深于杀矣"，也是医生失德的表现。

"脉法备论"篇内容丰富，不仅补充了脉法，强调脉诊的重要性，而且论述了修道之机、医德医风等内容，独具特色。

余之儁《脉理会参》条理清晰，内容丰富，辞简意赅，特别是对医德的论述，独具特色，不仅是作者临床心得体会之作，也饱含作者对医者的谆谆教诲。

十三、《医宗金鉴·四诊心法要诀》

《医宗金鉴》是清代官修钦定的医学丛书，由清高宗倡议，政府主导，御医吴谦、刘裕铎主持，集百余位医家之力，广征天下医学典籍编纂而成。该丛书是清代最重要的医学成就之一。徐大椿曾高度评价："熟读是书，足以名世。"

《医宗金鉴》刊行于清乾隆七年（1742），全书共90卷，分为15种，《四诊心法要诀》为第34卷，此卷是著者合崔嘉彦《崔真人脉诀》之精要，采诸医经论述色诊之所长，融会贯通而成的四言短篇，取名四诊要诀。《四诊心法要诀》囊括望、闻、问、切4种诊断方法，内容全面，通俗易懂。《四诊心法要诀》在脉学方面继承往圣之学，遥承《内经》《中藏经》脉学精髓，深受《伤寒论》《崔真人脉诀》影响，后经李时珍、李中梓等医家进一步发挥，成为脉学集大成之作，同时崇古而不泥古，对于脉诊中"以脉决死生""色脉合诊""提纲脉"等方面均有独到且深入的论述，是不可多得的脉学名篇。其学术成就与学术特点主要包括以下方面：

（一）以脉决死生

追溯以脉象决生死之源，可上溯至《内经》《中藏经》，《内经》在《素问·脉要精微论》和《素问·平人气象论》两篇中初步论述了脉象决生死的机制和死脉种类，《中藏经》首次以脉证来判决具体病证的生死逆顺，到《崔真人脉诀》，已出现了大量有关生死脉的描写，《四诊心法要诀》专列28条，指导通过脉象判断具体病证的病势吉凶顺逆，病证范围囊括中风、泄泻、咳嗽、疝、痈疽、产后病等五脏相关、内外妇三科之病，正如《四诊心法要诀》所言："脉之主病，有宜不宜，阴阳顺逆，吉凶可推。"在《四诊心法要诀》所列的28种病证中，对咳嗽、霍乱、骨蒸、泄泻、癫痫、痈疽等病的描述来源于《崔真人脉诀》，但《崔真人脉诀》对病证的描述多集中于诊断，而《四诊心法要诀》对所列病证顺逆病势多有详细描述。如癫痫一病，《崔真人脉诀》言："癫痫之脉，浮洪大长；滑大坚疾，痰蓄心狂。"《四诊心法要诀》则分列两条："癫乃重阴，狂乃重阳，浮洪吉象，沉急凶殃。""痫宜浮缓，沉小急实，但弦无胃，必死不失。"前者着墨于癫痫脉诊表现与病因病机，后者点出癫病与痫证生死脉。《四诊心法要诀》对《崔真人脉诀》生死脉脉学加以总结发挥，扩大其病证范围，丰富了脉象推测病势的内容，抽丝剥茧，以四言概括之，对指导临床有执简驭繁之妙。

《四诊心法要诀》生死脉除对以脉象预测病势吉凶顺逆进行描写外，特别提出"将绝之形，更当度量"，在篇末着重描述真脏脉。真脏脉首载于《素问·玉机真脏论》，后世对真脏脉的论述皆滥觞于此。《崔真人脉诀》言及肝绝、脾绝、肾绝三绝脉，李中梓《医宗必读·新著四言脉诀》《诊家正眼·五脏死脉》中则细述五绝脉并加以注释，《四诊心法要诀》对真脏脉的描述多采自两书。真脏脉本质上言都为无胃气之脉，人以胃气为本，无胃气则真脏之气外泄。心绝之脉，如操带钩，但钩无胃，故心死；肝绝之脉，劲如全张弓弦，全无胃气，故肝死；脾绝之脉，急硬流散，胃气败绝，故脾死；肺绝之脉，如风吹毛，浮而无胃，故肺死；肾绝之脉，弹石辟辟，但石无胃，故肾死。由此可见，人无胃气则死，脉无胃气则失其本，绝生生之机矣。《四诊心法要诀》对真脏脉的重点描写，亦体现其重视胃气的学术特点。

除单以脉象决死生外，文中色脉合诊、形脉合诊也是诊生死之法，由此可知，脉诊决死生在这一时期已发展到一个相当的高度，可通过多种诊断思维、多条诊断路径推测疾病病势，决出死生之分。

（二）色脉合诊

色脉合诊是根据望面色与诊脉动之间的对应关系以察病之微、诊病之所在的重要方法，其原理及应用大量记载于《内经》[①]，《素问·移精变气论》云："色脉者，上帝之所贵也，先师之所传也。上古使僦贷季，理色脉而通神明，合之金木水火土、四时、八风、六合，不离其常，变化相移，以观其妙，以知其要。欲知其要，则色脉是矣。"可知《内经》赋予色脉诊极高地位。《四诊心法要诀》亦在开篇即引《内经》之言："能合色脉，可以万全。"（《内经》原文为脉色）可见色脉合诊是诊病要道，医者明之用之，可知万病根源。

《四诊心法要诀》对色脉诊的具体应用可分为色脉诊死生、色脉诊病新久难易两方面。"色脉相合……已见其色，不得其脉，得克则死，得生则生。"色脉合参，若病之色脉相合，即病在肝则脉弦面青，病在心则脉洪面赤，病在脾则脉缓面黄，病在肺则色白脉浮，病在肾则脉沉面黑，则病得生；若色脉不合，色脉五行相克则主死，色脉五行相生则主生。《四诊心法要诀》继承《内经》《难经》色脉诊思想，将色脉与五行相结合判断生死。

"新病脉夺，其色不夺。久病色夺，其脉不夺。新病易已，色脉不夺。久病难

---

① 王娇，顾漫.《黄帝内经》色脉诊理论探析［J］.中国中医基础医学杂志，2022，28（10）：1553-1558，1579.

治，色脉俱夺。"通过色脉判断正邪盛衰，新病受邪尚浅则脉夺色不夺，久病受邪日深则色夺脉不夺。新病正不盛邪亦不衰，色脉不夺，易治；久病正衰邪盛，色脉俱夺，难治。《四诊心法要诀》在总结前人色脉诊理论基础上提出的以色脉合诊病之新久难易是色脉诊学说的一大创见。

（三）情脉相合

情脉相合将情志与脉象相关联，主要内容包括以情合脉，即研究情志变化对脉象的影响，以脉合情，即以脉象变化判断情志病证两部分。在以情合脉方面，提出"浮沉迟数，辨内外因。外因于天，内因于人"，"不及虚微，病生于内"。内因指人之七情，喜怒忧思悲恐惊，说明人的情志变化反映于脉象之上，内因伤人，脉必虚弱微细，短涩濡芤。对于情志变化在脉象的具体表现，则提出恐而神失气乱，脉乱，以及愧而神荡不收，脉浮。在以脉合情方面，列"沉阴主里，七情气食"1条以概括之。情脉相合是研究情志致病的重要方法，也是情志病辨证论治的必要参考依据，具有较高的临床指导价值。

《四诊心法要诀》不局限于单一论述脉形、脉位、脉律、脉力等脉象特征，引入色、形、情等诊断要素与脉相合，从而建立起多维全面的脉诊体系，以此察病因、理病机、明病位，决死生之分。精研此卷，既能够达到"为医师者，由是而教；为弟子者，由是而学"的目的，也可以"熟读刅坑，揣摩日久，自能洞悉其妙"，是中医入门必读之书，具有较高的临床应用价值。

十四、《脉确》

《脉确》一卷，为清代医家黄琳所撰。黄琳，字韫兮，石阳人（今属江西），生卒年月及生平皆不详，因有感于时医论脉不确乃作《脉确》一书，根据序言，约刊刻于乾隆十一年（1746）。

《脉确》为脉学方面的医论著述，该书篇幅精短，主要以歌诀的形式论述26脉及其所主病证。各脉主病皆以《内经》中相关内容为主，扼要摘取《脉经》及后世医家脉学论述作为补充。此书后辑入《疡医大全》等医著中。其学术成就与学术特点主要包括以下方面：

（一）简析脉理

《脉确》从脉原、脉名、脉类、寸关尺脏腑部位、诊法、奇经等方面对脉理进行了论述。黄琳在阐发时"尝以轩岐之经为主，而于诸贤论脉之书，采其理之的然可信者，而据以为确。间有未的，则证之于经，复出己意，以旁探博求，其所谓确者"。主要以《内经》有关论述为据，兼取《脉经》等后世医家著作补充完善，内容简明扼要。在"脉原"篇中简述了气口于脉诊极为重要的原因："气口者，手太阴肺经之动脉"，而手太阴肺经能集中反映全身脏腑经脉气血盛衰，脉象与肺息息相关。"脉类"中则提出"今欲其易于分别，凡以浮辨者为一类，以沉辨者为一类，以浮沉合辨者为一类。不以浮沉辨，而以至数辨者为一类，不以浮沉至数辨，而以形辨者为一类"。在"寸关尺脏腑部位"篇，则对《内经》及前代医家的论述进行了深入的分析，认为"腑病辨之以症，而以脏脉辨内外之因也"。

（二）详辨脉象

《脉确》对平脉、病脉、主诸病脉、可治病脉、诸可治病脉、死脉、主病死脉等脉象进行了辨别。"盖脉以候病，其可去取者，不加详辨，则名目愈多，脉理愈晦。"对正常之脉象详细论述之后，将病脉分为五脏病脉、四时病脉、三部病脉进行辨析，重点在于脉之"常"与"变"的判断和把握。可治病脉、诸可治病脉、死脉、诸病死脉在总结前代医家理论的基础上，以脉辨病，逐一列举病脉对应的病证。

（三）以歌咏脉

为便于识记，黄琳采用歌诀形式论述26种脉象及其所主之病。歌诀在编法上颇具特点，如介绍浮、沉等脉，即用浮、沉等韵编成该脉歌诀。"浮脉轻手得，如木水中浮。""轻手乱之浮大，重按中空边实芤。""若有若无极其微，微属阴阳虚弱候。"

清代医家顾世澄在《疡医大全》中这样评价："脉理作为歌，便诵习也。其以浮沉至数辨，及不以浮沉至数辨者，各从其类，欲其易分别也。""有是脉即有主是病之由，复逐句笺释于其下，欲其明且畅也，较前人脉赋脉诗，颇有胜处，有志医学人，由此入门，虽曰快捷方式，实为正路矣。"

十五、《洄溪脉学》

《洄溪脉学》一卷，原题为清徐灵胎撰，后编入《徐灵胎医学全书》。徐大椿，清代著名医学家，原名徐大业，字灵胎，晚年隐居于洄溪，自号为洄溪老人，江苏吴江人，生于清康熙三十二年（1693），卒于乾隆三十六年（1771）。其出生于书香世家，祖父徐釚于康熙十八年（1679）召试博学鸿词，授翰林院检讨，参与《明史》的编修；父亲徐养浩精于水利之学，曾受聘编修《吴中水利志》。徐大椿"生有异禀，聪强过人"，少习儒，20岁补诸生。他学识渊博，通晓天文、地志、诗文、音律、水利，在音律和水利方面颇有建树，多次参与江南的水利工程建设。而立之年，在其3个弟弟、父亲相继因医治无效而病卒后，立志潜心医学，最初从家藏的医学书籍入手，博览方书，精研医理，通过自学终成一代大师。他医术超群，成就卓越，袁枚赞其"每视人疾，穿穴膏肓，能呼肺腑与之作语。其用药也，神施鬼设，斩关夺隘，如周亚夫之军从天而下"。徐大椿曾于乾隆二十六年（1761）及三十六年（1771）两次应召入宫治病，由此名满天下。第二次奉召入京，时年79岁，卧病在床，乃携子徐爔同行，抵京后3日逝去。临终前自拟墓前对联："满山芳草仙人药，一径清风处士坟。"诚可谓平生写照。徐大椿一生淡泊名利，悬壶治病，医德高尚，心系患者。在近50年的行医生涯中，读书万卷，并结合临床实践，著书立说，平生著述丰硕，在理论和临床各个方面皆多有独到见解和精深的造诣，尤其在阐述经典著作方面，针砭时弊，别树一帜，堪称中医学术史上千百年罕见之医学评论大家。主要著作有《神农本草经百种录》《难经经释》《伤寒类方》《兰台轨范》《洄溪医案》《慎疾刍言》《医学源流论》《医贯砭》《内经诠释》《洄溪脉学》《脉诀启悟注释》《六经病解》《伤寒约编》《舌鉴总论》《杂病源》《女科医案》等。

根据专家的考证，《洄溪脉学》系经由他书杂抄而成[①]，共24篇，分别为脉位法天地五行论、提纲论、因形气以定诊论、审象论、冲阳太溪二脉论、脉无根有两说论等，其内容部分采录自李延昰《脉诀汇辨》。该书篇幅不大，论述简明扼要，融先贤之说和己见为一，将脉诊方法与辨证论治对应分析论述，有所发挥。其学术成就与学术特点主要包括以下方面：

---

① 杨杰，付玉娟，李菲. 清代医家徐灵胎医学著作考述［J］. 长春中医药大学学报，2022（2）：133-134.

（一）脉理论述

该书在总结前代医家提出的脉象基础上，认为诊脉应以表、里、寒、热、虚、实六者为纲。"如浮为在表，则散大而芤可类也；沉为在里，则细小而伏可类也。迟者为寒，则徐缓促结之属可类也；数者为热，则洪滑疾促之属可类也。虚者为不足，则短濡微弱之属可类也；实者为有余，则紧弦动革之属可类也。"

具体阐述脉象，详尽论述其与形体、气质、地域等内外之因密切相关，"然而形体各有不同，则脉之来去，因之亦异，又不可执一说以概病情也"。论述辨脉方法，提出从比类、对举、辨兼至、察平脉、准时令、察真脏6个方面进行辨析。其中辨相似脉以迟缓、沉伏、数紧滑、滑浮虚芤、濡弱、微细、弦长、短动、洪实、牢革、促结涩代共11组为例。"对举以明相反之脉"，相反脉主要从浮沉、迟数、虚实、长短、滑涩、洪微、紧缓、结促8组对举。同时指明不可对举之脉，即代、牢、弦、革、芤、濡、细、弱8脉，并强调"学者精勤，则熟能生巧，三指多回春之德矣"。

（二）详述脉证

分述大脉、小脉、清脉、浊脉、冲阳太溪脉、新病久病、色诊、五脏脉、反关脉、高章纲㥂卑损、逆顺、经络、孕脉、脉辨真象、死脉、太素脉等。主要引《内经》《伤寒论》之理，形象描绘其脉象，同时辨析易混淆之脉，如"大脉者，应指阔大，倍于寻常，不似长脉之但长不大，洪脉之既大且数也"。详尽论述对应之证，结合具体病情分析进行辨证，进而决生死。进一步从形色、五脏、病期的不同、营卫之盛衰、不同病证脉之逆顺、经络运行等方面一一论述脉象的差别。重视脉诊，又不拘泥于脉，如"纲者，诸邪有余之纲领；损者，诸虚积渐之损伤。恐人难于领悟，乃以高章㥂卑四字，体贴营卫之盛衰。虽六者并举，而其所主实在纲损二脉也。""伤寒未得汗，脉浮大为阳易已，沉小为阴难已。伤寒已得汗，脉沉小安静为顺，浮大躁疾者为逆。然有发热头痛而足冷，阳缩尺中迟弱，可用建中和之者。"

为便于初学者掌握相关内容，附歌诀简要表述：死脉歌、脏腑配天干歌、气血灌注地支歌、经络起止歌。

十六、《脉象统类》

《脉象统类》一卷，为清代医家沈金鳌所撰。沈金鳌，生于清康熙五十六年（1717），卒于乾隆四十一年（1776），字芊绿，号汲门，晚年自号尊生老人，江苏无锡人，清代著名医家。沈金鳌自幼勤奋好学，涉览群书，通晓经、史，擅长诗文，著有《易经随笔》《左传列国》《毛诗随笔》等作品。在40岁以前，专志于儒学，于乾隆年间中举，之后屡试不第，终于不惑之年专攻医学，成为著名的医学家，他曾说古人云不为良相、当为良医，愿意学成医术以济世活人。沈金鳌曾师从当时名医孙庆曾。孙庆曾医术高超，于临床各科皆精通，沈金鳌深得其传。在行医治病的同时，沈氏勤于著书立说，笔耕不辍，成果丰硕，其代表性著作为《沈氏尊生书》七十二卷。他认为"人之生至重，必知其重而有以尊之，庶不致草菅人命"，故而以"尊生"为书名，其中包括《杂病源流犀烛》《诸脉主病诗》《伤寒论纲目》《妇科玉尺》《脉象统类》《幼科释谜》《要药分剂》等，分别论述了医学总论、诊法、内、妇、儿、方药等内容，其中《杂病源流犀烛》为该书之主体。沈金鳌在学术上追本溯源，以《内经》为本，尊古却不泥古，博引各家之说，阐明杂病学术源流；临证上重视脉法，以脉取证；重视培补脾胃，注重情志调节；其对后世医家有一定影响的则是较为重视气功疗法。

《脉象统类》成书于乾隆三十八年（1773），以浮、沉、迟、数、滑、涩6脉为纲，统领27种脉象，条理清晰，脉理透彻，用其测知阴阳、表里、寒热、虚实、风、寒、燥、湿、脏腑、气血，对所主之病予分别论述。因"人迎、气口二脉，无从列入，故特附于后"，"八脉亦以不能混列统类二十七脉中"，故其后附载"人迎气口脉法""奇经八脉"，使内容更加完备。其学术成就与学术特点主要包括以下方面：

（一）六纲脉象

该书对脉象做了扼要的整理，篇首明确提出："提纲要脉，不越浮、沉、迟、数、滑、涩六字，以足该表里阴阳，冷热虚实，风寒燥湿，脏腑气血也。"浮为阳，属表；沉为阴，属里，迟为在脏，为冷，为虚，为寒；数为在腑，为热，为燥，为实；滑为血有余；涩为气独滞。至于其他脉象，洪、芤、弦、虚、濡、长、散皆属浮之类；短、细、实、伏、牢、革、代皆属沉之类；微、弱、缓、结皆属迟之类；紧、促、动皆属数之类。滑、涩二脉因自身的特殊性，平列于浮沉迟数诸脉，以为六纲，纲目清晰，为脉诊研究开辟了新的途径。

（二）以脉取证

沈金鳌对脉诊极为重视，认为"欲知病先知脉，既知脉方可识病"。因感于当时众多医书或有证而无方，或有方而无证，或言脉而论证不详，或论药而不言脉，故《脉象统类》对六纲脉象中的每一脉象，皆先论其所主之候，又细分左、右两手，寸、关、尺三部，分别论其所主之证，再配以兼脉，细述其所主之病。如论述浮脉："浮以候表（其象轻手乃得，重手不见，动在肌肉以上）。""浮为风虚眩掉之候。阳脉浮，表热。阴脉浮，表虚。"其下对左寸、左关、左尺、右寸、右关、右尺呈现浮脉所主病证一一详列。如提到左寸脉象为浮，则主病为"伤风、发热、头疼、目眩、风痰"，"兼虚迟，心气不足、心神不安。兼散，心耗虚烦。兼洪散，心热"。这充分体现了沈金鳌对脉诊的深刻认识，更体现出著者客观严谨、务实求效的治学态度。

十七、《诸脉主病诗》

《诸脉主病诗》共一卷，为清代医家沈金鳌所撰脉学专著，此前虽已著《脉象统类》，盖因全文繁琐细碎，难于记识，便仿《濒湖脉学》，作二十七脉主病诗，脉主病，病合脉，使阅者了然于胸。此书删繁就简，各脉主诗平仄相宜，读之朗朗上口，便于记忆。除此27种脉象外，还作人迎气口脉与奇经八脉主病诗，其学术成就与学术特点主要包括以下方面：

（一）六脉为纲说

中医古籍浩如烟海，有文字记载的各种脉名多达百余，为简化和规范脉形，历代医家分门别类，以"提纲脉"统领其余诸脉。如陈无择、崔嘉彦、缪希雍等医家均主张以浮、沉、迟、数4脉为纲，李时珍、徐春甫提出以浮、沉、迟、数、虚、实6脉为纲，张景岳则主张以浮、沉、迟、数、大、小、长、短8脉为纲，陈士铎以浮、沉、迟、数、滑、涩、虚、实、大、小10脉为纲，亦有张璐等医家另辟蹊径，以大、小、清、浊来分类。

沈金鳌主张以6脉为纲，他指出："提纲要脉，不越浮、沉、迟、数、滑、涩六字，以足该表里阴阳、冷热虚实、风寒燥湿、脏腑气血也。盖浮为阳、为表；沉为阴、为里；迟为在脏，为冷、为虚、为寒；数为在腑，为热、为燥、为实；滑为血有余；涩为气独滞。"这样一来，浮、沉、迟、数、滑、涩6类脉便在八纲辨证及气血辨证的统领下，清晰明了地反映病情。除六大提纲脉外，沈金鳌将其余二十一脉归属其下。洪脉、芤脉、弦脉、虚脉、濡脉、长脉、散脉归属于浮脉；短脉、细脉、实脉、伏脉、牢脉、革脉、代脉归属于沉脉；微脉、弱脉、缓脉、结脉归属于迟脉；紧脉、促脉、动脉归属于数脉；滑脉、涩脉各独主之。

（二）脉证结合，以脉取证

沈金鳌重视脉法，言诸病必按脉切证，他指出："切脉辨症，就症合脉，反复推究，从流溯源，纵不能洞见癥结，当必求昭悉于皮毛肌肉、经络脏腑之间，或为七情所伤，或为六淫所犯，知其由来，审其变迁，夫而后表里不相蒙，寒热不相混，虚实不相淆，阴阳不相蔽。"《诸脉主病诗》中各脉象除总论表、里、寒、热、虚、实外，还详加阐述具体疾病，一脉数证，定位精准，左右寸关尺均有各自的主证。如迟脉，主脏病多痰，癥瘕沉痼，有力而迟为冷痛，无力而迟是虚寒。左寸迟，主心阳不振，气虚精亏；右寸迟，主寒邪犯肺，气短痰凝；左关迟，主寒凝肝脉，手足不温，胁下冷痛；右关迟，主冷饮伤胃，中焦虚寒，食积内停；左尺迟，主肾虚便浊，月经不调；右尺迟，主脏寒泄泻，小腹冷痛，腿沉腰重。

（三）奇经脉诊说

奇经脉诊首见于《脉经》。《脉经·平奇经八脉病》言："尺寸俱浮，直上直下，此为督脉……尺寸脉俱牢，直上直下，此为冲脉……横寸口边丸丸，此为任脉。"《脉经·手检图》载："前部左右弹者，阳跷也；中部左右弹者，带脉也；后部左右弹者，阴跷也……从少阴斜至太阳，是阳维也……从少阳斜至厥阴，是阴维也。"王叔和在《脉经》中详细地阐述了奇经八脉的病脉脉象及脉诊部位，后世医家也多有发挥，明代医家李时珍便著《奇经八脉考》对奇经脉诊详加补充。其后沈金鳌仿《濒湖脉学》撰奇经脉诊七言诗，诗中理法方药具备，且多处援引仲景、洁古之法。如阳跷脉病变，阳跷主一身左右之阳，多表病里和，而由于阳跷通贯六腑，故治当表里兼顾，在阳当汗，予桂枝汤、麻黄汤，在里当下，予大小承气汤。

十八、《脉理求真》

《脉理求真》为清代医家黄宫绣所撰。黄宫绣，字锦芳，号绿圃，江西宜黄县棠阴镇君山乡人，生于清康熙五十九年（1720），卒于清嘉庆十年（1805），享年86岁，江西十大名医之一。黄宫绣嘉庆九年甲子科乡试，钦赐举人。嘉庆十年乙丑科会试，赐进士出身，钦授翰林院检讨，仕途顺利。黄宫绣出身儒医世家，自幼深受医药文化熏陶，其人文医兼修，医学著作颇丰，撰有《医学求真录》《脉理求真》《本草求真》《锦芳太史医案求真初编》医著4种。

黄宫绣有感于明清时期只知崇古，拘泥于脉诀形式，不知变通的风气，开篇按语即言某些医家"牵引时令，巧借生死刻应，敷衍满幅"，为匡救时弊、纠正风气，黄宫绣博采众家脉学之长，在自身临床实践经验的基础上加以总结，编撰成《脉理求真》一书。全书共分3册，第一册为《新著脉法心要》，主要论述各种脉象的部位、特点及主病主症；第二册为《新增四言脉要》，内容主要采自李士材据崔嘉彦《崔真人脉诀》改编而成的《新著四言脉诀》，黄宫绣在前书基础上加以增删，汇成此册；第三册为汪昂所著"十二经脉歌""奇经八脉歌"；最后附"新增脉要简易便知"。《脉理求真》见解独到，强调脉道贵乎活泼，对脉学发展有重要意义，其理论切合临床，备受后世医家推崇，是一本理论价值与实践价值并举的脉学著作。其学术成就与学术特点主要包括以下方面：

（一）持脉之道，贵乎活泼

脉本昼夜运行不息之道路，岂可只以一时一部位衡量之？脉象瞬息万变，若拘泥不通，莫如刻舟求剑、按图索骥，病必不识。黄宫绣深知其害，提出"持脉之道，贵乎活泼"，他认为对于《难经》所述的"三部九候论"，不可刻板地认为"上以候上，中以候中，下以候下"。气借肺胃于体内循环流行，升降浮沉，气血行于脉中，周流全身，在气血的永恒运动中，脉象不断变化，故脉象的三部九候虽各有所主，但不能仅以其所主部位辨别病之所在。"六部之浮，皆可以候心肺；六部之沉，皆可以候两肾；六部之中，皆可以候肝脾。"临证之要，贵乎变通，以脉辨病，不拘部位。书中特举命门相火、表里、头痛、淋遗等例说明，相火在右，肾水在左，然肾同居七节，一阴一阳，不独归左或右；六部之浮中沉各有表里，寸阳尺阴不可统其表里；头痛在上，又有少阳、阳明、太阳之别，可在寸，亦可在两关，还可在尺，不拘在上而只见于寸脉；淋遗在下，本应在尺，若因气虚则在右寸，若因神衰则在左寸，不拘在下而尺见。类似的例子在临床实践中俯拾皆是，可见黄氏尊古而不泥古，并不迷信《难经》"三部九候论"或《脉经》"独诊寸口"之法，在结合自身临床经验的基础上，强调临证诊脉贵在变通，圆机活法，知常达变，乃"活泼"之道。

（二）归类分析

从古至今，有关脉象的著述汗牛充栋，常见病理脉象虽只有28种，但脉象特征易混淆，临床意义纷繁，加之有多种相兼脉，造成初学者难以理解脉象机理，更难以运用脉诊以辨病识证，心中不了了，指下更难明。为使初学者能精别脉象，黄氏在《脉理求真》中不仅详细叙述各病理脉象，还使用归类分析的方法，采用对待、比类、纲目的形式，将相反脉象、相似脉象对比分析，将28种脉象划分到大小、数迟、滑涩、长短、浮沉等纲目下，条分缕析，清晰明了，起到提纲挈领、执简驭繁的作用，便于鉴别理解脉象特征，利于临床实践。

（三）脉证关系

若脉证相合，无需赘言，自当脉证合参；若脉证不符，黄宫绣提出"脉真从脉""证真从证"。在"脉真从脉"篇中，黄氏认为"症实有假，而症虚无假"。假实者证候难辨，须以脉诊求病之真，"及以脉候，其假始出"，而假虚者，虽有假虚之象，但仔细考求，必有真实之症，脉仍为实脉，"宁曰症有假虚，而脉可不深信哉！"在"症真从症"篇中，特举《伤寒论》2例说明只以脉求而不辨症，脉亦有难言者。遇真假之象，或舍症从脉，或舍脉从症，须据实际情况审慎辨之，以免犯虚虚实实之戒。

处理复杂的脉证关系时，脉诊应与望、闻、问同察，四诊合参，方不失周全。如脉证相违时，脉之有力无力难辨病之虚实，脉有力症却见腹痛喜按，脉无力症却见腹满喘急，应对此类病症，黄氏认为"当以望闻问数字并参"。认病必明脉理，但若只明脉理不兼察望、闻、问三诊，则难究病机之所在，正如书中所言："若仅以脉为诊……颠倒错乱，未有不伤人性命者矣。"黄宫绣在"脉真从脉""症真从症""脉见有力无力难凭""脉兼望闻问同察"4篇中多次强调四诊合参的重要性，体现其重脉诊亦兼顾其他三诊的学术思想。

（四）脉以独见为真

脉独见之处，病所在之处也。独大独小，邪之所在；独疾独迟，正邪盛衰。"得其脉之独有所见，而脉又可断矣。"然诊脉之独见并非易事，对诊脉者对脉象特征的了解、诊脉时的状态、辨别脉象真假的能力等方面都有较高要求。故黄宫绣特就知独之要提出3点，一为明阴阳气血之本，以知独之根本；二为明顺逆之理，四季、男女、病证之中各有顺逆，取其顺而舍其逆，合其脉势，即天、地、人三者并备以识独之所宜；三为明持脉之道，临证施诊，贵乎活泼，通时合变安能审独求真。

黄宫绣先生治学严谨，学识渊博，其所作《脉理求真》理明词简，在诊脉之道、以脉辨证、识脉之法、脉证关系方面多有创见，同时能切中临床脉诊之要，有较高的临床价值，理论契于实践，是脉学历史上的一本重要著作，对脉学的发展进步起到了积极作用。

十九、《三指禅》

《三指禅》为清代医家周学霆所撰。周学霆，字荆盛，自号梦觉道人，时人称其为"周神仙"，湖南邵阳人，生于乾隆三十六年（1771），卒于道光十四年（1834）。其家为世代书香，少时习儒，13岁应童子试，出类拔萃，因旅宿中染风霜，归家后患水肿，命濒于危，幸得江西医家聂广达救治，经悉心调养5年后方复原。乃弃儒就医，究心医术，博览医书，精研《灵枢》《素问》《难经》《伤寒杂病论》《脉经》等典籍。凭借深厚的儒学功底，于医理日渐精湛，更因善于诊治，医名大震。周学霆习医、行医40余载，足迹遍及湖湘各地，治愈的奇症怪疾无数。每治病，多凭诊脉，获取病情无一不验，施以药饵随手而愈。至今在其家乡还流传着许多颇具神话色彩的传说故事，足可见其影响之深。据光绪《邵阳县志》所记，直至70高龄，周学霆还可以穿单衣，"挥扇大雪中无寒色"，"或盛暑衣重裘坐烈日中无热意"，"与之饮，尽十斗不乱"，"或经旬不食亦不饥"。治病之外，周学霆也对自己的学术思想进行了总结，著书立说，所著之书有《三指禅》《医学百论》《外科便览》《医案存》及《梦觉道人诗集》等。

《三指禅》共3卷，体现了周学霆毕生的学术精华，其感悟"医理无穷，脉学难晓，会心人一旦豁然，全凭禅悟"，于是总结前人脉学论述，结合自己40余年的脉诊经验，著成《三指禅》。因"全身脉证，于瞬息间尽归三指之下"，故以《三指禅》为书名。该书开篇为总论，总论而下，共载81篇医论，具体阐明诊脉部位、方法、凭脉诊断病症、常见病症的脉象等。论脉则以缓脉为标，并以浮、沉、迟、数为纲，列出二十七脉，认为在二十七脉中，"以缓为极平脉，余二十六为病脉。定清缓脉，方可定诸病脉；精熟缓脉，即可以知诸病脉。脉之有缓，犹权度之有定平星也"。论述各病则以脉诊结合病因、病理、证候，再决定治法和方药，条理清晰，便于学者学习领悟，对后世脉学思想颇有影响。其学术成就与学术特点主要包括以下方面：

（一）熟谙源流，继承发展

在《脉学源流》篇中，周学霆阐明了脉诊的源流，始于《内经》，详于《难经》，推广于王叔和《脉经》。但"《灵》《素》《难经》词旨深邃，非后学所能蠡测管窥"，"叔和《脉经》兵燹之余，无复睹其全本，五代迄今，千有余年，脉诀迭出，尽失《灵》《素》《难经》原文"。表明撰写此书的目的是"极力将经文阐发明晰，以辨宋、明改撺之非"。关于脉诊部位，则认为寸口诊法在脉诊中最佳，除此之外，强调诊察足部的冲阳、太冲、太溪三部之脉，提出"人之两手为见脉之所"，"两足尤为树脉之根"。足之三脉分主阳明胃经、厥阴肝经与少阴肾经。周学霆认为人体之阳气由下而生，也由下而耗，因此，诊下部之脉更有特殊意义。在诊察胃气之外，还注重肝、肾动脉之气，以更为全面地获悉生气之机。尤其在病情危急之时，"寸关尺三部俱无，须向三脉诊之"。诚可谓周学霆诊脉查病的创新点之一，所创足脉诊法扩大了寸口诊法的诊查内容，多为后世医家所推崇。

（二）缓脉为标，对比论脉

周学霆发《内经》"平"脉之义，兼及《脉经》脉诀，确立以"缓"脉为基准权衡其他脉象。立"缓"脉为标，以"缓"脉为平人之脉，指出"定清缓脉，方可定诸病脉"。其余26种脉象为病脉，阴阳对比，充分体现脉理特点。其认为缓脉"不浮不沉，恰在中取；不迟不数，正好四至"，"缓即为有胃气也"，"缓即为有神也"。26种病脉，将浮、沉、迟、数列为纲，其余如微与细、虚与实、长与短、弦与弱、滑与涩、芤与革、紧与散、濡与牢、洪与伏、结与促、动与代，两两对应，共11对，这样一浮一沉，一表一里，相互对峙，再根据阴阳之理，相互比较，同中求异，异中求同，将纷繁复杂的脉象剖析分辨得清楚明了，便于学者领悟。各种脉象的脉诀，五七韵语，简捷上口，易记易诵。

如浮脉，书中曰："浮从水面悟轻舟，总被风寒先痛头，里病而浮精血脱，药非无效病难瘳。"接着在歌诀下注曰："浮紧伤寒，浮虚伤暑，浮数伤风，浮迟伤湿。亦有里病而浮者，浮而云腾蜃起，多为阴虚，浮而绵软葱空，半由失血，浮而月荡星摇，预知精败，浮而羽铩毛散，可卜神消。"这样一来，将浮脉的脉象、病理意义及不同表现形式的病因阐述得清楚明白。再如论述微细二脉曰："微为阳弱欲绝，细乃阴虚至极，二脉实医家剖别阴阳关键。"然后分别论述："微脉有如无，难容一吸呼，阳微将欲绝，峻补莫踟蹰。轻诊犹见、重按全无、黄芪白术，益气归元；附片干姜，回阳反本。细脉一丝牵，余音不绝然，真阴将失守，加数断难痊。举之极微，按之不绝。天麦二冬，清金生水；生熟两地，滋阴养阳。"微脉与细脉貌相似而实相远，对微细二脉的剖析分辨清楚明白，细致入微，一目了然。

（三）六部论脉，审时度势

《内经》《难经》明确指出寸口诊病，脉分六部。左寸候心，左关候肝，左尺候肾；右寸候肺，右关候脾，右尺候命门。脉虽有四时之异、五脏之属主病之不同等诸多可分之处，然而诊脉之时，更需综合考虑，不可单独依靠某一方面，周学霆将这种思想概括为"分而不分"。其认为"究之候脉，分而不分，不分而分，则得诀矣"，意为脉有六部，又有四季之不同（春弦、夏洪、秋似毛、冬石）。如春季脉弦"岂有肝脉弦，而余脉不弦之理乎"。并说："弦则俱弦，不过言春乃肝气主事，非谓独候之左关。"故此时，诊脉不必拘泥于六部，当随机而变。而从病理而言，"内伤之脉，叔和一书，失血宜沉细，不宜浮紧；水症宜浮大，不宜沉伏……腹痛宜沉伏，不宜浮洪"，只要诊得洪浮即属心火，不必一定拘于左寸，只要诊得短涩即属肺金，不必一定拘于右寸，等等，脉随症异，亦不必囿于病在何脏。但有些情况，则需辨病在何脏。如痫瘛筋挛，应见肝脉小急。肝主筋，筋挛抽搐诸症当与肝密切相关。周学霆认为，六部之脉存在着脏腑分部的不同，不同的脉象出现在不同部位，或不同的脉象出现于同一部位，其所代表的病证不同，在全面考虑的同时必须注意这种特殊性，遂把这种思想概括为"不分而分"。六部之分与不分，当随具体情况而区别对待，凭脉诊病之时需全面考虑，不可孤立于某一方面。"分而不分，不分而分，神而明之，存乎其人。"

他强调诊脉必须首先体会缓脉真谛，不然心中了了，指下难明。《缓字法》中论道："静气凝神，将缓字口诵之，心维之，手摩之，反复而详玩之，久之缓归指上，以此权度诸脉，了如指掌。"

凭借丰富的临床实践经验，周学霆在论述各种疾病时，能够把脉、症、治紧密结合在一起，以决定治法和药方，《三指禅》不失为适于临床应用的脉学专书。

二十、《脉镜须知》

《脉镜须知》为清代医家梅江村所撰。梅江村，安徽歙县人，生卒年代不详。据该书记载，《脉镜须知》为安徽贵池周明亮觅得，由湖南善化刘凤翥编次后于清光绪二年（1876）刊行。书中原序汪氏记述："庚戌之夏，幸得徽歙梅江村先生手著秘传脉象二十有八。"清庚戌年为道光三十年（1850），可见《脉镜须知》的成书年代应为1850年以前。

《脉镜须知》共上、下两卷。卷上阐述脉诀十二经络总论，辨左右手寸、关、尺脉，以及论二十八脉；卷下论述二十八脉形象，浮脉、沉脉、迟脉、数脉的主属，五行属脉，七表脉，八里脉，九道脉，七危症脉，奇经八脉，神门脉，反关脉，五脏平脉、病脉，五脏生克的生死脉，四时平脉死脉，孕脉、小儿反关斜行脉等。其学术成就与学术特点主要包括以下方面：

（一）言简意明论脉象

中医脉象纷繁复杂，梅江村结合自己的辨脉体会，用生动、简洁的语言将众多脉象进行对比，以探究脉象的内在规律。

《脉镜须知》载脉28种，其中有病之脉27种，缓脉乃平人无病之脉。并以浮、沉、迟、数为纲，结合有力、无力等兼论其他脉象。如："浮脉属阳，主表，举指轻按得之，曰浮。兼浮而有力为洪，浮而无力为芤，浮而长大为实。"梅江村在论述脉形时，语言简洁明了，形象生动。如滑脉："滑者，脉来流利，毫无蹇涩之象，与涩相反，此为滑脉。"芤脉："芤，如浮候有脉，至中候忽无，再至沉候有脉，是浮沉二候皆有，惟中候独无，名曰芤脉。"另外，梅江村在论述脉象时，也常结合相似脉象以做鉴别，论述精准。如微脉与细脉："微者，脉来太无力，按之似有若无，与细脉相反。不论其形之或洪或细，而辄模糊难见。细脉则确有一丝之明，微脉则不在于细小，而或洪或细，但指下难寻，不比细脉之易见，则为微脉。"明确指出微脉与细脉的区别，微脉指下难寻，似有似无，细脉则是指下确有一丝之明。又如代脉与结脉："代者，非结非促，脉来几至之数则去，脉去几至之数而又来。歇而又起，起而又歇，停歇几许时，起来又几许时，如是为长度，有相代之义焉，名为代脉。与促脉结脉不同，促结只歇一至即来，代脉停歇多时始到，且来几时，去亦几时，相代不爽，此代脉与结、促二脉相别也。"突出了代脉的特点，"代，相代之义"，歇止时间较促脉长，而且来去有规律，来几时，去亦几时。

梅江村论述脉象简明精要，便于记诵。如《脉镜须知》刘凤翥在序中所说："展读既竟，自觉二十八脉了如指掌，斯真不负签所题《脉镜》二字矣。"在书之原序中，汪氏亦言："各脉之呈象主症，始极精确，无一字邻影忽，无一意失于挂漏，剖析入微，使学者便于习诵，如振衣挈领，而全衣悉在握中，辞简意明，真诊家正的也。"

（二）脉证相参不拘于脉

梅江村在《脉镜须知》中论及各种脉象时强调："大凡一脉必主几症，所以诊脉必先将外症审查明白，然后细心诊之，始为万全。是以古人望、闻、问、切，在在留心。善诊者不拘于脉，苟拘于脉，必至混淆外症。外症混淆，何能施治奏功？故曰脉证相参，又曰能合色，始可万全，此古人用脉之玄妙也。""盖一脉主几症，不察外症则不知为何病；且一人兼几症，将何以治之？岂不辨病脉、不言病源所能措手？"提出作为医者，临证应"脉证相参"，望、闻、问、切相互参考，细心体会，才能做出正确诊断。疾病的临床症状多种多样，切不可拘泥于脉象。倘若单凭脉象诊察疾病，则难以全面了解病情，从而无法做出正确诊疗。临证应脉证合参，病证结合。

（三）细辨脉象测生死

梅江村在《脉镜须知》中不仅论述各种脉象的平脉、病脉，也论及通过脉象推测疾病的预后、转归。如："故近世伤寒，无论表里皆得数脉，直至一解，始得四至平脉。至于平脉或有咳嗽虽久，脉仍四至，则阴未伤，未成劳瘵。倘咳嗽未久，脉来五六至，或细数，是已成劳瘵，阴已伤而将等鬼篆矣"。梅江村在论述病脉、死脉时也注重两者的差别，言："如脉之过与不及，皆为病脉，而非死脉。彼有力则过，无力则不及。数则过，迟则不及。洪则过，细则不及。若此之类……若夫各脉至于过之极，与至于不及之极，皆为死脉，不得谓之病脉矣。"强调脉的太过、不及为病脉，倘若太过之极、不及之极则为死脉。并在书中论述了五脏相克的生死脉、四时平脉死脉。如五脏生克，辨木克土生死脉中云："所谓木乘土位，至克之深，则六脉必皆弦极且兼有力，此为肝脏之真脉，即肝木之死脉也，象在必死。"

（四）尊古而不泥古

梅江村尊古学古，但不拘泥于古人。《脉镜须知》多处可见对脉诊中谬误的辩驳、混乱之中的创见。如在论及神门脉时言："近世《脉诀》中谓为心脉，盖以心经有神门穴，误认心经为神门脉。殊不知心属上焦，应于左寸，岂有候心经于尺中乎？则神门脉既应于尺中，为肾命二经所主，决无疑矣！学者切勿错认心经之神门穴，为两尺之神门脉。"指出心经为神门脉的错误。又如在孕脉的诊断中，梅江村结合自身临床经验详加考证，认为"孕妇之脉，彼《内经》之所载，与诸书之所陈，各有拟象。予亦深为详辨，莫定去从，未敢偏信，姑为阙疑……独有滑伯仁所云：凡诊妇人之脉，来或五至，而无热病，则当问其月水如何。如不月则有孕，或月水仍来，脉为五至，则为有病而无孕。予所察孕妇之脉，惟依滑伯仁之论，历均有验"。此外，梅江村还提出了不同于《难经》之"三焦配位于右尺"的分候方法，他认为"其三焦则分列于左右手寸关尺之间，两寸为上焦，两关为中焦，两尺为下焦"。

《脉镜须知》一书，表述言简意赅，内容多为梅江村临证经验所得，注重相似脉的鉴别，强调脉证合参，并对一些脉学错谬提出自己的见解，推动了中医脉学的进一步发展。

二十一、《周氏医学丛书脉学四种》

周学海，字澄之，又字健之，浙江建德（今属安徽东至县）人，生于清咸丰六年（1856），卒于清光绪三十二年（1906）。周学海学术思想集中体现在《读医随笔》

《周氏医学丛书脉学四种》等个人著作中，论脉尤为详尽深刻。《清史稿》称其"潜心医学，论脉尤详，著《脉义简摩》《脉简补义》《诊家直诀》《辨脉平脉章句》，引申旧说，参以实验，多心得之言。博览群籍，实事求是，不取依托附会"，为清代名医载入《清史稿》列传中寥寥几人之一。

《脉义简摩》与《脉简补义》《诊家直诀》《辨脉平脉章句》合称《周氏医学丛书脉学四种》，周学海称此四书"皆依旧义而衍释之。《简摩》，正义也；《补义》，余义也；《直诀》，本义也；《辨脉平脉章句》，古义也"。周学海提出以"位""数""形""势""微""甚""兼""独"8项作为辨脉纲领，并有"先求其分，再求其合"的脉诊学习方法。

《脉义简摩》共8卷。卷一为部位类，卷二为诊法类，卷三为形象类，主要论述切脉的部位、方法及脉象特征；卷四、卷五为主病类，论述各脉象的主病；卷六为名论汇编；卷七为妇科诊略，讨论妇科各种脉证；卷八为儿科诊略，阐述儿科脉证。

《脉简补义》共2卷。卷上为诊法直解；卷下为经义丛谈。《脉简补义》论述了临床诊脉步骤、脉象、主病。

《诊家直诀》共2卷。卷上为脉象总义；卷下为二十四象会通。《诊家直诀》取《脉义简摩》和《脉简补义》之精华，综合论述脉象、治法、主病。

《辨脉平脉章句》共2卷。卷上为辨脉法篇；卷下为平脉法篇。《辨脉平脉章句》对张仲景脉学理论重新归类，并详细注释。

《周氏医学丛书脉学四种》的学术成就与学术特点主要包括以下方面。

（一）以位、数、形、势为纲领

周学海集各家学说，在《脉简补义》和《诊家直诀》中提出诊脉的8个纲领——位、数、形、势、微、甚、兼、独，其中"位、数、形、势"为正脉之纲领，称"诊之四科"，"微、甚、兼、独"为变脉之纲领。

"位、数、形、势者，正脉之提纲也。位，即三部九候也。或在寸、或在尺、或在浮、或在沉。"可见，"位、数、形、势"中，"位"既指寸、关、尺三部，又指浮、中、沉三候，两者同属于脉位。"数，以纪其多寡也。数与滑、促，其数皆多。迟与涩、结，其数皆少。即屋漏、雀啄、虾游、鱼翔，举该于数之类矣。""数"即单位时间内脉的至数，即脉率。周学海认为数、滑、促至数多，迟、涩、结至数少，屋漏脉、雀啄脉、虾浮脉、鱼翔脉也属于脉数一类。"至于形、势，分见互见，各有妙蕴。挺立于指下而静者，形也，血之端倪也。起伏于指下而动者，势也，气之征兆也……故形势分见者，皆气血偏绝之死脉也。若在平人，无不气血相融，形势相洽矣。然气血稍病，即于相融相洽之中，不无彼此胜负之致。尤不可以不辨。"可见，"形"多为静态下的脉象，为血属阴；"势"多为指下的气势，即动态反映，为气属阳。但"形势"两者不可分离，形势分见，就是有血无气或有气无血之"死脉"，病情危重。无病之人，气血相和，则脉形与脉势相融洽；一旦气血出现偏颇，则会在脉形与脉势原本融洽的基础上出现一方或强或弱的表现。在诊脉时不可不辨。

以位、数、形、势统领脉象，区别于《灵枢》以缓、急、大、小、滑、涩为提纲脉，《难经》以浮、沉、长、短、滑、涩为提纲脉，张仲景《伤寒论》以弦、紧、浮、沉、滑、涩为提纲脉，滑寿《诊家枢要》以浮、沉、迟、数、滑、涩为提纲脉，或清代其他医家以浮、沉、迟、数作为提纲脉，可以说是周学海的一个创新。

（二）尊古不泥

周学海精读历代名家脉学著作，尊古而不泥古，不断思考，阐发自己的观点。如《脉义简摩》卷八儿科诊略中的诊鼻法，周学海引用张仲景的诊鼻方法，"鼻头色青，腹中痛，苦冷者死……设微赤非时者死"。在此基础上，周学海结合自身的临床经验提出："鼻孔如烟煤黑者，发热久不愈而成疳也。鼻孔扇动者，发热久不愈而伤液也……鼻孔疮，久不愈者，必疳也。"在《脉简补义》论及数脉时，周学海阐述了虚劳亦可见数脉之原理："夫痹何以脉数，则以脱脉气故也……数而细涩者，血液枯干，脉管缩小故也。久则大气（即卫气也）全不能外充，而内陷，遂为大气入脏，腹痛下淫，脱泄而死。明乎此，则知虚劳脉数之故，全与热无涉，而所以治之者，可得矣。"虚劳可见脉数，打破了前人认为脉数即有热的桎梏。又如《辨脉平脉章句》平脉法篇，第八章云："脉有灾怪，非脉也，病也。亦非病也，乃病人所自作也。谓无妄之灾可怪者也，此病家不以情告医之过也。"指出脉有灾怪是患者隐瞒病情，未将实情告诉医生而导致的意外情况。可见，周学海在学术上尊古但不泥古。

（三）参以西说

周学海涉猎广泛，不仅研读历代医家的著作，对西方传入的医学书籍亦有研究。如在《脉简补义》十二经动脉辨"夫动脉者，气管也。经络者，血管也。大而在里，径行脏腑者，为经。细而在表，互相连贯者，为络……诸气运行，以动脉为之领率，以呼吸为之鼓激，与血管本是二物……从肝出者血脉，从心出者气脉，即动脉也。以呼吸进新气，退旧气，即所谓以息往来者也"。从这段文字中可以看出，周学海试图用西医的解剖知识对血液运行进行解释。又如在论述结脉时言："西医谓脉之动者，心动也。心气不畅则脉息不调。"从心脏的泵血功能解释了结脉的原理为心气不畅。体现了早期中西汇通的思想。

清代医学家周学海知识广博，涉猎广泛，其脉学专著《周氏医学丛书脉学四种》论述脉诊内容丰富详尽。周学海博采众家之长，参以西说，有自己对脉诊理论的独到见解。《周氏医学丛书脉学四种》对中医脉诊的发展作出了贡献。

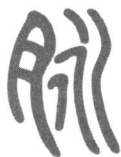

结语

中医脉学研究在近现代取得了不少成就。随着近代西学东渐与西方医学的传入，中医脉学的发展开始展现出一些与前代不同的特点。近现代中医脉学的发展主要集中在两个方面：

第一，继承发扬前代脉学。主要表现在整理历代中医脉学典籍，研究与传承历代中医脉法，甚或试图恢复先秦两汉时期的三部九候诊脉法、遍身诊脉法。

第二，中医脉诊的科学化、现代化、客观化、规范化、定量化。探索运用现代科学手段研究中医脉诊原理，研制脉象仪，绘制脉图。

近现代以来，各大出版社整理出版了不少脉学古籍，如《难经》《脉经》《崔真人脉诀》《诊家枢要》《濒湖脉学》《脉诀汇辨》《三指禅》等，并有集成类中医脉学古籍丛书，如《脉学名著十二种》《中医脉学十大名著校注》《中华脉学观止》等。各家脉学研究著作也颇为丰厚，如张山雷《脉学正义》、任应秋《脉学研究十讲》、赵绍琴《文魁脉学》、刘冠军《中华脉诊》、朱进忠《中医脉诊大全》、赵恩俭《中医脉诊学》、费兆馥《现代中医脉诊学》、宋贵能《脉学讲义》、周楣声《周楣声脉学》、李士懋《脉学心悟》、姚梅龄《临证脉学十六讲》等。除此之外，还有较多脉学入门与普及著作。

一些学者倡导"脉学复古运动"，尝试恢复汉代及汉以前的三部九候脉诊法、遍身诊脉法等，早期的代表人物与著作如民国姚心源的《脉学复古》、张子英编著的《脉学丛书》，稍晚有周潜川讲述、廖厚泽整理《丹医秘授古脉法》中的"分经候脉法"，当代此方面的研究著作也屡见不鲜。

近现代另一条脉学研究的主线则是中医脉诊的科学化、现代化、客观化、规范化、定量化，这是在现代医学冲击与影响下所产生的新特点。中华人民共和国成立以来，国家科学技术委员会"六五""七五"期间主持了脉象仪研制攻关项目，此后研制了一批脉象仪，描绘中医脉诊脉象。"十五"期间，科技部支持利用计算机分析算法等新技术研制新型脉象仪，探索中医脉诊的客观化、规范化、定量化，在中医学术界引发了巨大的反响。有一些学者尝试将中医脉诊与西医诊断结合起来，以中医脉诊诊断西医病名，甚至判断西医理化指标，也是在中医脉诊现代化、客观化方面的尝试，具有代表性的学者如寿小云、许跃远等。

中医脉学研究虽然在近现代取得了较大的发展，但是在现实社会中，中医脉学发展存在的诸多问题也显而易见。

一是研究成果难以在临床实践中推广，脉象仪难以广泛运用于临床，以脉诊诊断西医病名也只有极少部分研究者掌握，临床大部分中医师在诊治疾病时广泛采用的脉诊法仍然是自《脉诀》《濒湖脉学》以来的传统脉诊法及《中医诊断学》教材中的通行脉诊法，甚至能掌握脉诊的中医师已越来越少。

二是现实社会中，随着近现代传统文化的断层，民众对中医脉诊的误解越来越深，这种误解表现为两个极端，不是全面神化脉诊，就是全盘否定脉诊，乃至出现"诊脉验孕"等新闻事件。因此，中医脉学的继承与发展依然任重道远，如何让脉诊这一历经数千年历史风霜的医学技术传承下去，乃是中医人肩上不可推卸的重任。